Birgit Spohr · Andreas Gantner · Jeanine A. Bobbink · Howard A. Liddle

Multidimensionale Familientherapie

Jugendliche bei Drogenmissbrauch und
Verhaltensproblemen wirksam behandeln

Mit 7 Abbildungen und 7 Tabellen

Vandenhoeck & Ruprecht

Dieses Buch basiert auf dem von Birgit Spohr, Andreas Gantner und Jeanine A. Bobbink verfassten Werk »Das MDFT-Manual. Multidimensionale Familientherapie. Theoretische Grundlagen und Praxis«, das im Rahmen des Projekts »Schaffung der Voraussetzungen für den Transfer von MDFT in regionale Behandlungseinrichtungen Deutschlands« erstellt und aus Mitteln des Bundesministeriums für Gesundheit (Deutschland) und des Bundesamtes für Gesundheit (Schweiz) gefördert wurde.

Bibliografische Information der Deutschen Nationalbibliothek

Die Deutsche Nationalbibliothek verzeichnet diese Publikation in der Deutschen Nationalbibliografie; detaillierte bibliografische Daten sind im Internet über http://dnb.d-nb.de abrufbar.

ISBN 978-3-525-40214-6
ISBN 978-3-647-40214-7 (E-Book)

© 2011, Vandenhoeck & Ruprecht GmbH & Co. KG, Göttingen/
Vandenhoeck & Ruprecht LLC, Oakville, CT, U.S.A.
www.v-r.de
Alle Rechte vorbehalten. Das Werk und seine Teile sind urheberrechtlich geschützt. Jede Verwertung in anderen als den gesetzlich zugelassenen Fällen bedarf der vorherigen schriftlichen Einwilligung des Verlages.
Printed in Germany.
Satz: Punkt für Punkt GmbH · Mediendesign, Düsseldorf
Druck und Bindung: ⊕ Hubert & Co, Göttingen

Gedruckt auf alterungsbeständigem Papier.

Inhalt

Vorwort von Howard A. Liddle 9
Vorwort von Henk Rigter 11
Vorwort von Jochen Schweitzer 13

Zur Einführung 15

Teil A: MDFT im Überblick

1 Entstehung der MDFT 25

2 MDFT kompakt 25
2.1 Intervention auf vier Ebenen 27
2.1.1 Interventionsebene Jugendlicher 28
2.1.2 Interventionsebene Eltern 28
2.1.3 Interventionsebene Familie 29
2.1.4 Interventionsebene außerfamiliäres Umfeld 30
2.2 Therapeutische Sitzungen, Settings und Kontakte 30
2.3 Supervision und Qualitätssicherung 31
2.4 Therapiephasen 31
2.4.1 Motivierung und Aufbau von therapeutischen Arbeitsbündnissen ... 32
2.4.2 Arbeit an den zentralen Themen und an der Problemlösung ... 32
2.4.3 Konsolidierung und Abschluss 33

3 Evidenzbasierung: Wirksamkeit der MDFT 33

Teil B: Theoretische Grundlagen der MDFT

1 Allgemeine theoretische Basis der MDFT 39
1.1 Das ökologische Modell 39
1.2 Risiko- und Schutzfaktoren 40
1.3 Entwicklungspsychologische Perspektive 44
1.4 Systemisches Verständnis von dsyfunktionalem Verhalten 44
1.5 Schlussfolgerungen für die MDFT-Praxis 45

2 Wissenshintergrund zu den vier Systemebenen der MDFT 46
2.1 Jugendliche Entwicklung und jugendliches Problemverhalten ... 46
2.1.1 Entwicklungsaufgaben im Jugendalter 46
2.1.2 Entwicklungsprozesse des Gehirns in der Jugendphase 47

2.1.3 Bedeutung der Gleichaltrigen für die jugendliche Entwicklung 49
2.1.4 Schlussfolgerungen für die MDFT-Praxis 50
2.2 Drogenkonsum und Suchtentwicklung im Jugendalter 50
2.2.1 Cannabismissbrauch und -abhängigkeit 54
2.2.2 Alkoholmissbrauch 56
2.2.3 Computerspielsucht 58
2.2.4 Substanzstörungen und Komorbidität 60
2.2.5 Schlussfolgerungen für die MDFT-Praxis 61
2.3 Familie und familiäre Einflüsse 62
2.3.1 Familie als primärer Kontext von Entwicklung 62
2.3.2 Struktur und Hierarchie in Familien 63
2.3.3 Bindungs- und Beziehungsmuster in Familien 66
2.3.4 Schlussfolgerungen für die MDFT-Praxis 67
2.4 Eltern und Erziehungsstile 68
2.4.1 Erziehungskompetenz und Erziehungsstile 69
2.4.2 Elterliche Erziehung in der Adoleszenz 71
2.4.3 Schlussfolgerungen für die MDFT-Praxis 72
2.5 Außerfamiliäre Einflüsse 72
2.5.1 Peers, Schule und Freizeitverhalten 72
2.5.2 Sozialraum und Lebenswelt 73
2.5.3 Schlussfolgerungen für die MDFT-Praxis 74

Teil C: Grundlagen der therapeutischen Arbeit

1 **Leitlinien und Therapieprinzipien der MDFT** 77
2 **Therapeutische Basiskompetenzen der MDFT** 79
3 **Exkurs: Enactment als Schlüsselmethode in Familiensitzungen** ... 81
4 **Struktur und Rahmen des therapeutischen Prozesses** 82
5 **Die drei Phasen der MDFT** 83
6 **Fallkonzeption und Behandlungsplanung** 84
7 **Wochen- und Sitzungsplanung** 86
8 **Exkurs: Strukturieren und Unterteilen von Sitzungsbausteinen** ... 87
9 **Das MDFT-Supervisionskonzept: Fallbesprechung, Videoanalyse und Live-Supervision** 88

Teil D: MDFT in der Praxis

1 **Zwei MDFT-Fallbeispiele im Gesamtverlauf** 93
1.1 Fallbeispiel Marcus 93
1.1.1 Problemhintergrund und Therapieziele 93

1.1.2	Phase 1: Motivierung und Aufbau des Arbeitsbündnisses	95
1.1.3	Phase 2: Bearbeitung der relevanten Themen	97
1.1.4	Ergebnisse	99
1.2	Fallbeispiel Anna	100
1.2.1	Problemhintergrund	100
1.2.2	Aufnahmesituation	101
1.2.3	Der erste wichtige Schritt und Entwicklung von Therapiezielen	102
1.2.4	Krisensituation im weiteren Therapieprozess	103
1.2.5	Elterncoaching	104
1.2.6	Einzelarbeit mit Anna	105
1.2.7	Ergebnisse	105
2	**Phase 1: Motivation und Aufbau von therapeutischen Arbeitsbündnissen**	**106**
2.1	Übergeordnete Ziele und Interventionen	107
2.2	Der Therapiebeginn	109
2.2.1	Die erste Sitzung: Erklärung des Ablaufs der MDFT	111
2.2.2	Einstieg in den Therapieprozess	112
2.2.3	Fallkonzeption und Bestimmung der Therapieziele	116
2.3	Die Arbeit im Subsystem Jugendlicher	121
2.3.1	Ziele	121
2.3.2	Interventionsangebote	122
2.4	Die Arbeit im Subsystem Eltern	127
2.4.1	Ziele	127
2.4.2	Interventionsangebote	128
2.5	Die Arbeit im Subsystem Familie	135
2.5.1	Ziele	135
2.5.2	Interventionsangebote	136
2.6	Die Arbeit im außerfamiliären Subsystem in der MDFT	143
2.6.1	Ziele	143
2.6.2	Die therapeutische Arbeit mit Jugendlichen, die außerhalb der Familie leben und professionell betreut werden	146
2.6.3	Exkurs: Tipps für die Kooperation mit der Bewährungshilfe	153
3	**Phase 2: Arbeit an den zentralen Themen und an der Problemlösung**	**154**
3.1	Übergeordnete Ziele und Interventionen	155
3.2	Die Verbesserung des familiären Klimas	155
3.3	Exkurs: Arbeiten in »schwierigen Sitzungen«	166
3.4	Typische Themen von Jugendlichen und Eltern	167

3.5	Interventionen zur Förderung der Entwicklung des Jugendlichen	168
3.5.1	Therapeutische Arbeit am Thema Drogenkonsum	169
3.5.2	Exkurs: Arbeit mit Urinkontrollen im MDFT-Programm	175
3.5.3	MDFT bei externalisierten Störungen des Jugendlichen	177
3.5.4	MDFT bei internalisierten Störungen des Jugendlichen	181
3.5.5	Exkurs: Drogen und ADHS bei Jugendlichen	183
3.6	Interventionen zur Stärkung der Erziehungsfähigkeit der Eltern	186
3.6.1	Eltern, die durch starke persönliche Belastungen geschwächt sind	190
3.6.2	Alleinerziehende Eltern	192
3.6.3	Eltern, deren Kooperation durch Konflikte und Spannungen geschwächt ist	194
3.6.4	Außerfamiliäre Erziehung: Kooperation von Eltern mit Betreuern des Jugendhilfesystems	198

4	**Phase 3: Konsolidierung und Abschied**	202
4.1	Rückblick und Ausblick	203
4.2	Nachsorge und Weitervermittlung	204

Anmerkungen zum Transfer von MDFT in Praxiseinrichtungen 205

Dank 207

Literatur 209

Vorwort von Howard A. Liddle

Professor Henk Rigter, der Gesamtleiter der INCANT-Studie, gibt in seinem Vorwort einen kurzen Einblick in den Hintergrund und Kontext dieses Buches – und in der Tat, dieser Band ist das erste Buch dieser multinationalen Forschungskooperation.

Die Multidimensionale Familientherapie (MDFT) ist ein evidenzbasiertes Behandlungssystem für Jugendliche, die mit Substanzmissbrauch und Verhaltensproblemen zu kämpfen haben. Die wissenschaftlichen Grundlagen dieses Ansatzes sind überzeugend und das zugrundeliegende Forschungsprogramm startete bereits 1985. MDFT hat sich mittlerweile gegenüber der herkömmlichen Praxis als effektivere Behandlungsalternative herausgestellt. In letzter Zeit haben therapeutische Ansätze, die wie die MDFT die Bedeutung der Familie, der interpersonalen Beziehungen und des sozialen Raumes bei jugendlichem Substanzmissbrauch und Delinquenz hervorheben, an Bedeutung gewonnen. Ich habe die MDFT auf der Grundlage von kontrollierten Studien entwickelt, die vom US-amerikanischen »National Institute on Drug Abuse« gefördert wurden.

Die Forschungsergebnisse dieser strengen RCT-Studien sowie der MDFT-Prozessstudien haben das Modell als einen Arbeitsansatz etabliert, der die vorhandenen Symptome signifikant reduziert oder beseitigt und die Lern- und Entwicklungsfähigkeit der Jugendlichen und Familien fördert.

Dieses Buch ist ein klassisches Beispiel für die Adaption und den Transfer eines Behandlungsansatzes. Als Professor Henk Rigter mich und meine Kollegen im Jahr 2003 kontaktierte, ahnten wir noch nicht, dass der MDFT-Ansatz über internationales Transferpotenzial verfügt. Nach intensivem Austausch und Diskussionen, indem Henk seine Vision von INCANT vortrug und meine Kollegen und ich die bisherigen Bestandteile und Ergebnisse des MDFT-Ansatzes beisteuerten, wurde die MDFT als Modell ausgewählt, das in fünf europäischen Ländern im Rahmen eines Forschungsprojekt getestet werden sollte. Das Team des »Center for Treatment Research on Adolescent Drug Abuse« in Miami war sehr gespannt und aufgeregt, solch eine historisch einmalige Chance zu bekommen. Wir wussten einiges über die Weiterentwicklung und Anpassung der Therapie an verschiedene kulturelle Kontexte, da wir das Vorgehen über die Jahre auf verschiedene Zielgruppen, insbesondere auf Menschen mit hispano- und afroamerikanischem Hintergrund, zugeschnitten und erprobt hatten. Und obwohl wir Durchführungsprinzipien für die Adaption entwickelt hatten, waren wir etwas besorgt, ob die Brücke nach Europa nicht zu weit gespannt wäre.

Das Berliner Frühstückstreffen 2003, auf das sich Henk Rigter in seinem Vorwort bezieht, ist in meinen Erinnerungen so frisch wie in seinen. Das offizielle Treffen mit den Verantwortlichen am Tag zuvor im Therapieladen verlief nicht glatt. Obwohl im Therapieladen ein klinisch sehr erfahrenes, sympathisches Team mit viel gemeinsamer Projekterfahrung vorhanden war, gab es weitere makrosystemische Aspekte, inklusive der finanziellen Förderung, die noch unsicher waren. Wir verließen den Therapieladen an diesem außergewöhnlich warmen Junitag und wussten noch nicht, wie es mit diesem speziellen Teil der INCANT-Studie in Deutschland weitergehen würde. Es war Andreas Gantner, der Projektleiter und Chef des »Therapieladen e. V.«, der dann Henk und mir einen handgeschriebenen Zettel mit dem Vorschlag zukommen ließ, dass ein weiteres Treffen zwischen uns dreien am nächsten Morgen sinnvoll sein könnte. Ich dachte zuerst, nun sind wir Teil eines internationalen Intrigenszenarios, wie aufregend!

Das Treffen am nächsten Morgen im Gartencafé war ein Wendepunkt. Wir drückten unsere Bedenken aus, hörten zu, diskutierten anregend und ruhig und ließen die Stimmung des Augenblicks auf uns wirken. In den weiteren Monaten und dann folgenden Jahren gemeinsamer Partnerschaft gelang eine erfolgreiche Adaption und Implementierung des MDFT-Ansatzes im Therapieladen. Zunächst wurde Andreas Gantner als Therapeut und Supervisor trainiert, dann wurden Birgit Spohr, Jeanine Bobbink und Harvey Becker als MDFT-Therapeuten ausgebildet. Sie alle behandelten die Familien im Rahmen des Projekts. Hervorzuheben ist: Sie waren das Kernteam, das sich den MDFT-Ansatz intensiv aneignete und diesen in der Studie professionell umsetzte. Hinzu kommt außerdem, dass diese Kollegen ihr eigenkulturelles Wissen und ihre Erfahrung mit deutschen Jugendlichen und ihren Familien nutzten und die nationalen, regionalen makrosystemischen Besonderheiten, die mit der Behandlung von Jugendlichen mit Substanzproblemen und Verhaltensauffälligkeiten im Zusammenhang stehen, berücksichtigten.

Das Buch, das Sie jetzt in der Hand halten, ist eine Manifestation all dieser Dinge: ein in den USA entwickelter Behandlungsansatz für jugendliche Drogenmissbraucher und Delinquenten und ihre Familien, ein Ansatz mit streng wissenschaftlicher Fundierung, ein effektiver und praxisorientierter Ansatz, der nun im wahrsten Sinne des Wortes »übersetzt« wurde – und nur noch auf seine Verbreitung und Anwendung im deutschsprachigen Raum wartet.

Vorwort von Henk Rigter[1]

Komplimente von den europäischen Kollegen! Wenn man das amerikanische MDFT-Manual selbst ins Niederländische übersetzt und adaptiert hat, weiß man, welche enorme Arbeit das deutsche Autorenteam mit der Adaption ins Deutsche geleistet hat. Es ist ja nicht nur eine Übersetzung, sondern vielmehr eine Übertragung der MDFT auf deutsche Verhältnisse und kulturelle Kontexte.

Die Evidenz der systemischen Therapieansätze (Familientherapie »plus«) zur Behandlung Jugendlicher mit Substanzproblemen, in der Regel kombiniert mit Verhaltensproblemen, ist stetig gewachsen. Im Jahr 1999 haben die Gesundheitsminister – und in Deutschland die Staatssekretärin – von Belgien, Frankreich, Deutschland, der Niederlande und der Schweiz entschieden, in der Cannabis-Forschung zusammenzuarbeiten. Bald wechselte der Fokus hin zu »Multiproblemverhalten« in der Adoleszenz. Die Forscher, die von der Regierung als Berater gefragt waren, kamen zu dem Schluss, dass Europa dringend ein Behandlungsprogramm für Jugendliche mit Substanzstörungen und anderen Problemen benötigt.

Auf der Basis eines umfassenden Reviews der relevanten Literatur entschied das Projektteam, dass die Multidimensionale Familientherapie der beste Kandidat wäre. Und so kam es, dass ich mich in 2003 unter den Palmen des Strandes von Miami befand, wo ich auf Dr. Howard Liddle wartete, der mich zu den bescheidenen Büroräumen der Universität begleitete. Dort hatten wir dann ein ernüchterndes Gespräch darüber, was es bedeutet, ein Behandlungsprogramm wie die MDFT zu implementieren. Hände wurden geschüttelt und Verträge wurden unterzeichnet.

Ein halbes Jahr später traf ich Howard Liddle in Berlin wieder. Dort hatten wir die schwierige Aufgabe, ein deutsches Behandlungszentrum mit auszuwählen, welches in der Lage ist, MDFT zu lernen und zu praktizieren und es in einer großen transnationalen randomisiert-kontrollierten Studie zu beforschen. Und dort, beim Frühstück im Vorgarten unseres Hotels in der Fasanenstraße, wurde die MDFT als konkretes Vorhaben für Deutschland Wirklichkeit und das Berliner Behandlungszentrum »Therapieladen e. V.« wurde als lokale Vertretung ausgewählt.

Ich weiß, wie schwer es manchmal ist, Dinge in Deutschland zu bewegen. Jedoch ist die Beharrlichkeit des »Therapieladen e. V.« – von Andreas Gantner und seinem Team – außerordentlich. Sie brachten die MDFT im Therapieladen auf den Weg und versuchen nun die weitere Implementierung in Deutschland voranzubringen. Für eine Implementierung benötigt man Möglichkeiten und Fähigkeiten, um Therapeuten und Teams in MDFT zu trainieren. Eine zentrale Voraussetzung

---
1 Henk Rigter ist Vorsitzender von MDFT Europe.

hierfür ist ein Therapiemanual in der Landessprache mit klinischen Beispielen aus der Alltagspraxis vor Ort.

Und hier ist es! Dieses Buch wird eine große Hilfe sein, die MDFT in Deutschland und anderen deutschsprachigen Ländern zu verbreiten.

Vorwort von Jochen Schweitzer

Dieses Buch demonstriert praktisch, was die Wissenschaft in den letzten 25 Jahren überzeugend festgestellt hat. Eine systemisch orientierte Familientherapie, die über die Familie hinaus das weitere Umfeld von Freunden, Nachbarschaft, Schule mit einbezieht, ist bei Jugendlichen mit längerfristigem Drogenmissbrauch und dissozialem Verhalten die psychotherapeutische »Methode der Wahl«.

Die Multidimensionale Familientherapie (MDFT) sehe ich als Teil einer größeren Familie ökosystemischer Ansätze, die klassische Elemente der Einzelfamilientherapie mit Ansätzen aus Gemeinwesenarbeit, Streetwork, Gruppentherapie und Krisenintervention verbinden. Für all diese Ansätze ist charakteristisch, dass sie in einem relativ kurzen Zeitraum, meist innerhalb eines halben Jahres, in hoher Dichte mit den Jugendlichen und ihren Familien arbeiten, und dass sie in einer entwicklungspsychologischen Perspektive vor allem an empirisch gut beforschten störungsspezifischen »Risikofaktoren« ansetzen. Charakteristisch ist auch, dass sie sorgfältig auf ihre Wirksamkeit hin untersucht worden sind, gerade auch die MDFT.

Insider der systemischen Therapie werden schnell bemerken, dass MDFT auf zwei speziellen Traditionen der systemischen Therapie aufbaut: auf der strukturellen Familientherapie Salvador Minuchins und der strategischen Familientherapie Jay Haleys. Beide sind sehr handlungsorientierte und direktive Ansätze, ganz im Hier und Jetzt arbeitend. Video- und Life-Supervisionen, ebenfalls handlungsorientiert und direktiv, spielen eine große Rolle. Erkenntnistheoretisch sind sie der »Kybernetik 1. Ordnung« zurechenbar. Das sind deutlich andere Schwerpunkte, als sie die systemisch-konstruktivistischen, narrativen und lösungsorientierten Ansätze setzen, welche die Debatten der deutschsprachigen systemischen Therapie in den letzten 20 Jahren dominieren.

MDFT ist alles andere als systemischer Purismus. Drogenspezifische Psychoedukation wird ebenso integriert wie klientenzentrierte Gesprächsweisen in der Motivierungsphase. Störungsspezifische Annahmen über die Entwicklung von Drogenkarrieren liegen zugrunde, drogenspezifische Interventionen gehören zum Repertoire.

MDFT stellt höhere Ansprüche an die Flexibilität und Zugehbereitschaft, als Psychotherapeut(inn)en dies in Deutschland gewohnt sind. Die Motivation ihrer Klienten wird nicht vorausgesetzt, sondern ist ihre Aufgabe. Sie pendeln zwischen den Jugendlichen und deren Eltern phasenweise hin und her, arbeiten in den Wohnungen und Klassenzimmern ihrer jugendlichen Klienten, suchen den Kontakt mit Lehrern, Peers und anderen Versorgungsfachleuten. Dafür werden sie mit besonders viel Supervision und Teamarbeit unterstützt.

Ich bin sehr gespannt, ob diese in den USA umfangreich und in fünf europäischen Ländern in einer ersten großen Studie erprobte Familientherapie sich im deutschen Sprachraum wird durchsetzen können. Dieses Buch leistet jedenfalls einen hervorragenden Beitrag dazu, indem es die Arbeitsweise klar und anschaulich, theoretisch wie praktisch und so genau darstellt, dass es für Interessenten ebenso wie in der Weiterbildung eine hervorragende Informationsquelle bietet.

Ich wünsche dem Buch die starke Resonanz, die es verdient. Ich rechne damit, dass es interessante Diskussionen in den Weiterbildungslandschaften sowohl der Suchthilfe wie der systemischen Therapie anregen wird.

Zur Einführung

In diesem Buch wird erstmals im deutschsprachigen Raum die Multidimensionale Familientherapie (MDFT) vorgestellt. Sie ist ein Behandlungssystem für drogenmissbrauchende Jugendliche mit multiplen Verhaltensauffälligkeiten und ihre Familien. Entwickelt wurde sie seit dem Jahr 1985 von Professor Howard Liddle in Miami und seitdem kontinuierlich in den USA und europäischen Ländern empirisch überprüft und erweitert.

Der Kontakt zur MDFT entstand durch die Teilnahme des Therapieladen e. V. an der 2003 initiierten und in fünf europäischen Ländern durchgeführten INCANT-Studie, in der die Wirksamkeit von MDFT im Vergleich zu bisherigen Behandlungsformen (v. a. Einzeltherapie) geprüft werden sollte. Dazu wurden wir von Professor Liddle und seinem Team in MDFT ausgebildet und arbeiten seitdem mit Jugendlichen und ihren Familien nach diesem Konzept. Für den Transfer dieser nachgewiesenermaßen wirksamen Methode wurden wir zu MDFT-Trainern geschult und beauftragt, das amerikanische Manual zu überarbeiten und auf deutsche Verhältnisse zu übertragen.

Dies bedeutete zunächst, die sorgfältige theoretische und wissenschaftliche Fundierung des Therapieansatzes einzubetten in die aktuelle deutschsprachige Literatur zu Grundlagen und Forschungsergebnissen aus Entwicklungspsychologie, Kinder- und Jugendpsychiatrie, Jugend- und Suchthilfe. Dazu haben wir den Theorieteil komplett überarbeitet und neu gegliedert. Außerdem war es uns ein besonderes Anliegen, das methodische Vorgehen anhand unserer eigenen Fallbeispiele und bezogen auf spezifisch deutsche Gegebenheiten (z. B. im Jugendhilfesystem, in der Kinder- und Jugendpsychiatrie) darzustellen. So können praktisch interessierte Therapeuten für ihre Qualifizierung in MDFT möglichst viele Bezüge zum eigenen Berufsalltag herstellen (siehe Tabelle 1: Übersicht über die Fallskizzen und Therapieausschnitte, S. 19–21).

Warum nun noch ein Buch zur Behandlung von Jugendlichen mit Suchtproblemen? Gibt es nicht inzwischen ausreichend spezifische Angebote für diese Zielgruppe? Welchen zusätzlichen Nutzen kann MDFT für die Hilfelandschaft bringen?

In den 1980er und 1990er Jahren waren drogenabhängige Jugendliche in der Drogenhilfe eine eher kleine Randgruppe und es gab nur sehr wenige therapeutische Angebote, die auf diese Problemlage zugeschnitten waren. Diese Situation hat sich in den letzten Jahren deutlich verändert.

Als Folge eines deutlich gestiegenen Hilfebedarfs sind zum einen zahlreiche stationäre Langzeittherapieeinrichtungen für Jugendliche entstanden. Allein im Raum Berlin-Brandenburg gibt es mittlerweile zwölf unterschiedliche Träger, die ein jugendsuchtspezifisches Therapie- und Rehabilitationsangebot (oft sind

Beschulung/Ausbildung integriert) anbieten. Diese Leistungen werden überwiegend als Jugendhilfemaßnahmen (nach SGB VIII) finanziert. Die Öffnung der Jugendhilfe für die jugendliche Suchtklientel ist ein großer Fortschritt, wobei Zuständigkeits- und Finanzierungsfragen nach wie vor Zugänge erschweren.

Parallel dazu hat sich in einigen Städten der Bundesrepublik die Kinder- und Jugendpsychiatrie dieser lange Zeit vernachlässigten Klientengruppe geöffnet und Spezialstationen für qualifizierte Entzugsbehandlung und anschließende Therapie eingerichtet. Vorreiter dieser begrüßenswerten Entwicklung in der Kinder- und Jugendpsychiatrie ist das Zentrum für Psychosoziale Medizin der Universitätsklinikum in Hamburg-Eppendorf mit der Arbeitsgruppe um Prof. Dr. Rainer Thomasius.

Einigkeit besteht in der Fachwelt dahingehend, dass Jugendliche mit Suchtstörungen aufgrund der Multiproblemkonstellation einen »komplexen Hilfebedarf« haben, der je nach Phase der Suchtentwicklung, Ausprägung komorbider Störungen und vorhandenen psychischen und sozialen Ressourcen eine mehr oder weniger intensive Behandlung im ambulanten oder stationären Setting erfordert. Die Orientierung der Behandlung an klinischen Leitlinien und sorgfältiger Diagnostik sowie der Einsatz wirksamer Behandlungsmethoden wird zukünftig an Bedeutung gewinnen. Dabei bilden Schnittstellen und Übergänge zwischen den Hilfeformen eine besondere Herausforderung.

Auch in der Sucht- und Drogenhilfe sind zahlreiche teilweise bundesweit geförderte Programme für Jugendliche mit Alkohol- und Drogenmissbrauch entwickelt worden (siehe Drogen- und Suchtbericht des BMG, 2009). Der Schwerpunkt liegt hier jedoch auf Prävention und Frühintervention (z. B. »FreD«– Frühintervention bei erstauffälligen Drogenkonsumenten, »HaLT« – Hart am LimiT, »Realize it«, »Quit the Shit«, »CAN Stop«, »CANDIS«). Konzeptionelle Grundlage ist hier vor allem das in der Suchthilfe etablierte Konzept der Motivierenden Gesprächsführung (engl. »Motivational Interviewing«, MI), um Jugendliche für ihre Ambivalenzen zu sensibilisieren und für Veränderungen zu motivieren. Während Projekte wie »FreD« oder »HaLT« eher der Früherkennung und Problemsensibilisierung dienen, sprechen Programme wie »Realize it«, »Quit the Shit« oder »CANDIS« eine veränderungsbereite Klientel an und erreichen vor allem junge Erwachsene um Mitte 20. Weiterführende intensive ambulante Suchttherapie gibt es derzeit nur für Erwachsene im Rahmen der ambulanten Suchtrehabilitation der Rentenversicherungsträger. Kinder- und Jugendpsychotherapeuten in eigener Praxis erreichen schwach motivierte Multiproblem-Jugendliche mit Drogenmissbrauch kaum und verweisen auf Entzug und Spezialbehandlung.

Dieser knappe, sicher nicht vollständige Überblick über die bestehenden Hilfeangebote zeigt: Einerseits boomt der stationäre Bereich, das heißt, dass sich die Jugendsuchttherapie derzeit primär auf eine Zielgruppe konzentriert, die scheinbar nur noch außerhalb ihrer Familie und ihres sozialen Kontextes zu betreuen ist. Andererseits sind eine Vielzahl von drogenspezifischen Frühinterventionsprojekten entstanden, die im Vorfeld von Suchtentwicklung ansetzen.

Völlig unterrepräsentiert bleiben bisher ambulante suchtspezifische Therapieprogramme für Minderjährige mit Suchtproblemen, was ein Hauptgrund für die Initiierung der INCANT-Studie war.

Bei den aktuellen Konzepten ist festzustellen, dass die Beratungs- und Behandlungsangebote individuumszentriert sind, das Sucht- bzw. Problemverhalten der Jugendlichen/jungen Erwachsenen fokussieren und Eltern oder andere Familienangehörige kaum in den Therapie- oder Beratungsprozess einbezogen werden. Bei den genannten Frühinterventionsprojekten ist dies zum Beispiel gar nicht vorgesehen. Das aktuelle vom Bundesministerium für Gesundheit geförderte Projekt »Eltern.aktiv« (www.dhs.de) versucht hier erstmals, einen anderen Schwerpunkt zu setzen. Eltern- und Familienarbeit ist aus unserer Sicht jedoch weiterhin eine Schwachstelle in der Drogen- und Suchthilfe, wobei die immer noch nicht erfolgte Anerkennung einer suchttherapeutischen Ausbildung mit systemischem Schwerpunkt durch die Rentenversicherungsträger eine zusätzliche Rolle spielen mag (siehe auch Gantner u. Spohr, 2010).

Im Vergleich dazu werden bei den stationären Angeboten der Jugendhilfe bzw. Kinder- und Jugendpsychiatrie Eltern sehr wohl einbezogen, sei es in Form von Eltern- oder Familiengesprächen oder manchmal auch ganzer Tagesseminare für Eltern und Familien. Allerdings liegt langfristiger stationärer Behandlung in der Jugendhilfe ja das Konzept zugrunde, dass der bisherige familiäre und soziale Kontext der Entwicklung des Jugendlichen nicht förderlich ist und stattdessen im therapeutischen Milieu eine professionell begleitete »Nachreifung« erfolgen soll. Es geht also hierbei nicht um eine systematische Beeinflussung der Familie als primäres System.

In einem systemischen Verständnis wird Suchtverhalten Jugendlicher immer auch als Ausdruck eines misslungenen familiären Lösungsversuches verstanden. Damit erweitert sich der Fokus weg vom »Indexpatienten« hin zur gesamten Familie und daraus ergibt sich, dass neben dem Jugendlichen *vor allem* die Eltern intensive professionelle Begleitung und Unterstützung brauchen, wenn ihre Kinder »aus dem Ruder laufen«. Diese Erkenntnis setzt sich ja auch in anderen Zusammenhängen durch, in denen die Jugendhilfe gefordert ist, bei Anzeichen misslingender Entwicklung frühzeitig die Familien zu unterstützen. An dieser Stelle setzt MDFT an und bildet aus unserer Sicht das *Missing Link* in der Jugendsuchthilfe.

■ MDFT kann die Lücke zwischen beratender Frühintervention und stationärer Langzeittherapie schließen. Die Erfahrung hat gezeigt, dass durch eine frühzeitige intensive MDFT auch in »schwierigen Fällen« ein stationärer Aufenthalt vermieden werden kann.

- MDFT mobilisiert familiäre Ressourcen, die bisher wegen des Mangels an gezielten Unterstützungsprogrammen für Eltern kaum genutzt werden. Die therapeutische Arbeit an nachhaltiger Verbesserung familiärer Kommunikation und »gestörter« Bindung in der Familie ist insbesondere für die langfristige Entwicklung des Jugendlichen ein entscheidender Wirkfaktor.
- Die sehr aktive, direktive und auch aufsuchende Herangehensweise packt eines der zentralen Probleme dieser Zielgruppe an: die aus unterschiedlichsten Gründen oft nur sehr schwache Motivation von Jugendlichen und Eltern.
- Die Orientierung der MDFT hin zum sozialen Raum des Jugendlichen beinhaltet die Vernetzung und Abstimmung von Angeboten aus verschiedenen Hilfesystemen, die häufig parallel involviert sind und nur Teilaspekte der Gesamtsituation fokussieren (können).

Das Buch besteht aus vier Teilen:
- Teil A: MDFT im Überblick,
- Teil B: Theoretische Grundlagen der MDFT,
- Teil C: Grundlagen der therapeutischen Arbeit,
- Teil D: MDFT in der Praxis.

Der Teil »MDFT im Überblick« enthält eine Zusammenfassung der Entstehung, Arbeitsweise und Qualitätssicherung in der Multidimensionalen Familientherapie (MDFT). Außerdem werden die Ergebnisse der bisher vorliegenden Forschung zur Wirksamkeit des MDFT-Therapiesystems, auch innerhalb des INCANT-Therapieforschungsprojekts skizziert.

Im zweiten Teil werden die wichtigsten theoretischen und wissenschaftlichen Grundlagen der MDFT in knapper Form dargestellt. Dabei wird es im ersten Kapitel um Konzepte und Modelle gehen, die wesentlich für das Verständnis der MDFT sind. Im zweiten Kapitel sind die wichtigsten Konzepte und Forschungsergebnisse zu den vier Interventionsebenen der MDFT skizziert: Dort ist zusammengefasst, was als Orientierung und Wissenshintergrund für die therapeutische Arbeit mit dem Jugendlichen, der Familie, den Eltern und dem außerfamiliären Umfeld wesentlich ist.

Der Teil »Grundlagen der therapeutischen Arbeit« erläutert die wichtigsten Prinzipien und Leitlinien der therapeutischen Arbeit nach dem MDFT-Konzept. Dies betrifft therapeutische Basiskompetenzen und Interventionen, aber auch die Struktur und den Rahmen des therapeutischen Prozesses, Arbeitsinstrumente und die MDFT-spezifische Form von Supervision.

Der Teil »MDFT in der Praxis« ist zentral, denn hier soll MDFT konkret, anschaulich und praktisch nachvollziehbar vermittelt werden.

Um einen ersten zusammenhängenden Eindruck zu vermitteln, werden zunächst zwei Therapien im Gesamtverlauf beschrieben. Danach wird es in den weiteren Kapiteln ausführlich um die therapeutische Arbeit in den einzelnen Phasen gehen. Dazu werden die Besonderheiten in jedem einzelnen der vier Subsysteme behandelt, vor allem die übergeordneten Therapieziele und die typischen Interventionen in der Arbeit mit dem Jugendlichen, den Eltern, der Familie und im außerfamiliären Kontext.[2]

Anhand von Fallskizzen, in denen Therapieprozesse zusammenfassend dargestellt werden, bzw. Therapieausschnitten, für die Passagen aus eigenen Therapiesitzungen detailliert verschriftet wurden, soll das therapeutische Vorgehen veranschaulicht werden. Dazu wurden einige Fallbeispiele ausgewählt, die an mehreren Stellen des Praxisteils erneut aufgegriffen werden, um sie jeweils aus unterschiedlicher Perspektive zu beleuchten (siehe Tabelle 1: Übersicht über die Fallskizzen und Therapieausschnitte). Dies soll den Lesern dabei helfen, trotz der Komplexität des MDFT-Ansatzes und vieler paralleler Prozesse, die nur nacheinander beschrieben werden können, einen roten Faden für die praktische Arbeit entdecken zu können.

Den Abschluss bilden Anmerkungen zum Transfer von MDFT in Praxiseinrichtungen.

Tabelle 1: Übersicht über die Fallskizzen und Therapieausschnitte

	Interventions-/ Themen- schwerpunkt	Therapieausschnitt bzw. Fallskizze	Setting	Kapitel im Teil D	Seiten
Phase 1: Motivierung und Aufbau von therapeutischen Arbeitsbündnissen	Therapie- beginn	»Wie läuft das denn hier?« Therapieausschnitt: Sabrina, 16 Jahre, und ihre Mutter	Familien- sitzung	2.2.1 Die erste Sitzung: Erklärung des Ablaufs der MDFT	S. 111 f.
		»Worum soll es in der Therapie gehen?« Therapieausschnitt: Sabrina, 16 Jahre, und ihre Mutter	Familien- sitzung	2.2.2 Einstieg in den Therapie- prozess	S. 113 ff.
		»Ich bin ganz optimistisch« Therapieausschnitt: Sabrina, 16 Jahre, und ihre Mutter	Familien- sitzung		S. 116

---

2 Aus Gründen der leichteren Lesbarkeit haben wir darauf verzichtet, systematisch die männliche und die weibliche Form zu wählen. Wenn wir einzelne jugendliche Klienten beschreiben, sprechen wir meist von *dem* Jugendlichen, obwohl wir natürlich auch mit Mädchen gearbeitet haben. Ebenso sind die Therapeuten abwechselnd in der männlichen und der weiblichen Form benannt.

	Interventions-/ Themen-schwerpunkt	Therapieausschnitt bzw. Fallskizze	Setting	Kapitel im Teil D	Seiten
Phase 1: Motivierung und Aufbau von therapeutischen Arbeitsbündnissen	Interventionsebene Jugendlicher	»Sport passt auch nicht mit Kiffen« Therapieausschnitt: Ben. 16 Jahre	Einzel-sitzung Jugend-licher	2.3.2 Interventions-angebote	S. 125 ff.
	Interventionsebene Eltern	»Es gibt eigentlich keine Übereinstimmung« Therapieausschnitt: Die Eltern von Anna, 15 Jahre	Eltern-sitzung	2.4.2 Interventions-angebote	S. 131–134
	Interventionsebene Familie	»Wir haben das Gelaber satt« Fallskizze: Ben, 16 Jahre		2.5.2 Interventions-angebote	S. 137 f.
		»Mama will nicht mehr streiten« Therapieausschnitt: Sabrina, 16 Jahre	Familien-sitzung		S. 138–141
		»Das eigentliche Problem hat mein Bruder« Fallskizze: Pierre und Tim, 16 und 18 Jahre			S. 142 f.
	Interventionsebene außer-familiäres Umfeld	»Wenn Marcus' Lehrerin anruft, krieg ich Bauchweh!« Fallskizze: Marcus, 15 Jahre		2.6 Die Arbeit im außer-familiären Subsystem	S. 144 f.
		»Ich will nicht stationär!« Fallskizze: Anna, 15 Jahre			S. 145 f.
		»Die Jugendlichen sind doch meistens froh, wenn sie Ruhe vor den Eltern haben« Fallskizze: Johann, 17 Jahre			S. 149 f.
		»Frau S. von der Bewährungshilfe zieht mich jetzt aus der Scheiße« Therapieausschnitt: Justin, 18 Jahre	Einzel-sitzung Jugend-licher		S. 151 f.
Phase 2: Arbeit an den zentralen Themen und der Problemlösung	Übergeord-nete Ziele und Interventionen	»Sprich deinen Vater ruhig mit Du an!« Therapieausschnitt: Pierre und Tim, 16 und 18 Jahre	Familien-sitzung	3.2 Die Ver-besserung des fami-liären Klimas	S. 158 ff.
		»Es ist nur wichtig, dass es bald auf den Tisch kommt« Therapieausschnitt: Anna, 15 Jahre	Einzel-sitzung		S. 161 f.
		»Wissen Sie, warum Ihre Tochter so gereizt ist?« Therapieausschnitt: Anna, 15 Jahre, und ihre Eltern	Familien-sitzung		S. 163–166

Interventions-/ Themen-schwerpunkt	Therapieausschnitt bzw. Fallskizze	Setting	Kapitel im Teil D	Seiten
Interventionen zur Förderung der Entwicklung des Jugendlichen	»Ich kann jetzt nicht mehr zugucken« Therapieausschnitt: Sabrina, 16 Jahre	Eltern-sitzung Mutter und Familien-sitzung	3.5.1 Arbeit am Thema Drogen-konsum	S. 170–175
	»Also bereuen tue ich es nicht, aber ich kann gut auf Reue machen« Therapieausschnitt: Justin, 18 Jahre	Einzel-sitzung Jugend-licher	3.5.3 MDFT bei exter-nalisierten Störungen des Jugend-lichen	S. 178–181
	»Ich halte das nicht mehr aus« Fallskizze: Marcus, 15 Jahre		3.5.4 MDFT bei inter-nalisierten Störungen des Jugend-lichen	S. 182 f.
	»Psychiater und Medikamente machen alles noch schlimmer« Fallskizze: Johann, 17 Jahre			S. 185 f.
Interventionen zur Stärkung der Erziehungs-fähigkeit der Eltern	»Hab ich doch gleich gesagt, mein Vater lässt sich nicht therapieren« Fallskizze: Justin, 18 Jahre		3.6.1 Eltern, die durch starke persönliche Belastungen geschwächt sind	S. 191 f.
	»Die ist durchgeknallt!« Fallskizze: Sven, 16 Jahre			S. 192 f.
	»Sobald der Mann weg ist, ist wieder alles gut« Fallskizze: Sabrina, 16 Jahre		3.6.2 Allein-erziehende Eltern	S. 193 f.
	»Wir wollen doch nur das Beste für Anna« Fallskizze: Die Eltern von Anna, 15 Jahre		3.6.3 Eltern, deren Koope-ration ge-schwächt ist	S. 196
	»Die geht mir so auf die Nerven mit ihrer Fragerei« Fallskizze: Die Eltern von Marcus, 15 Jahre			S. 197
	»Er möchte ja vor allem Abstand von seiner Familie« Fallskizze: Robbie, 17 Jahre		3.6.4 Koope-ration von Eltern mit Betreuern des Jugend-hilfesystems	S. 199–202

Phase 2: Arbeit an den zentralen Themen und der Problemlösung

Teil A:
MDFT im Überblick

1 Entstehung der MDFT

Die Multidimensionale Familientherapie (MDFT) wurde seit 1985 von einer Arbeitsgruppe um Prof. Howard Liddle im »Center for Treatment Research on Adolescent Drug Abuse« (CTRADA) der medizinischen Fakultät der Universität Miami entwickelt und bisher in zehn abgeschlossenen randomisierten klinischen Studien erfolgreich evaluiert (Liddle, 2002; Liddle, 2010; von Sydow, Schindler, Beher, Schweitzer-Rothers u. Retzlaff, 2010; Rigter et al., 2010).

Zielgruppe der MDFT sind insbesondere drogenmissbrauchende, delinquente Jugendliche mit multiplen Verhaltensauffälligkeiten bzw. komorbiden psychiatrischen Störungen und ihre Familien. MDFT ist als ambulantes Behandlungssystem in unterschiedlicher Intensität erprobt. Es wird sowohl als präventives Frühinterventionsangebot eingesetzt, hat sich aber vor allem als intensive ambulante Alternative zu stationären Angeboten bewährt (Spohr u. Gantner, 2010). Derzeit wird in Frankreich und den Niederlanden der Einsatz von MDFT auch in einem stationären, tagesklinischen Setting im Bereich der Jugenddelinquenz untersucht.

Auf der Grundlage von zahlreichen Prozess- und Outcome-Studien wird das Behandlungsmanual weiterentwickelt (Liddle, 2002) und verschiedenen Settings und kulturellen Kontexten angepasst. Es wurden unterschiedliche Dimensionen wie die Behandlungsdauer und -intensität, der Behandlungsort, der Einschluss spezifischer Methoden wie Case Management etc. variiert. Dabei hat sich herausgestellt, dass dieser Ansatz sowohl von erfahrenen Familientherapeuten als auch von Berufsanfängern mit geringer familientherapeutischer Erfahrung genutzt werden kann.

MDFT ist ein Therapiesystem, das theoretische Konsistenz und eine solide wissenschaftliche Fundierung anstrebt. Die therapeutischen Grundsätze und Interventionsstrategien stehen in logischem und kohärentem Zusammenhang zu den theoretischen und empirischen Grundlagen. Das heißt, die Interventionsmethoden ergeben sich einerseits aus den Charakteristika der Zielgruppe und aktuellen Forschungsergebnissen zur normalen und dysfunktionalen Entwicklung von Adoleszenten und ihren Familien und richten sich andererseits nach der Besonderheit und Einzigartigkeit der individuellen Familie.

2 MDFT kompakt

MDFT hat ihre Wurzeln in der strukturellen Familientherapie nach Salvador Minuchin (1984) und der direktiv-strategischen Familientherapie nach Jay Haley (1985). Beide Pioniere der systemischen Therapie betonen die Bedeutung und Funktion von Eltern, familiären Strukturen und Grenzen, transaktionalen Beziehungsmustern sowie die ziel- und damit problemlösungsorientierte Gestaltung des Therapieprozesses.

Ergänzt wird die familienorientierte Perspektive durch die ökologische Sichtweise (Bronfenbrenner, 1979), die Individuen und ihre Familien immer eingebettet in ihre sozialen Kontexte begreift und folgerichtig relevante außerfamiliäre Bezugspersonen bzw. -systeme in Konzeption und Behandlung einbezieht.

MDFT beinhaltet darüber hinaus psychotherapeutische Haltungen und Techniken, die sich an der klientenzentrierten Gesprächspsychotherapie, der kognitiven Verhaltenstherapie und der Motivierenden Gesprächsführung orientieren. Neben der Stärkung der Therapie- und Veränderungsmotivation ist die Förderung der Selbstexploration von Kognitionen und Emotionen jeweils bei Jugendlichen und Eltern ein therapeutisches Anliegen. Dafür ist eine durchgängig empathisch-wertschätzende therapeutische Haltung ebenso unverzichtbar wie der schnelle Aufbau von multiplen, individuellen therapeutischen Arbeitsbündnissen und Beziehungen zu den einzelnen Beteiligten.

Die therapeutische Arbeit erfolgt parallel in den jeweiligen Subsystemen (Jugendlicher allein, Eltern allein, einzelne Eltern allein, Familie zusammen) und hat dabei die Verbesserung der familiären Kommunikation und Beziehungen als zentrales Ziel. Dafür ist die Verbesserung der Situation der einzelnen Familienmitglieder komplementär notwendig. Die Einzelsitzungen dienen daher einerseits der Klärung individueller Anliegen, andererseits direkt oder indirekt der Vorbereitung von Familiensitzungen. Denn Kernstück der MDFT ist die Wiederherstellung positiver emotionaler Bindung zwischen Eltern und Jugendlichen, um die notwendige Grundlage für die Wirksamkeit der elterlichen Erziehung zu schaffen und eine Suche nach Problemlösungen möglich und sinnvoll zu machen. Ein Grundsatz lautet: Emotionen beeinflussen Kognitionen und Verhalten wesentlich. Solange gravierende emotionale Störungen zwischen den Familienmitgliedern nicht geklärt sind, können praktische Problemlösungsstrategien auf der Verhaltensebene, zum Beispiel eine Veränderung von erzieherischen Maßnahmen, nicht greifen (Diamond u. Liddle, 1996; Liddle, 1994).

Zentral ist dabei die Annahme, dass Drogenmissbrauch Jugendlicher im Sinne eines multidimensionalen Problemverständnisses nur im Kontext der wirksamen Risiko- und Schutzfaktoren begreifbar und behandelbar ist. Dies bezieht alle Ebenen der Lebenswelt des Jugendlichen ein, sowohl seine *individuelle Situation,* die *elterlichen, familiären Voraussetzungen* und *außerfamiliären Einflussfaktoren.* Folgerichtig erfordert das therapeutische Vorgehen eine Analyse der jeweiligen Problembereiche sowie multidimensionale Interventionen in diesen Entwicklungsbereichen und Kontexten.

Dieses systemische Problemverständnis wird bei MDFT ergänzt um *suchtspezifische Interventionen*. Gemeint sind konkrete Hilfen zur Reduzierung bzw. zum Ausstieg aus dem Konsum, Urinkontrollen, Vermittlung in Kurzzeitentzugsbehandlung, Rückfallprävention etc. Ebenso wichtig ist die Berücksichtigung von *entwicklungspsychologischen Aspekten* im Zusammenhang mit jugendlichem Drogenkonsum. Außerdem geht MDFT explizit auf *Risikoverhalten* wie Schulschwänzen, riskanter Sex, Delinquenz und Gewalt ein. Speziell bei cannabisabhängigen Jugendlichen sind zusätzliche *komorbide psychische Störungen* (ADHS, Depressionen, Ängste, drogeninduzierte Psychosen) häufig vorzufinden (Bonnet u. Scherbaum, 2005; Thomasius, 2005). Auch hier bezieht MDFT bei Bedarf störungsspezifische Interventionen ein (teilweise in enger Kooperation mit Kinder- und Jugendpsychiatern).

Das »störungsspezifische« Element des MDFT-Ansatzes steht dabei nicht im Widerspruch zu einer ressourcenorientierten, salutogenetischen Perspektive, die als Grundprinzip systemischer Praxis und ebenso für die MDFT gilt (Schweitzer u. von Schlippe, 2007). Hier wird vielmehr der Notwendigkeit Rechnung getragen, das Suchtverhalten Jugendlicher nicht nur als Symptom einer problematischen familiären Entwicklung, sondern als spezifische Problematik mit eigenständiger Dynamik zu begreifen, die spezifische Interventionen erfordert, wenn sie wirksam behandelt werden soll.

Orientierung für die Frage nach gelingenden Entwicklungsverläufen von Jugendlichen in der Adoleszenzphase liefern entwicklungspsychologische Theoriebildung und Forschungsergebnisse. Beispielhaft genannt seien das Konzept der »Entwicklungsaufgaben«, der »autoritative Erziehungsstil« und die »elterliche Präsenz« (Bergmann, 2008; Omer u. von Schlippe, 2006) als relevant für die Einschätzung elterlicher Erziehungspraxis und Erziehungsstile hinsichtlich ihrer entwicklungsfördernden und suchtpräventiven Effektivität.

2.1 Intervention auf vier Ebenen

MDFT unterscheidet vier verschiedene Interventionsebenen für die therapeutische Arbeit an je spezifischen Zielen (Abbildung 1).

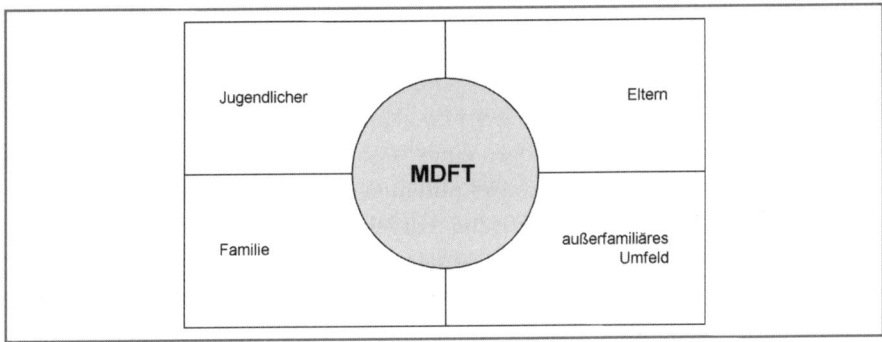

Abbildung 1: Die vier Ebenen der MDFT

2.1.1 Interventionsebene Jugendlicher

Therapeutische Einzelsitzungen mit dem Jugendlichen basieren auf einer empathisch-wertschätzenden klientenzentrierten Grundhaltung. Dem Jugendlichen muss stetig das Gefühl vermittelt werden, dass die Therapeutin an »seiner Seite« steht und ihm bei der Umsetzung seiner ganz persönlichen Ziele hilft. Entscheidend dabei ist, dass der Jugendliche für sich persönliche Erfolgsaussichten entwickelt. Eine der zentralen Botschaften an den Jugendlichen lautet: »There is something in for you!«

Dem Herausarbeiten von Ambivalenzen des Jugendlichen in Bezug auf den Drogenkonsum und dessen Auswirkungen kommt dabei zunächst eine besondere Bedeutung zu. Dem jugendlichen Klienten werden dabei konkrete Problemlösungsstrategien im Umgang mit Konsum/Suchtverlangen, Eltern/Angehörigen, Freunden/Peers und dem sozialen Umfeld (Schule, Jugendhilfe, Ausbildung) angeboten. Die Therapeutin berücksichtigt dabei stets die Fähigkeiten bzw. den Entwicklungsstand des Jugendlichen. Auf der Basis eines gemeinsamen Arbeitsbündnisses wird außerdem systematisch die kognitive und emotionale Selbstexploration des Jugendlichen gefördert, die Ergebnisse werden dann in Familiensitzungen weiterkommuniziert. Der Jugendliche wird vorbereitet, den Eltern »seine Geschichte« zu erzählen, das heißt seine Gedanken und Gefühle, insbesondere im Hinblick auf erlittene Verletzungen und Enttäuschungen in der Vergangenheit.

2.1.2 Interventionsebene Eltern

Die Arbeit mit den Eltern beinhaltet zwei verschiedene Ansatzpunkte: Einerseits fokussiert MDFT die Eltern in ihrer Rolle als erwachsene Einzelpersonen, unabhängig von ihren Aufgaben als Eltern und Erzieher. Es wird herausgearbeitet, inwiefern individuelle Schwierigkeiten wie psychische Probleme, Alkoholmissbrauch oder aktuelle Belastungen und Stressfaktoren (z. B. Partnerschaftskrise, Arbeitslosigkeit) die Erziehungspraxis negativ beeinflussen. Oft liegen hier langfristige, manchmal chronische Probleme vor, die im Rahmen von MDFT nur sehr eingeschränkt bearbeitet werden können. Aufgabe ist es hier, Eltern mit ihren eigenen Anliegen und Problemen zu verstehen, für Hilfebedarf zu sensibilisieren und gegebenenfalls an weiterführende Hilfen zu vermitteln. Grundhaltung dabei ist, die Eltern zu motivieren, »etwas für sich zu tun«, damit sie in der Folge auch für ihre Kinder besser präsent sein können.

Der zweite Ansatzpunkt betrifft den Erziehungsstil der Eltern, der auf Stärken und Schwächen hin beleuchtet, gewürdigt und therapeutisch beeinflusst werden soll. Hier geht es um Fragen nach einem ausgewogenen Verhältnis von Nähe/Distanz, Fürsorge/Selbstverantwortung, Kontrolle/Gewährenlassen etc. sowie um die Klärung, inwieweit die Eltern in diesen Punkten eine gemeinsame Haltung vertreten. In den Sitzungen mit einzelnen Eltern bzw. Elternpaaren werden diese in ihren Erziehungsfähigkeiten gefördert und in ihrem elterlichen Selbstvertrauen gestärkt, so dass sie wieder Gewissheit erlangen, Bedeutung für und Einfluss auf ihr Kind zu haben. Die zentrale Botschaft an die Eltern ist hier: »You are the medicine!« Dabei kommen auch psychoedukative Ansätze zum Einsatz, um Wissen zu speziellen Themen wie Drogen, Sucht, ADHS oder Depressionen zu vermitteln. Es werden auch Informationen gegeben zur Adoleszenz und Erziehungsfragen (z. B. nach altersgemäßer Kommunikation mit dem Jugendlichen, dem Setzen von Grenzen oder den Konsequenzen im Hinblick auf getroffene Absprachen).

2.1.3 Interventionsebene Familie

Der Wiederaufbau positiver emotionaler Beziehungen in der Familie gilt als zentraler Wirkfaktor für das Erreichen einer langfristigen Verbesserung von Problemverhalten wie Drogenmissbrauch. MDFT fördert deshalb die Entdeckung und Einübung neuer Formen familiärer Kommunikation. Dies beinhaltet, gegenseitige Offenheit und Vertrauen zu fördern und positive emotionale Beziehungen/Bindungen zwischen den Familienmitgliedern wieder zu beleben bzw. zu vertiefen. Das Thematisieren und Offenlegen negativer Gefühle auf beiden Seiten wie Enttäuschung, Ohnmacht, Wut, Verlassenheit, aber auch das Verstärken oder Erinnern an aktuell schwer zugängliche Gefühle wie Zuneigung, Bindung, liebevolle Verantwortung ist häufig für Jugendliche wie für Eltern eine große Herausforderung. Diese emotionale Klärung wird jedoch als unverzichtbarer Baustein für zukünftig bessere Kommunikation und gelingende Problemlösung in der Familie angesehen. Die hierfür zentrale methodische Herangehensweise des »Enactment« (Minuchin, 1984) beschreibt die Förderung der direkten Kommunikation der Beteiligten miteinander in den Sitzungen: Die Therapeutin regt die Interaktion an, moderiert sie und gibt praktische Hilfestellung beim Ausprobieren neuer Formen positiver familiärer Verständigung.

Die zentral belastenden Themen der Familie werden in der Regel zunächst in Einzelsitzungen mit den Jugendlichen und Eltern angesprochen und für die Familiensitzung vorbereitet. Das Pendeln und Vermitteln zwischen den Subsystemen beschleunigt und vertieft den therapeutischen Prozess auf der familiären Ebene. Die Methode, Themen aus der Einzelarbeit für die Familiensitzung zu nutzen, geht einher mit dem Gegenstück, Themen aus der Familiensitzung in darauf folgenden Einzelsitzungen mit Jugendlichen und Eltern weiter durchzuarbeiten.

2.1.4 Interventionsebene außerfamiliäres Umfeld

Die Prämisse für diesen Interventionsbereich ist, dass Veränderungen auf der individuellen und familiären Ebene oft nicht ausreichen, sondern das soziale Umfeld im Hinblick auf seine Bedeutung als Risiko- bzw. Schutzfaktor einbezogen werden muss. Diese Herangehensweise im Sinne von »Case Management« hat seine Entsprechung in den Konzepten der »Sozialraumorientierung« und des »Empowerment«. Ziel ist, Eltern und Jugendliche im Umgang mit dem relevanten sozialen System zu unterstützen bzw. kompetenter zu machen, falls Probleme und Defizite in diesem Bereich als Belastung wirken oder vorhandene Ressourcen als zusätzliche Schutzfaktoren noch nicht genutzt werden. Zum sozialen System zählen vor allem Peers oder relevante außerfamiliäre Erwachsene sowie professionelle Bezugspersonen wie Mitarbeiter des Jugendhilfesystems, der Schulen sowie von Behörden (bei delinquenten Jugendlichen z. B. die Jugendgerichtshilfe) oder medizinischen Diensten. Die Therapeutin stellt bei Bedarf Kontakte zu den Institutionen her, vereinbart Treffen und begleitet Eltern bzw. Jugendliche zu diesen Terminen, um möglichst positive Ergebnisse für die Familie zu erzielen.

2.2 Therapeutische Sitzungen, Settings und Kontakte

MDFT hat ein erweitertes Verständnis von »therapeutischen Sitzungen«, sowohl in zeitlicher als auch räumlicher Hinsicht. Hintergrund dieser hohen Flexibilität ist eine pragmatische Orientierung an den Fragen: »Wie erreiche ich als Therapeutin möglichst viel möglichst schnell?« und »Wie kann ich möglichst effektiv und gleichzeitig auf den vier Ebenen intervenieren?«. Dementsprechend finden Therapiesitzungen bzw. -kontakte sowohl in der Einrichtung als auch »aufsuchend« in der Wohnung der Familie oder an anderen Orten, aber auch telefonisch statt. Die Zeitdauer eines Kontaktes ist nicht standardisiert, sondern richtet sich nach den Erfordernissen der je individuellen Sitzungsplanung und ihrer Ziele. Die Frequenz der wöchentlichen Kontakte bewegt sich zwischen zwei und vier Sitzungen/Telefonkontakten in unterschiedlichen Settings, entweder mit dem Jugendlichen, mit den Eltern oder mit der gesamten Familie. Ebenso typisch dafür ist eine weitere Besonderheit von MDFT, wonach sich Therapiesitzungen aus verschiedenen Teilen zusammensetzen können: In einer Sitzung kann es sinnvoll sein, zunächst mit dem Jugendlichen oder einem Elternteil allein zu sprechen und unmittelbar im Anschluss die Sitzung auf familiärer Ebene fortzusetzen. Telefonische Kontakte sind dabei eine wichtige Ergänzung zu Sitzungen in der Einrichtung oder vor Ort.

Das häufige Wechseln von Interventionsebenen und das Pendeln zwischen den Subsystemen, eingebettet in eine ziel- und problemlösungsorientierte Gesamtstrategie, ist ein zentrales Element von MDFT. In diesem settingflexiblen und methodenkreativen Vorgehen gibt es viel Übereinstimmung mit der in Deutschland bereits in Ausbildungsgängen etablierten systemischen Kinder- und Jugendlichenpsychotherapie (Rotthaus, 2001; Retzlaff, 2008).

2.3 Supervision und Qualitätssicherung

Die Entwickler der MDFT haben quantitative und qualitative methodische Standards zur Qualitätssicherung/Evaluation von Therapieprozessen und zur Überprüfung der manualgetreuen Anwendung von MDFT entwickelt. Dabei spielt das spezifische Supervisionskonzept eine zentrale Rolle: Der MDFT-Supervisor ist fester Bestandteil eines Teams von MDFT-Therapeuten. Er nutzt die Informationen aus den unterschiedlichen Quellen in der Außenperspektive, um den komplexen Therapieprozess gemeinsam mit dem durchführenden Therapeuten zu planen und kontinuierlich zu evaluieren. Notwendig hierfür ist ein fachliches Vertrauensverhältnis zwischen Supervisor und Therapeut und die Akzeptanz der unterschiedlichen Rollen und Aufgaben in diesem Behandlungssystem. MDFT-Supervision ist zentraler und unverzichtbarer Bestandteil der Qualitätssicherung und unterscheidet sich aufgrund der Dichte und unmittelbaren Kontrolle am individuellen Fall deutlich von üblichen Supervisionskonzepten.

Darüber hinaus existiert mit dem »MDFT Intervention Inventory« (MII) ein zusätzliches Ratingsystem, mit dem durch externe, speziell geschulte Rater einzelne aufgezeichnete MDFT-Sitzungen hinsichtlich der gezeigten MDFT-Kompetenz evaluiert werden können. Im Rahmen des neu gegründeten Dachverbandes »MDFT Europe« soll in Zukunft gewährleistet werden, dass die Ausbildung und der Einsatz von MDFT in den verschiedenen Ländern entsprechend den qualitativen Standards und Vorgaben der Entwickler erfolgt.

2.4 Therapiephasen

MDFT ist in drei Phasen gegliedert, die sich prozesshaft überschneiden und eher inhaltliche Schwerpunkte als eine zeitliche Abfolge markieren. Die Therapiedauer ist abhängig von Studien- oder anderen praktischen Kontextbedingungen. Bisher wurde MDFT innerhalb eines Zeitraums von drei bis sechs Monaten angeboten.

2.4.1 Motivierung und Aufbau von therapeutischen Arbeitsbündnissen

Zunächst geht es darum, sowohl mit dem Jugendlichen als auch mit den Eltern und anderen Bezugspersonen ein therapeutisches Arbeitsbündnis aufzubauen. Dies ist angesichts der mit schwerem Drogenmissbrauch oft einhergehenden massiven familiären Konflikte sowie der erlebten Hoffnungs- und Hilflosigkeit von Eltern und Jugendlichen eine komplexe therapeutische Aufgabe, die sich nicht selten über den ganzen Therapieprozess erstreckt. Die Veränderungsmotivation der einzelnen Beteiligten muss mit gezielten therapeutischen Techniken (immer wieder) geweckt werden und ist eine der zentralen Aufgaben der Therapeutin. In dieser Phase arbeitet die Therapeutin auf der Basis einer klientenzentrierten Grundhaltung bzw. der Motivierenden Gesprächsführung und sorgt dafür, dass sich alle Beteiligten ausführlich mit ihren Belangen, Wünschen und Befürchtungen gehört fühlen. Aktuelles und vergangenes Leid von Jugendlichen und Eltern soll unter Fokussierung der affektiven Komponenten thematisiert werden. Details des jugendlichen und familiären Alltags werden erkundet, um zu klären, welche Schutz- und Risikofaktoren vorhanden sind und welche Bereiche von der Familie verändert werden wollen und müssen. Dabei sollte die Therapeutin möglichst frühzeitig erste positive Veränderungen initiieren, um den Aufbau von Allianzen und Therapiemotivation zu fördern. Erst auf dieser Grundlage können in der nächsten Phase sensible Themen bearbeitet werden.

2.4.2 Arbeit an den zentralen Themen und an der Problemlösung

In dieser Phase sollen die gemeinsam identifizierten Konflikte und Probleme besprochen und verändert bzw. gelöst werden. Dazu gehört, die Erziehungsfunktion der Eltern zu verbessern und diese in ihrer erzieherischen Kompetenz zu stärken. Eltern sollen das Gefühl wiedererlangen, in Bezug auf Erziehung und Beziehung zu ihren Kindern wirksam zu sein. Entgegen der oft erlebten Ohnmacht geht MDFT davon aus, dass sie den stärksten Einfluss auf die weitere Entwicklung ihrer heranwachsenden Kinder haben. Gleichzeitig werden Jugendliche und Eltern dabei unterstützt, sich wieder offener und angemessener auseinanderzusetzen. Dies gelingt selbstverständlich nur, wenn bei den Jugendlichen auch eine Reduzierung bzw. Abstinenz von Drogenkonsum erreicht werden kann und die Eltern neue Formen des Zuhörens und Kommunizierens entwickeln können. Im Zentrum dieser Phase steht die Veränderung bzw. Verbesserung der familiären Beziehungen, der Kommunikation und des Verhaltens. Parallel finden die erforderlichen Interventionen im außerfamiliären Bereich statt. Dazu gehört, bereits laufende Betreuungen durch die Jugendhilfe hinsichtlich ihrer Angemessenheit einzuschätzen und gegebenenfalls Veränderungen zu initiieren. Ebenfalls wichtig ist zu klären, welche Veränderungen in der Schule/Ausbildung, im Freizeitverhalten sowie im Kontakt mit den Peers erforderlich sind und welche Unterstützung dafür notwendig ist.

2.4.3 Konsolidierung und Abschluss

In der dritten Phase sollen die erzielten Veränderungen zusammengefasst, gewürdigt und abgesichert sowie der Abschluss der Therapie eingeleitet werden. Hierbei kommen Strategien der Rückfallprävention zum Einsatz. Diese können sich sowohl auf den Drogenkonsum als auch auf andere problematische Verhaltensweisen (Impulsdurchbrüche, Schuldistanz beim Jugendlichen, distanziertes oder überkontrollierendes Verhalten der Eltern) oder das Vergessen von bereits erlernten Lösungsstrategien beziehen. Bei Bedarf werden Jugendliche oder Eltern in weiterführende Hilfe vermittelt.

3 Evidenzbasierung: Wirksamkeit der MDFT

MDFT wurde in den Vereinigten Staaten intensiv und erfolgreich in wissenschaftlichen Untersuchungen evaluiert. In systematischen Literaturübersichten zu den Effekten psychosozialer Behandlungen bei Jugendlichen mit Abhängigkeitsproblematik hat sich die MDFT immer als die wirksamste erwiesen, manchmal zusammen mit anderen Therapieformen (Liddle, 2010; von Sydow et al., 2010; Waldron u. Turner, 2008).

Die Ergebnisse der MDFT-Studien wurden in Deutschland vom Wissenschaftlichen Beirat Psychotherapie positiv bewertet und waren ein wichtiger Baustein für die Anerkennung der systemischen Therapie/Familientherapie als wissenschaftliches Therapieverfahren (von Sydow, Beher, Retzlaff u. Schweitzer-Rothers, 2006).

MDFT wurde mit verschiedenen Kontrollbehandlungen verglichen und erbrachte in folgenden Zielbereichen bessere oder gleichwertige Ergebnisse:

- *Haltequote*: MDFT erzielt gegenüber anderen ambulanten oder stationären Behandlungsangeboten eine höhere Akzeptanz und Haltequote (zwischen 70 % und 95 % beenden regulär).
- *Signifikante Reduktion des Substanzmissbrauchs*: Bei Jugendlichen, die übermäßig viel trinken, kiffen usw., führt die Behandlung mit MDFT zu einer signifikanten Reduzierung des Substanzkonsums. Dieser Effekt variierte von 41 bis 82 %, gemessen von der Aufnahme bis zum Ende der Therapie. Er hält für mindestens ein Jahr an und verstärkt sich im Laufe weiterer eineinhalb Jahre (Liddle et al., 2008).

- *Verbesserung substanzbezogener psychosozialer Probleme*: Die Behandlung mit MDFT führte dazu,
  - dass sich die Anzahl der Gesetzesverstöße (Straftaten) verringerte,
  - dass der Kontakt zu delinquenten Altersgenossen abnahm,
  - dass sich die Symptome von Verhaltens- und Entwicklungsstörungen verringerten (nach Einschätzung der Jugendlichen und ihrer Eltern),
  - dass Angst- und Depressionssymptome abnahmen,
  - dass sich die schulischen Leistungen verbesserten (bessere Noten, weniger Schulschwänzen),
  - dass sich das familiäre Zusammenleben verbesserte und sich die Notwendigkeit zur außerhäuslichen Unterbringung des Jugendlichen verringerte.
- *Kosteneffektivität*: In den Vereinigten Staaten ergibt sich aus einer Behandlung mit MDFT eine Kostenersparnis mit dem Faktor von 2 bis 3 im Vergleich zu anderen ambulanten Behandlungsmethoden bzw. einer Aufnahme in eine therapeutische Gemeinschaft.

Neben den RCT-»Outcome«-Studien haben die MDFT-Entwickler zahlreiche Therapieprozessstudien durchgeführt, um die Mechanismen einzelner Therapiebausteine zu untersuchen und zu verstehen, wie und was Veränderungen bewirkt. Ebenso wurden zielgruppenspezifische Adaptionen der MDFT beforscht, um die Flexibilität hinsichtlich unterschiedlicher Zielgruppen und Behandlungsbedingungen zu gewährleisten (für einen Überblick zu MDFT-Studien und Ergebnissen siehe die »Fact Sheets« unter: www.med.miami.edu/ctrada/documents/ MDFT fact sheet.pdf).

Bis vor wenigen Jahren lagen in Europa nur wenige wissenschaftliche Erkenntnisse darüber vor, mit welchen therapeutischen Angeboten Jugendliche mit Cannabis- und anderen Substanzstörungen wirksam behandelt werden können. Vor diesem Hintergrund wurde bereits im Jahr 2003 auf europäischer Ebene entschieden, im Rahmen des »Cannabis Research Action Plan« die gemeinsam entwickelte Behandlungsstudie INCANT durchzuführen (Rigter, 2005; Rigter et al., 2010). Auf der Basis einer umfassenden Literaturstudie wurde die Multidimensionale Familientherapie (MDFT) als evidenzbasiertes Behandlungsprogramm ausgewählt, um sie im Vergleich mit einem »Treatment as usual« (TAU) auf ihre Wirksamkeit hin zu überprüfen. Nach der erfolgreichen INCANT-Pilotstudie (Gantner, 2006) wurde die methodisch anspruchsvolle Hauptstudie 2006 in fünf Ländern gestartet (Belgien, Deutschland, Frankreich, Niederlande, Schweiz). Für Deutschland war der Berliner Therapieladen e. V. für die Einführung und Umsetzung des neuen zielgruppenspezifischen familientherapeutischen Ansatzes im Rahmen der INCANT-Studie verantwortlich (zum Studiendesign siehe www.incant.eu). Die Aufnahme der INCANT-Studienteilnehmer wurde im Juli 2009 abgeschlossen.

In den fünf Ländern konnten im Zeitraum von 2006 bis 2009 insgesamt N = 451 Jugendliche und ihre Familien in die Untersuchung einbezogen werden. Wissenschaftliche Gesamtergebnisse auf europäischer Ebene sind im Herbst 2011 zu erwarten. Der nationale Ergebnisbericht aus der Berliner Stichprobe liegt bereits vor (Tossmann, Jonas, Weil u. Gantner, 2010).

Es folgt eine Skizze der Teilergebnisse: Die 120 Jugendlichen im durchschnittlichen Alter von 16,2 Jahren hatten zusätzlich zu ihrer ausgeprägten Cannabisproblematik mehrheitlich einen missbräuchlichen oder abhängigen Konsum von Alkohol, wiesen ein vergleichsweise niedriges Bildungsniveau und einen deutlich höheren Anteil komorbider psychischer Störungen auf als vergleichbare Jugendliche in der Normalbevölkerung. Auch berichtete eine relativ hohe Anzahl der Jugendlichen bei Studienbeginn von psychischen Belastungen oder substanzbezogenen Problemen. Daneben lag in hohem Ausmaß delinquentes Verhalten vor – jedoch war dieses Verhalten nicht nur unter ihnen, sondern auch unter ihren Familienmitgliedern stark ausgeprägt. Die Mehrzahl der Jugendlichen ist darüber hinaus in »zerbrochenen« Familien (»broken home«) aufgewachsen, jede/r fünfte Jugendliche (20 %) lebte zum Zeitpunkt der Therapieaufnahme nicht mehr bei elterlichen Bezugspersonen, sondern in Einrichtungen der Jugendhilfe oder stand unter Jugendarrest.

Im Hinblick auf die Veränderung des primären Zielmerkmals »Reduktion des Cannabiskonsum« war MDFT der Einzeltherapie signifikant überlegen. Bezogen auf die Probleme, die mit dem Konsum von Alkohol und anderen psychoaktiven Substanzen verbunden sind, zeigt sich für MDFT in der Tendenz ebenfalls eine etwas höhere Effektivität. Im Hinblick auf die suchtspezifische und psychopathologische Symptomatik der jugendlichen Klientel kann zusammengefasst gesagt werden, dass eine Überlegenheit des MDFT-Ansatzes lediglich in Bezug auf die Reduzierung des Cannabiskonsums nachgewiesen werden konnte. Dies muss insbesondere vor dem Hintergrund interpretiert werden, dass auch das Vergleichstreatment starke Effekte erzielt hat und ebenfalls konzeptionell die Behandlung komorbider Störungen einbezieht.

In Bezug auf die Haltequote war jedoch MDFT der Einzeltherapie deutlich überlegen. 88,1 % der MDFT-Klientel und 73,8 % der TAU-Gruppe schlossen die psychotherapeutische Behandlung regulär ab. Es kann angenommen werden, dass die kontinuierliche Einbindung erwachsener Bezugspersonen in die Behandlung und die nachgehende bzw. aufsuchende Strategie der Therapeutinnen und Therapeuten ein hohes Maß an Verbindlichkeit herstellt, was einem Behandlungsabbruch entgegenwirkt. Die Einbeziehung der Eltern dürfte auch für ein weiteres Ergebnis der Berliner INCANT-Studie eine plausible Erklärung sein: Während bei Jugendlichen MDFT und die Einzeltherapie eine ähnliche Akzeptanz finden, bewerten die Erziehungsberechtigten MDFT signifikant besser als das Vergleichstreatment.

Teil B:
Theoretische Grundlagen der MDFT

In diesem Teil werden die wichtigsten theoretischen und wissenschaftlichen Grundlagen der MDFT in knapper Form dargestellt. Dabei wird es im ersten Kapitel um Konzepte und Modelle gehen, die für das Verständnis der MDFT wesentlich sind. Im zweiten Kapitel sind die wichtigsten Konzepte und Forschungsergebnisse zu den vier Interventionsebenen der MDFT skizziert: Dort ist das zusammengefasst, was als Orientierung und Wissenshintergrund für die therapeutische Arbeit mit dem Jugendlichen, mit der Familie, mit den Eltern und mit dem außerfamiliären Umfeld wesentlich ist.

Da es sich hierbei um eine sehr große Bandbreite von umfassenden und komplexen Ansätzen bis hin zu spezifischen Konzepten handelt, können im Rahmen dieses Buches nur die wichtigsten Aspekte umrissen werden. Der Bezug zwischen den theoretischen Grundlagen und der therapeutischen Praxis wird am Ende inhaltlich zusammenhängender Abschnitte in Form von »Schlussfolgerungen für die MDFT-Praxis« hergestellt.

1   Allgemeine theoretische Basis der MDFT

1.1   Das ökologische Modell

Den konzeptionellen Rahmen für den MDFT-Ansatz liefert das ökologische Modell: Danach können das Verhalten bzw. Verhaltensprobleme von einzelnen Individuen nur dann angemessen verstanden werden, wenn sie eingebettet in seine vielfältigen sozialen Kontexte betrachtet werden (Bronfenbrenner, 1979).

Auch Adoleszenzverläufe sind eingebettet in eine vielschichtige psychosoziale Ökologie der Jugendlichen und ihrer Familien. Diese Perspektive fordert den Kliniker bzw. Therapeuten auf, sein Denken und Handeln nicht auf den einzelnen Jugendlichen und seine Familie zu beschränken, denn auch diese Subsysteme sind von den sie umgebenden Systemen beeinflusst. Dazu gehören die Wohnumgebung, die Schulsituation, die Arbeitssituation der Eltern, Gleichaltrigengruppen der Jugendlichen, das sozialen Netz der Eltern und auch die aktuellen gesellschaftlichen »Moden« und Wertvorstellungen, zum Beispiel hinsichtlich von Drogenkonsum.

Alle Systeme sind als Einflussfaktoren zu berücksichtigen, wenn es um die Erklärung und Veränderung von Problemverhalten eines Jugendlichen geht. Folgerichtig ist nicht davon auszugehen, dass die Veränderung von familiären Strukturen bzw. Interaktionsmustern allein ausreichend ist, um Problemverhalten von Jugendlichen nachhaltig zu beeinflussen, wie es die klassische Familientherapie angenommen hat. Stattdessen müssen die sozialen Umwelten des Jugendlichen und seiner Familie (der extrafamiliale Kontext) sowohl im Fallverständnis (z. B. Einschätzung des alltäglichen Funktionierens von Jugendlichen in sozialen Umwelten wie Schule, Peers) als auch in den Interventionen Beachtung finden, indem auch Bezugspersonen aus der Schule oder wichtige Peers in die Behandlung einbezogen werden.

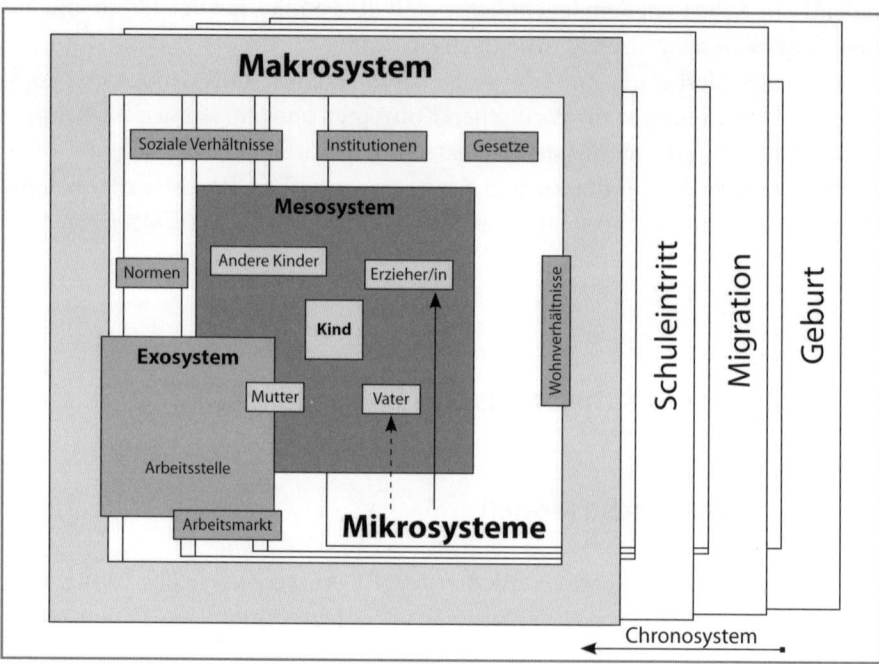

Abbildung 2: Ökologisches Modell (nach Bronfenbrenner, 1979)

Die ökologische Perspektive auf individuelles Erleben und Verhalten erfordert Multidimensionalität im therapeutischen Prozess und beinhaltet damit die große Herausforderung, jedes Teilsystem zugleich als Ganzes bzw. biopsychosoziale Einheit wie auch als Teil eines übergeordneten Ganzen bzw. in Wechselwirkung mit anderen Subsystemen stehend zu begreifen.

1.2 Risiko- und Schutzfaktoren

Um Ziele und Ansatzpunkte für Interventionen zu identifizieren, eignet sich das Konzept der Risiko- und Schutzfaktoren, mittels dessen die Wirkfaktoren innerhalb der verschiedenen Subsysteme und ihre Wechselbeziehungen beschrieben werden können.

1 Allgemeine theoretische Basis der MDFT

Im Laufe der vergangenen Jahre wurde in einer Vielzahl von Studien versucht, Rahmenbedingungen und bedeutsame Einflussfaktoren für die Entwicklung des Drogenkonsumverhaltens Jugendlicher zu bestimmen.

Risikofaktoren bezeichnen »solche Bedingungen, welche das Risiko erhöhen, später einen Substanzkonsum, einen schädlichen bzw. missbräuchlichen oder abhängigen Konsum aufzuweisen; Schutzfaktoren (protektive Faktoren) solche Bedingungen, die bei Vorliegen eines Risikofaktors das Risiko senken, später einen Substanzkonsum, einen schädlichen bzw. missbräuchlichen oder abhängigen Konsum aufzuweisen« (Jordan u. Sack, 2009, S. 127). Das Vorhandensein von Schutzfaktoren allein hat nach diesem Verständnis keine Vorhersagekraft, sondern sie sind als Mediatoren zu sehen, »sie vermitteln zwischen dem Einfluss eines Risikofaktors und dem Auftreten einer Störung: Sie senken also das Störungsrisiko« (S. 127).

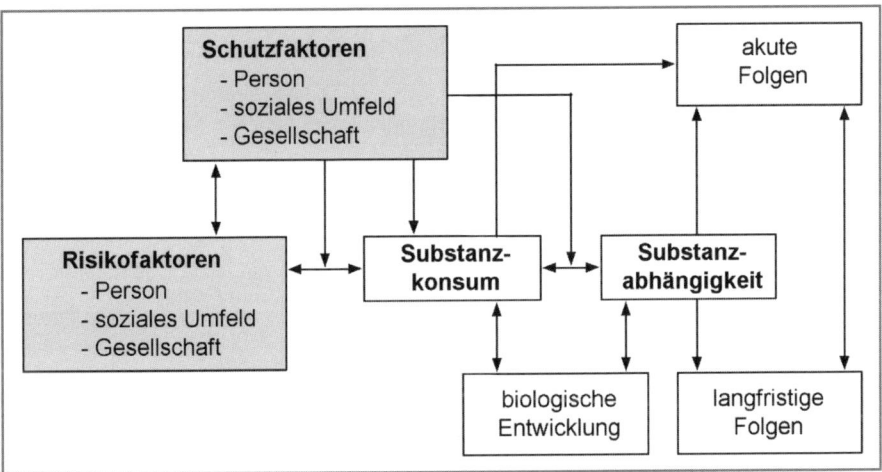

Abbildung 3: Schutz- und Risikofaktorenmodell zur Entstehung von Substanzkonsum und Substanzabhängigkeit (nach Lieb et al., 2000, zit. in Jordan u. Sack, 2009, S. 129)

Risikofakoren werden in drei Gruppen differenziert: In der *Person des Jugendlichen* liegen Risikofaktoren wie Alter, Geschlecht, genetische Dispositionen, Komorbidität, die seine psychische oder biologische Anfälligkeit (Vulnerabilität) erhöhen.

So scheint beispielsweise eine späte pubertäre Reife bei Jungen das Risiko für substanzbedingte Störungen zu erhöhen (Weichold, Bühler u. Silbereisen, 2008). Ein erhöhtes Risiko zeigt sich ebenfalls bei Kindern mit einer starken Tendenz zu Sensation-Seeking, mit starker Impulsivität oder geringer Frustrationstoleranz bzw. schwacher Fähigkeit zum Belohnungsaufschub. Hyperaktivität und geringe Konzentrationsfähigkeit sind weitere nachgewiesene Risikofaktoren. Bei Mädchen erhöhen insbesondere niedriges Selbstvertrauen und geringe Eigeninitiative die individuelle Vulnerabilität.

In der *direkten sozialen Umwelt* sind risikoerhöhende Stressoren wirksam wie ungünstige familiäre Beziehungs- und Interaktionsmuster, eine schwache emotionale Bindung an die Familie und eine starke Bindung an eine riskante Peergroup.

Ebenfalls beeinflusst werden die bisher genannten Risikofaktoren von *gesellschaftlichen Bedingungen*: Wenn in der sozialen Umgebung (Wohnumfeld) Drogen leicht verfügbar sind, außerdem schwierige soziale Bedingungen wie Armut und Arbeitslosigkeit vorherrschen und von den Jugendlichen vermutet wird, dass der Substanzkonsum dort eher als normal angesehen wird, kann das Wohnumfeld auch zu einem Risikofaktor werden.

Tabelle 2 zeigt, welche Schutz- und Risikofaktoren für die Entwicklung einer substanzbezogenen Störung gut belegt sind.

Tabelle 2: Schutz- und Risikofaktoren (vgl. Jordan u. Sack, 2009, S. 132).

Risikofaktoren
im Bereich der Familie: elterliche Konflikte, Erziehungsstil, mehrgenerational tradierter Substanzgebrauch
im Bereich der Schule: eigenes Scheitern, Bildungsferne
im Bereich der Person: Einstellung, Sensation-Seeking, Verhaltensauffälligkeit
im Bereich der Peers: Konsummuster, Dissozialität, Substanzgebrauch der Freunde
im Bereich der »Community«: Normen, vermutete »Griffnähe« von Substanzen
Schutzfaktoren
im Bereich der Familie: Bindung, Förderung prosozialen Verhaltens
im Bereich der Schule: Förderung prosozialen Verhaltens
im Bereich der Person: soziale Kompetenz, Spiritualität
im Bereich der Community: Förderung prosozialen Verhaltens

Der Erziehungsstil spielt eine besonders wichtige Rolle. Inkonsequenz im Verhalten, Gleichgültigkeit und mangelndes Verständnis für die emotionalen und materiellen Belange der Jugendlichen haben sich als ebenso ungünstig erwiesen wie überprotektive Erziehungs- und Bindungsstile.

Folgende Merkmale des Erziehungsstils sind als Risikofaktoren belegt:
- »fehlende elterliche Wärme, niedrige Eltern-Kind-Bindung (v. a. in Bezug auf die Mutter), fehlende Offenheit in der Art der familiären Kommunikation;
- Eltern und/oder Geschwister sind negative soziale Modelle des Substanzgebrauchs;
- geringe Konventionalität der Eltern und Geschwister (bis hin zu dissozialem Verhalten);

- Art des Kontrollverhaltens der Eltern: gleichgültig (laissez-faire) oder überfordernd-kalt (autoritär), unklare Grenzen zwischen den Familienmitgliedern« (Jordan u. Sack, 2009, S. 134).

Je älter die Jugendlichen werden, umso stärker wird der Einfluss der Gleichaltrigen auf die Einstellungen und das Verhalten. Der Kontakt zu substanzkonsumierenden Jugendlichen wurde in vielen Studien als Risikofaktor belegt, ebenso wie Schulschwänzen bzw. Schulabbrüche. Allerdings scheint die Auswahl der für Jugendliche relevanten Gruppen wiederum stark von familiären Bedingungen abzuhängen (Farke, 2009).

Die sozioökonomische Situation der Familie ist bei Vorliegen von Armut, Arbeitslosigkeit, schlechter Wohnsituation seit langem als Risikofaktor bekannt.

Gesellschaftliche Normen bezüglich Substanzkonsum spielen ohnehin eine oft unterschätzte Rolle. Inzwischen ist gut belegt, dass Verkaufsbeschränkungen und das Heraufsetzen von Altersgrenzen eine Reduzierung von Nikotin- und Alkoholkonsum und der Sekundärfolgen wie Verkehrsunfälle, medizinische Probleme etc. bewirken.

Risiko- und Schutzfaktoren sind grundsätzlich nicht isoliert zu sehen. Vielmehr interagieren mehrere Risikofaktoren im Laufe der Zeit und können eine kumulative Wirkung haben (Brook, Brook u. Pahl, 2006). So können die schlechten Leistungen und das geringe schulische Engagement eines Jugendlichen die normale entwicklungsbedingte Spannung zu Hause verschlimmern. Andererseits verlieren durch drohenden Arbeitsplatzverlust psychisch belastete Eltern vermutlich das Interesse und vernachlässigen die Aufsicht gegenüber ihrem Kind, dessen angespannte Schulsituation sich dadurch zuspitzt, dass es kaum noch Hausaufgaben macht. Diese Entwicklung wiederum begünstigt die engere Anbindung des Jugendlichen an Gleichaltrige, die ebenfalls Leistungsdefizite aufweisen.

Der therapeutische Fokus auf Risikofaktoren muss einhergehen mit dem Wissen um und die Entdeckung und Verstärkung von protektiven Faktoren – diese sind vor allem gute Kontakte zu prosozialen Aktivitäten des Jugendlichen sowie neue positive Qualitäten von Beziehungen innerhalb und außerhalb der Familie.

Auch wenn zu beachten ist, dass die Abwesenheit von Risikofaktoren allein noch keinen protektiven Faktor darstellt (Lehmkuhl, 2008), sind schützende Faktoren vor allem als Puffer gegen die negativen kumulativen Auswirkungen von Risikofaktoren wirksam. Das Herausarbeiten und Verdeutlichen verborgener Stärken ist von entscheidender Bedeutung (Minuchin u. Fishman, 1983). Dadurch gewinnen sowohl der Jugendliche als auch die Eltern einen Zugang zu der Hoffnung und der Erfahrung, dass ihre Beziehung zueinander heilsames Potenzial hat und sich positiv auf beide Seiten auswirken kann. Dass eine gute Beziehung zu den Eltern Puffer gegen die Entwicklung von Problemverhalten sein kann, zeigen viele Studien (Hofer, Wild u. Noack, 2002). Ebenso ist gut belegt, dass Eltern die Fähigkeit haben, problematische Entwicklungen bei ihren Kindern zu stoppen, zum Beispiel, indem sie emotionale Unterstützung bereitstellen (Steinberg u. Morris, 2001).

1.3 Entwicklungspsychologische Perspektive

Das Zusammenspiel der beschriebenen Risiko- und Schutzfaktoren bildet die Grundlage, um normale bzw. abweichende Entwicklung im Jugendalter zu erklären. Entwicklungspsychologische und entwicklungspsychopathologische Aspekte sind somit gleichermaßen bedeutsam für das Verständnis von jugendlichem Substanzkonsum und -missbrauch (Thomasius et al., 2009; Newcomb u. Bentler, 1998; Weichold, Bühler u. Silbereisen, 2008). Während in der Regel jugendlicher Substanzkonsum als passageres Risikoverhalten, das heißt als funktional zur Bewältigung von Entwicklungsaufgaben zu sehen ist, kann die Entwicklung des Jugendlichen an diesem Punkt problematisch werden, wenn der Substanzkonsum vor dem Hintergrund einer schwierigen Konstellation von Risikofaktoren stattfindet. Dann können sich Substanzstörungen und komorbide psychische Störungen ausbilden.

Wichtig für die MDFT sind dabei folgende Schlüsselkonzepte der Entwicklungspsychologie:
- Die Familie ist der primäre Kontext einer gesunden Identitäts- und Ich-Entwicklung. Bindungsverhalten und Erziehungskompetenz der Eltern haben dabei auch während der Adoleszenz eine bedeutsame Rolle für eine gelingende Entwicklung des Heranwachsenden.
- Der Einfluss von Peers ist kontextabhängig; seine Wirkung ist abhängig von schützenden Effekten der Familie gegen eine abweichende Peer-Subkultur.
- Jugendliche sind im Ablösungsprozess weiterhin auf eine emotionale Bindung mit ihren Eltern angewiesen (im Sinne einer Interdependenz bzw. bezogenen Individuation).

1.4 Systemisches Verständnis von dsyfunktionalem Verhalten

Aufgrund der vielen sich wechselseitig bedingenden Einflüsse, die jugendlichen Substanzmissbrauch und damit verbundene Entwicklungsprobleme begünstigen und aufrechterhalten, kann dysfunktionales Verhalten nur in einer systemischen Sichtweise angemessen verstanden werden. Dies beinhaltet nicht nur, den Fokus auf Ressourcen innerhalb der beteiligten Systeme zu legen, sondern auch, einseitige kausale Erklärungen für die Problementstehung zu vermeiden. In der Konsequenz wird in einer MDFT-Behandlung eine komplexe Strategie verfolgt: Der Therapeut forscht gemeinsam mit den beteiligten relevanten Akteuren (Jugendliche, andere Familienmitglieder, außerfamiliäre Bezugspersonen) nach den »wechselseitigen Bedingungen« von Problemen und regt die Beteiligten zu Veränderungen in ihrem jeweiligen Einflussbereich an.

Im Unterschied zu anderen systemischen Konzepten gibt es im Rahmen des MDFT-Ansatzes keine »Scheu«, sich auf störungsspezifische, entwicklungspsychopathologische Erkenntnisse zu beziehen und diese ausdrücklich für die therapeutische Arbeit zu nutzen. So werden zum Beispiel die Abhängigkeitsproblematik ebenso wie eventuell bestehende komorbide Störungen bei den Jugendlichen (ADHS, depressive Störungen) in ihrer »Eigendynamik« verstanden und spezifisch behandelt bzw. eine entsprechende Behandlung initiiert und gefördert. Dies gilt gleichermaßen für psychische Störungen oder Suchtprobleme der Eltern.

Entscheidend für die Einhaltung der systemischen Sichtweise bleiben die Betonung der Wechselseitigkeit von Einflussfaktoren und das Vermeiden von kausalen (Schuld-)Zuschreibungen hinsichtlich der Problementstehung und Aufrechterhaltung.

1.5 Schlussfolgerungen für die MDFT-Praxis

Therapeuten müssen sich einen Überblick verschaffen über die Systeme, die an der Aufrechterhaltung der Drogen- und Verhaltensprobleme beteiligt sind. Es geht darum, zu verstehen, wie einzelne Einflussfaktoren wirken, aber auch um die Mechanismen des Zusammenwirkens zwischen den verschiedenen Ebenen und Arten von Systemen, die Jugendlichen das Leben schwer machen. Die Analyse orientiert sich dabei am vorhandenen Wissen über Risiko- und Schutzfaktoren für Entwicklungsverläufe von Jugendlichen und liefert die zugleich die Basis für die Planung von Interventionen.

Therapeutische Interventionen sollen sowohl Prozesse innerhalb von Subsystemen als auch Prozesse zwischen den Teilsystemen zum Ziel haben. Dabei werden neben der ausdrücklichen Ressourcenorientierung auch Störungen diagnostiziert und spezifisch behandelt.

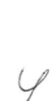

2 Wissenshintergrund zu den vier Systemebenen der MDFT

2.1 Jugendliche Entwicklung und jugendliches Problemverhalten

Zum Verständnis des Verhaltens und der Fehlentwicklung von Jugendlichen bietet das entwicklungspsychopathologische Modell einen orientierenden Rahmen für die therapeutische Arbeit (Cicchetti u. Toth, 1992; Resch u. du Bois, 2005). Die Entwicklungspsychopathologie ist ein interdisziplinärer biopsychosozialer Forschungsansatz und beschäftigt sich mit Abweichungen innerhalb jugendlicher Entwicklungsverläufe immer im Verhältnis zur Entwicklungspsychologie, die sich mit »normaler« bzw. gesunder Entwicklung befasst.

Sucht- und anderes Problemverhalten Jugendlicher werden nicht per se als »Krankheiten« verstanden, sondern als Versuch eines Jugendlichen, in der Jugendphase anstehende Entwicklungs- und Anpassungsaufgaben zu lösen. Dabei muss immer das gesamte System, der biopsychosoziale Kontext des Jugendlichen, in die Betrachtung einbezogen werden (Thomasius, Stolle u. Sack, 2009).

2.1.1 Entwicklungsaufgaben im Jugendalter

Die Jugendzeit als Übergang von der Kindheit zum Erwachsenenalter stellt eine Entwicklungsphase dar, die von gravierenden körperlichen und seelisch-geistigen Veränderungen gekennzeichnet ist. Während der Begriff der Pubertät sich eher auf die körperliche Reifung bezieht, ist mit Adoleszenz der komplexe Prozess der seelisch-geistigen Auseinandersetzung mit den körperlichen und psychosozialen Veränderungen am Übergang zum Erwachsenwerden gemeint.

Ein zentrales Konzept zur Beschreibung der Herausforderungen in dieser Lebensphase ist das Konzept der Entwicklungsaufgaben: »Eine Entwicklungsaufgabe ist eine Aufgabe, die sich in einer bestimmten Lebensperiode des Individuums stellt. Ihre erfolgreiche Bewältigung führt zu Glück und Erfolg, während Versagen das Individuum unglücklich macht, auf Ablehnung durch die Gesellschaft stößt und zu Schwierigkeiten bei der Bewältigung späterer Aufgaben führt« (zit. nach Havighurst in Oerter u. Montada, 1998, S. 121).

Die Entwicklungsaufgabe ist zugleich ein zentraler Erklärungsbegriff einer *ökologischen Entwicklungspsychologie*, indem hier soziale Anforderungen mit individueller Leistungsfähigkeit in Beziehung gesetzt werden.

Es gibt unterschiedliche Auflistungen von Entwicklungsaufgaben: Nach Hurrelmann et al. werden für die Adoleszenzphase in westlichen Industriegesellschaften folgende Entwicklungsaufgaben unterschieden (Hurrelmann, Rosewitz u. Wolf, 1985):

- Entwicklung von *intellektueller und sozialer Kompetenz,* um schulische und berufliche Qualifikationen zu erreichen mit dem Ziel, sich mittels Erwerbsarbeit eine eigenständige ökonomische Basis als Erwachsener zu sichern;
- Entwicklung der eigenen *Geschlechterrolle* und des sozialen Bindungsverhaltens zu Gleichaltrigen des eigenen und des anderen Geschlechts, Aufbau einer Paarbeziehung als langfristige Basis für die Erziehung eigener Kinder;
- Entwicklung eines eigenen *Wert- und Normsystems* und eines ethischen und politischen Bewusstseins als Grundlage für verantwortliches Handeln;
- Entwicklung eigener Handlungsmuster für die Nutzung von Konsumgütern und Freizeitangeboten (einschließlich Medien und Genussmitteln) mit dem Ziel, einen eigenen *Lebensstil* zu entwickeln und einen angemessenen Umgang mit den entsprechenden Angeboten zu finden.

Die individuelle Bewältigung der Entwicklungsaufgaben des Jugendlichen ist in hohem Maße davon abhängig, wie die Familie die Sequenz der sogenannten »Familienentwicklungsaufgaben« durchläuft (Schneewind, 1999). Aus der Perspektive der Risiko- und Schutzfaktoren für Entwicklungsverläufe betrachtet sind Menschen in dieser Phase in Bezug auf die Risikofaktoren, die zu der Entstehung eines Problemverhaltens beitragen, besonders vulnerabel (Brook et al., 2006).

2.1.2 Entwicklungsprozesse des Gehirns in der Jugendphase

»Wegen Umbaus vorübergehend geschlossen.«

Alte Modelle, in denen das Verhalten und Erleben während der Pubertät mit dem Einfluss der Hormone erklärt werden, gelten als überholt und wurden durch komplexere Theorien ersetzt. Insbesondere neuere Erkenntnisse aus der Neurobiologie sind wesentlich für das Verständnis der Adoleszenzphase.

Anders als bisher angenommen strukturieren sich die Gehirne von Jugendlichen in der Pubertät weiter und zum Teil dramatisch um. Langzeituntersuchungen zeigen, dass diese Entwicklung bis zum 25. Lebensjahr und möglicherweise noch darüber hinaus erfolgt.

Am »National Institute of Health Clinical Center« in Bethesda, Maryland, konnten in einer 13 Jahre dauernden Langzeitbeobachtung von Kindern und Jugendlichen wichtige Erkenntnisse zu typischen Erlebens- und Verhaltensweisen von Jugendlichen gesammelt werden.

- »Es gibt zwei wesentliche Stadien der Gehirnbildung. Das erste Stadium findet pränatal statt. Das zweite Stadium wird in der Pubertät angesiedelt. In diesem Stadium bilden sich die höheren geistigen Funktionen heraus [...].
- Die Ausprägung des Gehirns wird sowohl auf genetische Faktoren als auch auf die Art der Nutzung zurückgeführt.
- Das Gehirn entwickelt sich in Stadien von hinten nach vorn. Der letzte Teil des Gehirns, der sich ausbildet, ist der präfrontale Kortex. Es ist der Bereich, der für höherrangige geistige Operationen zuständig ist, wie: Planung, gedankliche Kontrolle, Unterdrückung von Impulsen, Abwägen von Konsequenzen, Motivation, Wertehaltungen und Entscheidungsbildung.
- Durch hormonelle Einflüsse wird das Gehirn mit neurochemischen Stoffen überflutet. Sie nehmen unmittelbaren Einfluss auf Stimmungen und Erregungspotenzial. Sexualhormone sind im limbischen System hochgradig aktiv und sorgen für ein Wechselbad der Gefühle.
- Adoleszente suchen aktiv nach Erfahrungen, die intensive Gefühle auslösen. Sie suchen nach Aufregung und starken Gefühlseindrücken. Dieses Suchverhalten dient dazu, die Umwelt neu zu erproben und den Schritt in ein eigenes Leben zu tun. Da unsere Umwelt allerdings viele Herausforderungen bereithält, sind Teenager Risiken ausgesetzt.
- Die Risiken sind umso größer, da der Teil des Gehirns, der für reife Entscheidungen zuständig ist, sich erst im Laufe der Adoleszenz entwickelt.
- In Gruppen Gleichaltriger tendieren Jugendliche dazu, höhere Risiken einzugehen als allein. In emotional stimulierenden Situationen werden größere Herausforderungen gesucht.
- Das Handeln und Urteilen von Jugendlichen wird von der Amygdala bestimmt, einer Gehirnregion, die für emotionale Reaktionen zuständig ist. Erwachsene verlassen sich beim Handeln weniger auf die Amygdala, sondern auf den Frontallappen, der Planen und Urteilen möglich macht.
- In einer Reihe von Experimenten fand Deborah Yurgelun-Todd vom McLean Hospital in Belmont, Massachussetts, heraus, dass Jugendliche Emotionen nur schwer oder falsch deuten. Sie sehen Ärger und Ablehnung da, wo keine ist. Das rückt Reaktionen wie ›Mein Lehrer kann mich nicht leiden‹ in ein neues Licht.
- Jugendliche sind häufig lustlos und unmotiviert. Dies wird dem noch unreifen Nucleus accumbens zugeschrieben, einer Region im frontalen Kortex, die die Motivation, nach Belohnungen zu suchen, leitet. Bei Teenagern ist diese Region weniger aktiv als bei als Erwachsenen.
- Wenn Teenager motivationale Defizite haben, bedeutet das, dass sie entweder zu Verhaltensweisen neigen, die höchstgradig stimulierenden Charakter haben oder aber kaum aktivierbar sind – oder auch beides. Wollen Eltern also etwas

erreichen, sollten sie mit kurzfristigen Konsequenzen arbeiten und nicht mit möglichen späteren Folgen des Verhaltens drohen« (Wallis, Dell u. Parker, 2004; zit. nach http://bsrwn.lsr-noe.gv.at/www_bsr/Web/Service/www.learn line.nrw.de/angebote/schulberatung/main/medio/banlass/lernen/pub_2.html).

Es bleibt zu bedenken, dass diese komplexen, hochsensiblen Entwicklungs- und Reifungsprozesse durch den Konsum von neurochemisch wirksamen Substanzen wie Alkohol, Nikotin und Drogen erheblich beeinflusst werden (Winters, 2008). So ist inzwischen zum Beispiel gut belegt, dass das Risiko für eine besonders schnelle Abhängigkeitsentwicklung, aber auch für andere psychopathologische Folgen umso höher ist, je früher mit dem Konsum von Cannabis begonnen wurde (Petersen u. Thomasius, 2007). Grundsätzlich ist davon auszugehen, dass riskanter Drogenkonsum mindestens zu Entwicklungsverzögerungen im kognitiven und emotionalen Bereich führt.

2.1.3 Bedeutung der Gleichaltrigen für die jugendliche Entwicklung

Neben der Familie gewinnen mit zunehmendem Alter der Jugendlichen mehr und mehr auch Gleichaltrige (Peers) an Bedeutung, insbesondere für die Ausbildung der Identität. In der Gruppe bietet sich die Möglichkeit, unterschiedliche soziale Rollen und Verhaltensweisen kennen zu lernen und auszuprobieren. Dort gültige Normen haben große Relevanz für die Orientierung der einzelnen Jugendlichen, im positiven wie im negativen Sinne. So erhöht der Kontakt eines Jugendlichen zu antisozialen Freunden das Risiko einer Abhängigkeitsproblematik oder eines Rückfalls in die Abhängigkeitsproblematik. »Prosoziale« Freunde wirken demgegenüber unterstützend (Gavazzi, 1994; Noack, 2002).

Während manche Autoren betonen, dass »Gruppendruck« bei Jugendlichen zu einer Anpassung ihres Verhaltens führt, setzen andere dagegen, dass Jugendliche sich aktiv eine Gruppe aussuchen, die mit ihren Vorstellungen übereinstimmt. Tatsächlich ist von einer wechselseitigen Verstärkung beider Faktoren auszugehen.

Jugendliche mit einer positiven Einstellung neigen dazu, die Gesellschaft gleichgesinnter Jugendlicher aufzusuchen. Jugendliche mit Problemverhalten suchen ebenfalls gleichgesinnte Altersgenossen, und zwar solche mit Problemverhalten (Farke, 2009; Kracke, 1993):

- Schutzfaktoren in der Peer-Gruppe können einen Jugendlichen davon abhalten, ein Problemverhalten zu entwickeln.
- Gruppeninteraktionen führen zu einer Verbesserung der sozialen Fähigkeiten von Jugendlichen, zum Beispiel zu einer verbesserten Stressbewältigung.
- Emotionale Intimität in den Beziehungen zu Altersgenossen ermöglicht es dem Jugendlichen, seine Gefühle auszudrücken. Dadurch wird vermieden,

dass sich negative Gefühle ansammeln und diese dann zum Problemverhalten beitragen (Diamond u. Liddle, 1996).
- Nicht notwendigerweise gebunden an Altersgenossen, aber von Bedeutung bei der Vorbeugung von Rückfällen und Abhängigkeitsproblematik ist eine sinnvolle Freizeitbeschäftigung.

Allerdings hat die Forschung auch gezeigt, dass das Familienklima von ausschlaggebender Bedeutung ist für die Auswahl der Gruppen, denen sich Jugendliche anschließen (Silbereisen, 1998; Noack, 2002).

Dieser Faktor wird von vielen Eltern und professionellen Pädagogen unterschätzt, die der Peer-Gruppe den Haupteinfluss auf das Verhalten und die Einstellungen Jugendlicher zuschreiben.

2.1.4 Schlussfolgerungen für die MDFT-Praxis

Die einzelnen Jugendlichen werden in der MDFT immer sowohl als »normale« Jugendliche betrachtet wie auch als Jugendliche mit spezifischem Problemverhalten. Um die Situation einzelner Jugendlicher, ihrer Stärken und Schwächen einerseits und das Ausmaß der vorhandenen Problematik andererseits, richtig einschätzen zu können, brauchen MDFT-Therapeuten gute Kenntnisse über normale und abweichende Entwicklungsverläufe in der Adoleszenz. Immer zu beachten sind dabei die Wechselwirkungen mit den vorhandenen Risiko- und Schutzfaktoren im biopsychosozialen Gesamtsystem.

Obwohl Jugendliche oft körperlich reif und erwachsen wirken, kann von ihnen wegen der »Umbauprozesse in ihrem Gehirn« nicht erwartet werden, dass sie sich in ihrem Handeln, Fühlen und Entscheiden bereits wie Erwachsene verhalten. Diese Diskrepanz führt oft zu Konflikten und Missverständnissen zwischen Jugendlichen und Eltern. Information und Aufklärung kann hier sehr hilfreich sein.

Vor allem die Modellfunktion und das Lernklima für soziale Kompetenzen innerhalb der Familie sind von zentraler Bedeutung und werden deshalb in der MDFT stark fokussiert, indem günstigere Formen der Kommunikation und des Ausdrucks von Emotionen vermittelt und geübt werden. Dabei orientiert sich der Therapeut immer an den kognitiven Fähigkeiten der Eltern und des Jugendlichen.

2.2 Drogenkonsum und Suchtentwicklung im Jugendalter

Der Konsum psychoaktiver Substanzen im Jugendalter kann zunächst als jugendtypisches Experimentierverhalten im Rahmen der Entwicklungsaufgaben gesehen werden (Hurrelmann, 1995; Silbereisen, 1998; Weichold, 2009). Inwiefern sich altersadäquate, verantwortungsbewusste und kulturell akzeptierte Konsumformen oder Missbrauchs- und Abhängigkeitsformen herausbilden, ist von verschiedenen Schutz- und Risikofaktoren in unterschiedlichen Kontexten abhängig.

Ein empirisch fundiertes Erklärungsmodell für die Entstehung jugendlichen Substanzmissbrauchs bietet das *Entwicklungsmodell* der »Family Interactional Theory« (Brook et al., 2006), an dem sich MDFT überwiegend orientiert.

In diesem Modell wird das komplexe Zusammenspiel verschiedener Einflussfaktoren, das heißt von Schutz- und Risikofaktoren, für die Verläufe von Substanzkonsum und -missbrauch integriert und der zentrale Einfluss der Familie betont.

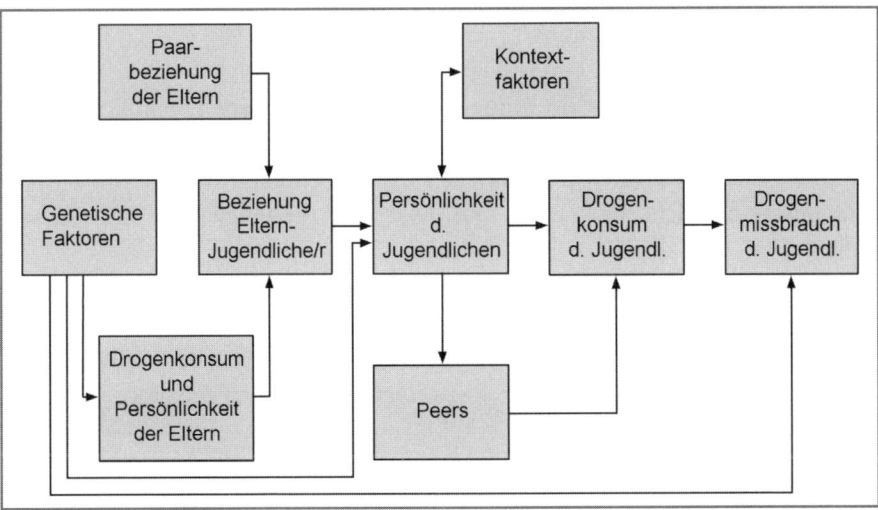

Abbildung 4: Entwicklungsmodell der »Family Interactional Theory« (nach Brook et al., 2006, S. 27)

Als empirisch nachgewiesene Einflussfaktoren für Substanzmissbrauch im Jugendalter gelten:
- biologisch-genetische Faktoren,
- elterlicher Substanzkonsum und Persönlichkeit,
- elterliche Paarbeziehung,
- Eltern-Adoleszenten-Beziehung,
- Adoleszenz-Persönlichkeit,
- Drogenkonsum,
- Peers,
- soziale Kontextfaktoren.

Die grundlegenden Entwicklungspfade für jugendlichen Drogenkonsum und Drogenmissbrauch werden wie folgt beschrieben: Das Vorhandensein gesellschaftlich anerkannter Normen und Werte bei den Eltern bei gleichzeitiger Abwesenheit elterlichen Drogenkonsums und elterlicher Psychopathologie trägt zu einer empathischen, konfliktarmen Eltern-Kind-Beziehung bei, welche zur Identifikation des Jugendlichen mit den Eltern führt. Das Ergebnis ist eine von einer wechselseitigen positiven Bindung getragene Beziehung zwischen Kind und Eltern.

Als Folge dieser gelungenen positiven Bindung und der Identifikation mit den Eltern internalisiert das Kind Aspekte der elterlichen Persönlichkeit, Einstellungen und Verhaltensweisen, die zu einer psychisch gesunden Persönlichkeitsentwicklung in der Adoleszenz beitragen.

Eine gesunde adoleszente Persönlichkeit wird in bestimmten Einstellungen und Verhaltensweisen erkennbar: zum Beispiel darin, sich von Peers mit Drogenkonsum fernzuhalten bzw. Drogenkonsum zu vermeiden.

Drogenkonsum gilt als ein Bindeglied: Für verschiedene Jugendliche, deren Lebenssituation von sehr unterschiedlichen Clustern von Risiko- und Schutzfaktoren gekennzeichnet sind, kann der experimentelle Konsum von Drogen sehr unterschiedliche Bedeutung und Folgen für die langfristige Entwicklung haben.

Um einzuschätzen, wie riskant jemand Drogen konsumiert, ist jedoch nicht nur die Lebenssituation des Jugendlichen in all ihren Facetten, sondern vor allem die Art und Weise und die Funktionen des Konsums relevant, das heißt das Konsummuster. Damit ist eine Kombination folgender Variablen gemeint:

- Dosis,
- Konsumfrequenz,
- Anzahl konsumierter Drogen,
- situativer Kontext.

Die Klärung der individuellen Konsummuster hat deshalb eine besondere Bedeutung, weil sie bei Jugendlichen in der Regel sehr heterogen sind. Als Faustregel für riskante und problematische Konsummuster gilt: Je früher der Einstieg (unter 16 Jahren), je höher die Dosis, je regelmäßiger der Konsum, je mehr unterschiedliche Drogen konsumiert werden und je unangemessener die Situation (z. B. während der Schulzeit), desto größer ist das längerfristige Missbrauchs- bzw. Abhängigkeitsrisiko. Bei Jugendlichen, die mit MDFT behandelt werden sollen, liegt in der Regel eine Missbrauchs- bzw. Abhängigkeitsdiagnose vor, wobei Cannabis und Alkohol die dominierenden Substanzen sind.

Neben der Ausprägung der Konsummuster ist eine Analyse der verschiedenen Funktionen des Substanzkonsums erforderlich für ein differenziertes Verständnis. Grundlegend lassen sich

- jugendtypische psychosoziale Funktionen wie Neugier-, Experimentierverhalten, Gemeinschaftsgefühl, Selbsterfahrung, Grenzerfahrung und

- psychodynamische Bewältigungsfunktionen wie Entspannung, Abschalten, Affektregulation, Impulsregulation

unterscheiden. Während die jugendtypischen Funktionen im Kontext von Entwicklungsaufgaben als altersadäquates (Risiko-)Verhalten zu verstehen sind und für alle jugendlichen Konsumenten gelten, stehen die Bewältigungsfunktionen im Zusammenhang mit vorhandenen Belastungen bzw. Risikofaktoren.

Anders gesagt: Riskant ist Konsum vor allem dann, wenn er nicht nur dazu dient, Schönes schöner, sondern Unangenehmes erträglicher zu machen.

Das Verstehen der je individuellen Bewältigungsfunktionen, eventuell auch im Zusammenhang mit weiteren komorbiden Störungen im Sinne einer Selbstmedikation, ist sowohl wichtig für eine sorgfältige suchtspezifische Diagnostik als auch zentraler Bestandteil des Therapieprozesses (Bobbink u. Spohr, 2002).

Laging (2009) verweist in diesem Zusammenhang auf die Begrenztheit des DSM-IV-Klassifikationssystems und schlägt in Anlehnung an Winters, Latimer und Stinchfield (2001) ein jugendspezifisches Assessment vor, in dem Konsummotive und Funktionen in einer entwicklungsorientierten Perspektive berücksichtigt werden (Tabelle 3).

Tabelle 3: Merkmale zur Einschätzung des Konsumverhaltens (nach Winters et al., 2001, zit. nach Laging, 2009, S. 380)

Alter bei Konsumbeginn und am Startpunkt eines regelmäßigen Konsums	Die Schwere eines Drogenproblems hängt entscheidend vom Alter des betroffenen Jugendlichen ab; jeder Konsum vor der Adoleszenz ist nicht altersgerecht und hat sich als starker Prädiktor für unterschiedliche negative Konsequenzen wie späteren Substanzmissbrauch, Verhaltensauffälligkeiten und Schulversagen gezeigt.
Substanzart	Bei manchen Substanzen (z. B. Crack) kann nicht von einem jugendtypischen experimentellen Konsum ausgegangen werden.
Konsummuster	Kritisch ist ein verlängerter Gebrauch von unterschiedlichen Quantitäten oder die aktuelle Einnahme von großen Mengen, ebenso ein Konsum in unangemessenen Situationen (z. B. Schulzeit).
Konsummotive	Kritischer zu beurteilen sind Motive, die auf den Wunsch nach einer gezielten Stimmungsaufhellung hinweisen, gegenüber Motiven, die den sozialen Kontext und den experimentellen Charakter des Konsums betonen.
Risiko- und Problemwahrnehmung	Kritisch sind unrealistische Einschätzungen in Hinblick auf die Risiken und Kosten, die mit Substanzkonsum verbunden sein können.
negative psychische oder soziale Folgen	Hier sind insbesondere Entwicklungsverzögerungen relevant.
Kumulation von Risikofaktoren und dem Fehlen von Schutzfaktoren	Bei vulnerablen Jugendlichen sind auch experimentelle Konsummuster kritisch.

Zur Diagnose eines *Abhängigkeitssyndroms* müssen nach DSM-IV mindestens drei der folgenden Kriterien während des letzten Jahres gemeinsam erfüllt gewesen sein:
1. Toleranzentwicklung,
2. Entzugssymptome,
3. Konsum häufig mehr oder länger als beabsichtigt,
4. erfolglose Versuche, den Konsum zu beenden,
5. hoher Zeitaufwand für Beschaffung etc.,
6. Aufgabe oder Einschränkung wichtiger Aktivitäten,
7. Fortsetzung des Konsums trotz psychischer oder körperlicher Probleme.

Für die Diagnose *Substanzmissbrauch* gelten folgende Kriterien, wovon eines zutreffen muss:
1. Konsum hat Probleme bei der Erfüllung von Aufgaben/Pflichten zur Folge,
2. Gebrauch in gefährlichen Situationen,
3. Konsum führt zu rechtlichen Problemen,
4. Konsum trotz sozialer und interpersoneller Probleme.

Beispielhaft sollen hier die Besonderheiten des missbräuchlichen oder abhängigen Gebrauchs von Cannabis, Alkohol und wegen der zunehmenden Aktualität auch Computerspielen skizziert werden.

2.2.1 Cannabismissbrauch und -abhängigkeit

Nach einer repräsentativen Drogenaffinitätsstudie (BZgA, 2007) hat jeder siebte 12- bis 19-jährige Jugendliche in Deutschland schon mindestens einmal im Leben Cannabis konsumiert. Deutlich geringer ist der Anteil regelmäßiger Konsumenten und Konsumentinnen. Er beträgt bei den 12- bis 19-Jährigen 2,3 %. Die Verbreitung des Cannabiskonsums nimmt mit steigendem Lebensalter zu und ist eher bei jungen Männern als bei jungen Frauen anzutreffen. Während für die meisten Jugendlichen der Cannabiskonsum auf eine Probier- und Experimentierphase beschränkt bleibt (das durchschnittliche Einstiegsalter liegt bei 15,8 Jahren), konsumiert eine Teilgruppe der Jugendlichen bereits im frühen Jugendalter sehr regelmäßig. Nach den Ergebnissen einer repräsentativ angelegten Studie aus München und dem Münchner Umland (Perkonigg et al., 1999) kann davon ausgegangen werden, dass etwa 8 bis 9 % aller Cannabiskonsumenten zwischen 14 und 24 Jahren das diagnostische Kriterium des Cannabismissbrauchs erfüllen und etwa 4 bis 5 % eine Abhängigkeit von Cannabis nach DSM-IV entwickeln.

Der aktuelle internationale Forschungsstand zu Risiken und Folgen des Cannabiskonsums wurde in einer Cannabisexpertise dargestellt (Petersen u. Tho-

masius, 2007). Dabei zeigt sich, dass die gesundheitlichen Risiken immer in Abhängigkeit vom Konsummuster, Lebensalter und von gegebenen psychosozialen Problembelastungen einzuschätzen sind (Bonnet et al., 2004; Gantner, 2003). Insbesondere jugendliche Früheinsteiger gelten als Hochrisikogruppe. Bei den Konsumenten zwischen 12 und 16 Jahren besteht ein deutlich höheres Risiko,
- eine Cannabisabhängigkeit zu entwickeln,
- negative eventuell dauerhafte Auswirkungen im neurokognitiven Bereich davon zu tragen (Aufmerksamkeit, Lernen, Gedächtnis),
- psychopathologische Symptome auszubilden (Auslösen bzw. Verstärkung psychischer Störungen),
- schulische und soziale Probleme zu bekommen.

Neuere Befunde verweisen auf mögliche längerfristige Schädigungen der Hirnentwicklung, wenn bereits während der Pubertät regelmäßig Cannabis konsumiert wird. In dieser Phase ist das jugendliche Gehirn aufgrund der neurobiologischen Umbauprozesse besonders störanfällig für die Cannabiswirkstoffe (Schneider, 2005). Eine Risikoeinschätzung in Bezug auf Cannabis muss deshalb in besonderer Weise auf die Unterschiede bei Erwachsenen und Jugendlichen hinweisen und neben dem Lebensalter bzw. dem Entwicklungsstand des Jugendlichen zusätzliche Faktoren wie das erhöhte Risiko für das Auslösen einer Psychose berücksichtigen. Generell haben Jugendliche mit frühem Konsumbeginn eine höhere komorbide Belastung, wobei der Cannabiskonsum im Sinne einer Selbstmedikation zur subjektiven Symptomverbesserung eingesetzt wird.

Die Anzahl der Klienten, die wegen einer Cannabisproblematik Suchthilfeeinrichtungen aufsuchen, hat im vergangenen Jahrzehnt deutlich zugenommen (Simon u. Sonntag, 2004). So sind es mittlerweile 51 % aller Klienten, die wegen Problemen mit illegalen Drogen Beratung bzw. ambulante oder stationäre Behandlung suchen. Auch die Anzahl der Entzugsbehandlungen wegen einer Cannabisabhängigkeit hat sich deutlich erhöht. Noch unklar ist, ob die inzwischen höhere THC-Konzentration bei gängigen Marihuanaprodukten ein Risikofaktor für stärkere Abhängigkeitssymptome ist. Unabhängig davon ist mittlerweile belegt, dass sich bei Cannabisabhängigkeit auch körperliche Entzugssymptome zeigen, wenn auch nicht so intensiv wie bei einer Opiatabhängigkeit. Bei Jugendlichen mit gravierender Cannabisabhängigkeit und gleichzeitig vorliegender Komorbidität wird zunächst ein stationärer qualifizierter Entzug vorgeschlagen (Bonnet et al., 2004). Folgende Entzugssymptome werden für einen Zeitraum von 7 bis 21 Tagen beschrieben:
- Craving (Suchtdruck),
- Appetitminderung,

- Schlafstörungen,
- Schwitzen,
- Irritabilität, innere Unruhe,
- Angst,
- Hyperalgesie (Kopf-, Bauch-, und Muskelschmerzen),
- Dysphorie.

Die Schwere der beschriebenen Entzugssymptome ist abhängig von der Dauer und Intensität des vorausgehenden Cannabiskonsums, aber auch davon, ob komorbide Störungen vorliegen.

In der Regel lässt sich eine Cannabisabhängigkeit ambulant-therapeutisch behandeln. Vergleichbar mit den therapeutischen Erfahrungen im Therapieladen e. V. (Gantner, 2003) verweisen auch die klinischen Erfahrungen in der Hamburger Drogenambulanz für Kinder, Jugendliche und junge Erwachsene darauf, wie wichtig es ist, in die Behandlung jugendlicher Cannabisklienten die Eltern einzubeziehen (Küstner u. Beckmann-Többen, 2007).

2.2.2 Alkoholmissbrauch

Daten und Fakten:
- *Konsumeinstieg*: Zwei Drittel der 12- bis 15-Jährigen haben schon einmal Alkohol getrunken. Bei 16-Jährigen sind es über 90 %, die schon einmal Alkohol getrunken haben.
- *Trinkmengen*: Die durchschnittlich konsumierte Menge Alkohol bleibt bis 16 Jahre eher gering. Dann steigt sie sprunghaft an und bleibt danach auf diesem Niveau.
- *Regelmäßiger Konsum*: Der Alkoholkonsum verfestigt sich bei den 16- bis 17-Jährigen soweit, dass ein Drittel regelmäßig trinkt, also mindestens einmal pro Woche.
- *Alkoholkonsum nach Schulform*: Während bei den Jungen mehr Haupt- und Realschüler regelmäßig trinken als Schüler von Gymnasien, ist dieses Verhältnis bei Mädchen umgekehrt.
- *Migrationshintergrund*: Jugendliche mit Migrationshintergrund trinken seltener regelmäßig als Jugendliche ohne Migrationshintergrund. Dies trifft auf beide Geschlechter zu.
- *Geschlechtsspezifische Unterschiede*: Es trinken mehr männliche Jugendliche regelmäßig als weibliche. Auch die durchschnittlichen Trinkmengen sind bei männlichen Jugendlichen höher.
- *Alte/neue Bundesländer*: In den neuen Bundesländern trinken prozentual mehr Jugendliche regelmäßig Alkohol als in den alten Bundesländern.

- *Internationale Vergleiche*: Deutsche Jugendliche trinken häufiger und mehr Alkohol als Jugendliche in anderen europäischen Ländern. In vielen Vergleichen liegt Deutschland in der Spitzengruppe.
- *Riskanter und gefährlicher Konsum*: 8,2 % der 12- bis 17-Jährigen trinken Alkoholmengen, die auch für gesunde Erwachsene riskant oder gefährlich sind.
- *Binge-Drinking*: Jeder fünfte Jugendliche trinkt einmal im Monat fünf Gläser oder mehr. Diese Menge ist für Jugendliche gefährlich, da sie die körperliche und geistige Entwicklung beeinträchtigen kann.
- *Alkoholvergiftungen*: Die Zahl der Jugendlichen, die mit akuter Alkoholvergiftung im Krankenhaus behandelt werden müssen, ist zwischen 2000 und 2008 um 170 % gestiegen (von 9.514 auf 25.709).
- *Jugendorientierte Produkte*: Bier und Weinmischgetränke sowie Alkopops gehören zu den beliebtesten Getränken bei Jugendlichen. Werbung und Marketing für diese Getränke führen dazu, dass Jugendliche das Risiko durch Alkoholkonsum unterschätzen, und bewirken dadurch einen erhöhten Alkoholkonsum Jugendlicher (DHS, 2009: Fact Sheet: Alkohol und Jugendliche).

Alkoholmissbrauch ist mit gesundheitlichen Risiken und sozialen Folgen verbunden. In der Jugendphase finden wichtige Entwicklungsprozesse im Gehirn statt, die durch Alkoholkonsum beeinträchtigt werden. Insbesondere Hirnregionen, die an Lernprozessen beteiligt sind, werden durch Alkoholkonsum geschädigt. Jugendliche sind für Langzeitschädigungen des Gehirns anfälliger als Erwachsene, dazu zählen zum Beispiel Schädigungen kognitiver Fähigkeiten und des Erinnerungsvermögens. Da Jugendliche aufgrund ihrer altersbedingten körperlichen Entwicklung meist noch ein geringeres Körpergewicht als Erwachsene haben, sind für Jugendliche schon kleine Mengen Alkohols gefährlich. Die gleiche Menge aufgenommenen Alkohols verteilt sich auf eine geringere Körpermasse und führt somit zu einer höheren Blutalkoholkonzentration.

Unmittelbare und langfristige soziale Folgen bekommen Jugendliche zu spüren, wenn der Alkoholkonsum Probleme im sozialen Umfeld, mit Eltern, Freunden und Bekannten, verursacht. Zusätzlich können Probleme in der Schule (mit schulischen Leistungen oder mit Lehrern) entstehen, bei Konflikten mit dem Gesetz auch mit der Polizei.

Das Feld sozialer Probleme, die durch Alkoholkonsum entstehen können, ist breit und steht in einem wechselseitigen Verhältnis zu anderen riskanten Verhaltensweisen. So hängt Alkoholkonsum in besonderem Maße mit riskantem Sexualverhalten zusammen. Unvorsichtiger, ungeschützter Geschlechtsverkehr kann zu ungewollten Schwangerschaften führen und erhöht die Gefahr einer Ansteckung mit sexuell übertragbaren Krankheiten. Problematischer Alkoholkonsum in der

Jugend erhöht das Risiko für einen niedrigen Bildungs- und sozioökonomischen Status im Erwachsenenalter und führt damit zu langfristigen negativen Folgen. Der frühe Konsumeinstieg ist auch deshalb problematisch, da er die Weichen für Konsummuster im Erwachsenenalter stellt. Riskantes Konsumverhalten in der frühen Jugend erhöht die Wahrscheinlichkeit, dass das riskante Verhalten im Erwachsenenalter fortgesetzt wird.

Die Wirkung von Alkohol führt außerdem dazu, dass es bei aggressiven Auseinandersetzungen häufiger zu Gewaltanwendung kommt – die Hemmschwelle ist herabgesetzt. Bei etwa einem Drittel aller Gewalttaten steht der Täter unter Alkoholeinfluss. Alkoholkonsum erhöht die Wahrscheinlichkeit, selbst Täter oder Opfer einer Gewalttat zu werden. Insgesamt sind männliche Jugendliche häufiger in Gewaltverhalten verwickelt als weibliche, sowohl als Opfer als auch als Täter. Jugendliche mit problematischem Alkoholkonsum neigen stärker zu Gewaltdelikten als Jugendliche ohne problematischen Konsum. So weisen 25 % männlicher jugendlicher Gewalttäter problematischen Alkoholkonsum auf, und diese begehen 60 % der verübten Gewalttaten dieser Gruppe. Neben Gewaltdelikten stehen eine Reihe weiterer Gesetzesverstöße häufig in Zusammenhang mit Alkoholkonsum Jugendlicher. So standen bei knapp einem Viertel aller Beleidigungen, Diebstähle, Raub und Sachbeschädigung durch Jugendliche die Täter unter Alkoholeinfluss.

Kinder und Jugendliche haben aber auch oft unter dem Alkoholmissbrauch der Eltern und dadurch bedingter familiärer Gewalt zu leiden. Fast jedes fünfte Kind wächst in einer suchtbelasteten Familie auf. Direkt, als Opfer, oder indirekt, als Zeuge, erleben Kinder in suchtbelasteten Familien gewalttätige Übergriffe. Das Erleben von Gewalt und Alkoholproblemen in der Kindheit erhöht das Risiko der Betroffenen, im späteren Leben selbst zu Tätern zu werden und auch selbst Alkoholprobleme zu entwickeln.

2.2.3 Computerspielsucht

In jüngster Zeit ist Computerspielsucht als »Sucht der Zukunft« in der Öffentlichkeit angekommen. Inzwischen ist belegt, dass manche Video- und Computerspiele ein bedeutsames Abhängigkeitspotenzial aufweisen.

Frühere Forschungen hatten gezeigt, dass eine Abhängigkeit nicht allein durch regelmäßigen Konsum von Substanzen entstehen kann (stoffgebundene Abhängigkeit). Auch wiederkehrende Verhaltensweisen können in Verbindung mit Erfolgserlebnissen und Glückserfahrungen unter bestimmten Voraussetzungen in eine stoffungebundene Abhängigkeit führen. Hintergrund dafür ist, dass das menschliche Gehirn verschiedene Formen von Belohnungen ähnlich zu verarbeiten scheint, unabhängig davon, ob diese durch einen bestimmten Stoff oder eine bestimmte

Verhaltensweise (z. B. Glücksspiel) ausgelöst werden. So weist die intensive Nutzung von Computerspielen physiologisch einige Parallelen zu stoffgebundenen Abhängigkeiten auf, indem diese mit einer erhöhten Dopaminausschüttung einhergeht und unmittelbar belohnungsrelevante Hirnareale stimuliert. In ähnlicher Weise hat sich dies für Glücksspiele gezeigt (Meyer u. Bachmann, 2005).

Nach einer bundesweit repräsentativen Schülerbefragung zur Internet- und Computerspielnutzung (N = 15.168!) – basierend auf einer neu entwickelten Computerspielabhängigkeitsskala, die sich eng an die Klassifikation des ICD-10 anlehnt – werden 3 % der Jungen und 0,3 % der Mädchen als computerspielabhängig und weitere 4,7 % der Jungen und 0,5 % der Mädchen als gefährdet diagnostiziert. Auffälligen Mädchen mit einem Anteil von etwa 1 % steht somit ein Anteil von etwa 8 % bei den Jungen gegenüber.

Folgende Kriterien einer Computerspielabhängigkeit lassen sich benennen:

Einengung des Denkens und Verhaltens:
- Ich beschäftige mich auch während der Zeit, in der ich nicht vor dem Computer sitze, gedanklich sehr viel mit Spielen.
- Meine Gedanken kreisen ständig ums Computer- und Videospielen, auch wenn ich gar nicht spiele.
- Zu bestimmten Zeiten oder in bestimmten Situationen spiele ich eigentlich immer: Das ist fast zu einer Routine für mich geworden.
- Es kommt vor, dass ich eigentlich etwas ganz anderes tue und dann ohne zu überlegen ein Computerspiel starte.

Negative Konsequenzen:
- Meine Leistungen in der Schule leiden unter meinen Spielgewohnheiten. Ich bin so häufig und intensiv mit Computer- und Videospielen beschäftigt, dass ich manchmal Probleme in der Schule bekomme.
- Mir wichtige Menschen beschweren sich, dass ich zu viel Zeit mit Spielen verbringe.
- Weil ich so viel spiele, unternehme ich weniger mit anderen.

Kontrollverlust:
- Ich verbringe oft mehr Zeit mit Computer- und Videospielen, als ich mir vorgenommen habe.
- Ich habe das Gefühl, meine Spielzeit nicht kontrollieren zu können.

Entzugserscheinungen:
- Wenn ich nicht spielen kann, bin ich gereizt und unzufrieden.
- Wenn ich längere Zeit nicht spiele, werde ich unruhig und nervös.

Toleranzentwicklung:
- Ich habe das Gefühl, dass Video- und Computerspiele für mich immer wichtiger werden.
- Ich muss immer länger spielen, um zufrieden zu sein.

Erste Analysen zu den Entstehungsbedingungen von Computerspielabhängigkeit haben ergeben, »dass diese aus einer Wechselwirkung von Merkmalen auf Seiten des Spielers und Merkmalen auf Seiten des genutzten Computerspiels entsteht. Im Hinblick auf den Spieler haben sich spielmotivationale Aspekte, realweltliche Selbstwirksamkeitserfahrungen, Persönlichkeitseigenschaften und zurückliegende Traumatisierungserlebnisse als relevante Belastungsfaktoren erwiesen. Zum Spiel zeigt sich, dass die Intensität des Abhängigkeit erzeugenden Potenzials mit der Art der Spielstruktur und der Vergabe virtueller Belohnungen sowie der Einbettung in eine soziale und persistente Spielumgebung variiert, und dass der Art des genutzten Spiels damit eine eigenständige Erklärungskraft für die Entstehung einer Computerspielabhängigkeit zukommt. Hierbei zeigt sich, dass World of Warcraft mit deutlichem Abstand das größte Abhängigkeitspotenzial entfaltet« (Rehbein, Kleimann u. Mößle, 2009, S. 1).

Die zukünftige Forschung wird zeigen, ob für die Entwicklung einer Computerspielabhängigkeit weitere ähnliche Risikofaktoren wie für die Entwicklung einer Substanzabhängigkeit gelten. Denn die Zusammenhänge zwischen abhängigem Computerspielverhalten und psychosozialen Belastungsindikatoren deuten auf Parallelen zu anderen Abhängigkeitserkrankungen hin: Computerspielabhängige Jungen zeigen Leistungseinbrüche in der Schule, schwänzen die Schule und geben häufiger an, keiner regelmäßigen realweltlichen Freizeitbeschäftigung nachzugehen. Zudem weisen sie geringere Schlafzeiten und eine erhöhte psychische Belastung auf. Berichtet wird auch ein hoher Leidensdruck hinsichtlich gesundheits-, leistungsbezogener und sozialer Folgen des abhängigen Computerspielens bei jungen Erwachsenen.

2.2.4 Substanzstörungen und Komorbidität

Riskanter Drogenkonsum geht oft mit weiteren Störungen einher: Das Vorhandensein einer komorbiden Störung im Zusammenhang mit einer Substanzstörung in der Adoleszenz ist eher die Regel als die Ausnahme (Whitmore u. Riggs, 2006).

Die Komorbidität beinhaltet zwei Richtungen: Entweder liegen Störungen schon vor Beginn des Drogenkonsums vor oder Störungen werden durch den Konsum verursacht bzw. intensiviert. Eine weitere Annahme geht davon aus, dass sich beide Störungen parallel entwickeln (Essau u. Conradt, 2009).

Am häufigsten finden sich *externalisierende Verhaltensstörungen* (Oppositionelle Verhaltensstörungen, Störung des Sozialverhaltens, ADHS). Ebenfalls lassen sich Zusammenhänge, wenn auch nicht so starke, bei *internalisierenden Störungen* (Affektive Störungen, Angststörungen) finden.

So wurden in einer großen klinischen Stichprobe von Jugendlichen mit Substanzstörungen bei 76 % komorbide Diagnosen festgestellt. 68 % hatten Diagnosen aus dem Spektrum externalisierender Verhaltensstörungen, 32 % Affektive Störungen und 20 % Angststörungen (Kandel et al., 1997). Bei 28 % der 14- bis 24-jährigen Deutschen wird neben der Substanzstörung auch eine Persönlichkeitsstörung diagnostiziert (Weichold, 2009).

Während man davon ausgeht, dass die externalisierend Verhaltensstörung der Substanzstörung meist vorausgeht und somit als ein wichtiger Prädiktor für die Entwicklung eines Substanzmissbrauchs gilt, sind die Zusammenhänge zwischen internalisierenden Störungen und Substanzstörungen bisher nicht so eindeutig und werden eher im Sinne einer wechselseitigen Beeinflussung verstanden.

Jugendliche mit Mehrfachdiagnosen haben erfahrungsgemäß eine schlechtere Prognose für eine Verbesserung der Symptomatik, wenn neben der Behandlung der Suchtproblematik die komorbiden Störungen nicht berücksichtigt bzw. mitbehandelt werden. Eine möglichst umfassende Diagnostik und ein darauf abgestimmter Behandlungsplan ist deshalb von besonderer Bedeutung, wenn man Jugendliche mit komorbiden Störungen (»Multiproblemverhalten«) erreichen will.

Gerade bei komorbiden Störungen ist immer auch an die sogenannte Selbstmedikationshypothese zu denken: Alkohol und Cannabis sind aufgrund der relativ leichten Verfügbarkeit und der vielfältigen Wirkungen besonders für einen Konsum geeignet, der bei der Entspannung, beim Abschalten, bei der Reduzierung affektiver Spannungen hilft.

2.2.5 Schlussfolgerungen für die MDFT-Praxis

Grundsätzlich gilt für MDFT-Therapeuten, dass Drogenmissbrauch ein multidimensionales Geschehen ist und nur im Kontext der individuellen Situation des Jugendlichen, seiner familiären Ressourcen und Defizite und der außerfamiliären Einflussfaktoren angemessen verstanden werden kann. Zugleich muss Drogenmissbrauch bzw. bestehende Abhängigkeit bei Jugendlichen jedoch als spezifische Störung mit besonderer Eigendynamik gesehen werden. Je ausgeprägter eine Suchtstörung bei einem Jugendlichen ist, desto wichtiger werden auch entsprechende Behandlungsstrategien (Entzugsbehandlung, Ausstiegsszenarien, Urinkontrollstrategien).

Parallel wird mit den Jugendlichen sowohl an einer verbesserten Bindung und Beziehung zu den Eltern gearbeitet als auch an einer Verbesserung der psychosozialen Situation insgesamt. Die Eltern werden zudem über Funktionen und Risiken des Drogenkonsums sowie über weitere Störungen, sofern vorhanden informiert und die Jugendlichen gegebenenfalls in entsprechende spezifische Behandlungsangebote vermittelt.

2.3 Familie und familiäre Einflüsse

> »Zwei Dinge sollen Kinder von ihren Eltern bekommen: Wurzeln und Flügel.«
> (Johann Wolfgang von Goethe)

Die Entwicklung von Jugendlichen kann nicht verstanden werden ohne die Betrachtung des familiären Systems, in das diese Entwicklung vom Moment der Geburt an eingebettet ist.

2.3.1 Familie als primärer Kontext von Entwicklung

»Die Familie ist der natürliche Kontext für Wachstum und Heilung, und auf diesen Kontext ist der Familientherapeut angewiesen, wenn er seine therapeutischen Ziele verwirklichen will« (Minuchin u. Fishman, 1983, S. 27).

Dabei erfüllt die Familie zwei wesentliche Aufgaben: Sie ermöglicht Individuation und gewährleistet Zugehörigkeit. Dies bedeutet, die einzelnen Familienmitglieder erleben sich zugleich als sich entwickelnde, einzigartige Individuen wie auch als Teil eines größeren Ganzen, einer Gruppe mit spezifischen Regeln, Interaktions- und Kommunikationsmustern.

Familiäre Strukturen stehen allerdings immer in enger Wechselwirkung zur gesellschaftlichen Entwicklung, denn die Familien müssen sich in verändernde soziale Bedingungen integrieren, wollen sie nicht an den Rand der Gesellschaft geraten. So haben Veränderungen der Arbeitsanforderungen ebenso unmittelbare Auswirkungen auf den familiären Alltag wie wechselnde Rahmenbedingungen der schulischen Ausbildungen (z. B. Ganztagsschule). Die Aufgaben der Familie sind daher sowohl nach innen (psychosozialer Schutz ihrer Mitglieder) als auch nach außen (Anpassung an und Weitergabe der jeweiligen Kultur) gerichtet (Minuchin, 1984).

Man kann Familien anhand allgemeingültiger Charakteristika beschreiben. Diese konzentrieren sich entweder

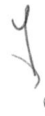

- auf relativ überdauernde Strukturen (Familienstrukturen, Bindungsmuster), Regeln des Zusammenlebens, ihre Stabilität bzw. Flexibilität etc.
- oder darauf, wie Prozesse (Konfliktgespräche, Aushandeln von Regeln) typischerweise ablaufen: Kommunikationsmuster.

Die Ausprägung und Kombination dieser Merkmale ist jedoch für jedes einzelne Familiensystem sehr komplex und höchst spezifisch.

Wenngleich sich Erziehungsnormen und -richtlinien immer noch stark am Bild der traditionellen Kernfamilie orientieren, sieht die Realität doch so aus, dass sich in den vergangenen Jahrzehnten infolge sozialer Veränderungen eine Vielfalt von Familienformen ausgebildet hat: Vater-Mutter-Kind-Familien, Ein-Eltern-Familien, Patchworkfamilien, kinderlose Paare usw.

Ein sehr großer Prozentsatz der Kinder wächst in sogenannten Stief- oder Patchworkfamilien auf. Diese Situation ist mit Risiken und Chancen verbunden:

Schwierigkeiten können daraus entstehen, dass die Bedürfnisse von Kindern und Eltern/Stiefeltern nach einer Trennung meist weit auseinandergehen: Während Eltern sich gern auf eine neue Partnerschaft und auf einen Neuanfang einstellen möchten, wünschen sich Kinder häufig lange nach einer Trennung noch, dass die Eltern wieder zusammenkommen.

Die neue Konstellation kann sich jedoch als durchaus positiv und entwicklungsfördernd erweisen, wenn unter anderem

- die Partner eine gemeinsame Verantwortung für die Kinder aus einer anderen Partnerschaft übernehmen wollen/können;
- die leiblichen Eltern die neue Situation unterstützen;
- die neu dazu gekommenen Partner den Kindern Zeit lassen, zunächst eine tragfähige emotionale Beziehung aufzubauen, bevor sie Erziehungsaufgaben übernehmen;
- die Geschwister mit den unterschiedlichen Positionen im Familiengefüge gut zurechtkommen.

Auch die Situation, dass Kinder mit einem alleinerziehenden Elternteil aufwachsen, ist in der Mehrzahl aller Fälle die Folge der vorhergehenden Trennung der Eltern. Die Versorgungs- und Erziehungsaufgaben verteilen sich hier nicht auf zwei getrennt- oder zusammenlebende Eltern, sondern müssen von einer Person allein bewältigt werden, was zu höheren Belastungen und damit ungünstigeren Entwicklungsbedingungen für die Familienmitglieder führen kann. Ausschlaggebend sind hier neben der Verfügbarkeit von aktiven Bewältigungsstrategien der Elternpersonen auch die emotionale und praktische Unterstützung im sozialen Umfeld. Auch in dieser Situation sind fortbestehende Konflikte der Eltern ein relevanter Risikofaktor.

2.3.2 Struktur und Hierarchie in Familien

Aus der ökologischen Perspektive kann Familie als eine sich ständig verändernde Beziehung zwischen verschiedenen Subsystemen verstanden werden: Subsysteme sind sowohl jedes einzelne Familienmitglied als auch jede Dyade (Eltern) oder jede Untergruppe (Erwachsene, Kinder).

Die Strukturen einer konkreten Familie zu beschreiben heißt immer, eine Momentaufnahme zu machen, denn eine Familie ist kein statisches Gebilde. Die familiären Muster stehen an den so genannten Übergangssituationen auf dem Prüfstand: Die Versorgungs- und Erziehungsaufgaben der Eltern verändern sich mit dem Älterwerden der Kinder und deren wachsender Kompetenzen ebenso wie die Kommunikationsformen und Beziehungsmuster. An diesen Übergangssituationen kommt es zu natürlichen »Krisen« in dem Sinne, dass für alle Beteiligten Wachstum und Entwicklung erforderlich wird. Nicht mehr angemessene Einstellungen und Verhaltensweisen müssen als solche erkannt und transformiert werden. Solche Herausforderungen lösen in der Regel zugleich Impulse für und gegen die erforderlichen Veränderungen aus.

Manche Autoren unterscheiden sogenannte »Familienentwicklungsaufgaben« und verstehen diese als »erwartbare Wachstumsverantwortlichkeiten, die Familienmitglieder in einer gegebenen Entwicklungsstufe meistern müssen, um ihre biologischen Bedürfnisse zu befriedigen, den kulturellen Erfordernissen gerecht zu werden und die Ansprüche und Werte ihrer Mitglieder zu erfüllen« (Hofer, 2002, S. 21).

Zur Beschreibung familiärer Entwicklungsprozesse gibt es ähnlich wie bei den Entwicklungsaufgaben von Kindern und Jugendlichen verschiedene, teilweise sehr differenzierte Konzepte. Minuchin unterscheidet hier vier Phasen mit je spezifischen Entwicklungsanforderungen (Minuchin u. Fishman, 1983, S. 39 ff.).

- *Das Zusammenfinden des Paares*: Im Voraus oder parallel erfolgt die eigene Ablösung von der Herkunftsfamilie, die Paarbildung erfordert die Regulierung von Nähe und Distanz etc.
- *Familien mit kleinen Kindern*: In dieser Phase erfolgen grundlegende Neuorientierungen. Aus dem Paar wird auch noch ein Elternpaar, die jeweiligen Beziehungen zum Kind formieren und verändern sich, die Kontakte zur Außenwelt müssen neu geregelt werden etc.
- *Familien mit schulpflichtigen bzw. heranwachsenden Kindern*: Mit Beginn der Schule wird die Abstimmung der familiären Abläufe auf die schulischen Anforderungen erforderlich, es ergeben sich neue Zuständigkeiten und Aufgaben. Das Kind entwickelt immer mehr Selbständigkeit und eigenständige Beziehungen zu Gleichaltrigen, der Ablösungsprozess wird allmählich eingeleitet, die ständige Anpassung der Erziehungsverantwortung und Beziehungsgestaltung ist erforderlich.
- *Familien mit erwachsenen Kindern*: Die Beziehung zu den selbstständigen Kindern erfordert ebenso eine Neuorientierung wie die Alltagsgestaltung der Eltern, die nun aus ihrer Elternverantwortung weitgehend entlassen auch ihre Situation als Paar neu organisieren müssen.

Für den Prozess der Familienentwicklung legte Minuchin großen Wert darauf, zu verdeutlichen, dass die Entwicklungsbedürfnisse von Kindern nur dann angemessen beantwortet werden können, wenn eine Familie nicht als demokratisches System ohne Führung missverstanden wird, sondern die besonderen Aufgaben und Verantwortlichkeiten der Eltern angemessen berücksichtigt werden: »Wenn die Familie gut funktionieren soll, dann müssen Eltern und Kinder die Tatsache akzeptieren, dass der differenzierte Einsatz von Autorität für das elterliche Subsystem notwendig ist [...] Wenn man die Verantwortung und Verpflichtung der Eltern zur Festlegung der familialen Regeln unterstützt, sichert man zugleich Recht und Verpflichtung des Kindes, zu wachsen und Autonomie zu entwickeln« (Minuchin, 1984, S. 79 f.). »Eltern können nicht schützen und führen, ohne zugleich zu kontrollieren und einzuschränken. Kinder können nicht wachsen und zu Individuen werden, ohne gelegentlich Ablehnung zu äußern und ihre Eltern anzugreifen. Der Prozess der Sozialisation ist in sich voller Konflikte« (S. 79 f.).

Wenngleich diese Position häufig kritisiert und in Frage gestellt worden ist, gibt es heute fundierte Gewissheit darüber, dass der sogenannte autoritative Erziehungsstil mit einer ausgewogenen Mischung von emotionaler Wärme und Zuwendung, aber auch Kontrolle und Grenzsetzung kindlichen Bedürfnissen am besten entspricht (siehe Kapitel 2.4). Entsprechend finden Konzepte zu einer modernen, das heißt »guten« und entwicklungsförderlichen Form elterlicher Autorität großes Interesse wie der Ansatz der »elterlichen Präsenz« (Omer u. von Schlippe, 2006).

Ebenso wichtig sind die *Grenzen zwischen den einzelnen Subsystemen*. Es wird unterschieden zwischen Selbstgrenzen, Geschlechtsgrenzen, Generationsgrenzen zwischen Großeltern, Eltern und Kindern und den Grenzen von Familien nach außen. Dabei geht es jeweils um eine gute Balance zwischen Stabilität und Flexibilität. Wenn es keine Achtung vor den allmählichen wachsenden Gestaltungsräumen der Kinder in einer Familie gibt, indem die Erwachsenen ungeregelt eingreifen und kontrollieren, ist das ebenso problematisch, wie es notwendig ist, dass die Eltern sich gewisse, ebenfalls wachsende Räume verschaffen, in die sich die Kinder nicht einmischen dürfen.

Die Eltern gehören zugleich zum elterlichen Subsystem wie auch zum ehelichen oder Paar-Subsystem mit jeweils sehr unterschiedlichen Anforderungen und Bedürfnissen. Diese Unterscheidung wird insbesondere dann sehr wichtig, wenn es Konflikte auf der Paarebene gibt, aus denen die Kinder herausgehalten werden müssen, will man Loyalitätskonflikte und Verunsicherung der Kinder vermeiden. Eltern sollten hinsichtlich ihrer Kinder idealerweise »an einem Strang ziehen«, selbst wenn eine Entscheidung gegen die Fortsetzung der Paarbeziehung gefallen ist.

Eine besondere Bedeutung für das familiäre System hat allerdings auch das *Subsystem der Geschwister*. Durch die Geburt von jüngeren Geschwistern verändert sich die familiäre Situation stark: Das ältere Kind muss seine Eltern fortan

»teilen«. Diese Rivalität bleibt neben einem Zuwachs an Gleichberechtigung und Kooperation bestehen und kann durchaus positiv zur Entwicklung sozialer Kompetenzen beitragen. Ausgleichend wirkt die elterliche Betonung und Verstärkung individueller Besonderheiten, die jedem Kind seine persönliche »Nische« innerhalb der Familie sichern. Belastend wird Geschwisterrivalität vor allem dann, wenn Eltern sich ihren Kindern in unterschiedlichem Maß widmen. Gleichzeitig stellen Geschwister gerade in familiären Krisen eine wichtige Ressource dar, wenn sie sich eher als Verbündete denn als Konkurrenten erleben können.

2.3.3 Bindungs- und Beziehungsmuster in Familien

Die Qualität der Beziehungen zwischen Kindern und Eltern werden vor allem anhand des Konzepts der Bindungsmuster beschrieben. Damit ist eine von der frühen Kindheit bis zum Jugendalter abnehmende Sensitivität gegenüber Erfahrungen mit den engsten Bezugspersonen gemeint, die sich in einem inneren Schema oder »inneren Arbeitsmodell« verfestigt. Dieses wiederum beeinflusst sowohl Erwartungen als auch Verhalten in späteren Beziehungserfahrungen (Hofer, 2002; Fuhrer, 2007).

Der Zusammenhang zwischen familiären Bindungsmustern und dem Gelingen bzw. Misslingen von adoleszenten Entwicklungsverläufen ist vielfach untersucht worden, insbesondere auch im Hinblick auf das Auftreten von Suchtstörungen (vgl. Schindler et al., 2005, 2007).

Dabei werden vier prototypische Bindungsmuster unterschieden (Bartholomew u. Horowitz, 1991, nach Schindler, 2009, S. 166):

Bindungsmuster I – sicher:
- positives Selbstmodell,
- positives Modell der Bindungsfigur,
- Sicherheit bei Intimität und Autonomie,
- Wertschätzung enger Freundschaften,
- Fähigkeit zu engen Beziehungen ohne Aufgabe der Autonomie,
- Kohärenz und Reflektiertheit beim Sprechen über Beziehungen.

Bindungsmuster II – anklammernd (besitznehmend):
- negatives Selbstmodell,
- positives Modell der Bindungsfigur,
- Präokkupiertheit und übermäßiges Engagement in engen Beziehungen,
- Abhängigkeit des eigenen Wohlbefindens von der Akzeptanz anderer,
- Neigung, andere zu idealisieren,
- Inkohärenz und übertriebene Emotionalität beim Sprechen über Beziehungen.

Bindungsmuster III – ängstlich-vermeidend:
- negatives Selbstmodell,
- negatives Modell der Bindungsfigur,
- Furcht vor Intimität,
- sozial vermeidendes Verhalten, dadurch Schutz vor erwarteter Zurückweisung,
- Gefühl der persönlichen Unsicherheit,
- Misstrauen gegenüber anderen.

Bindungsmuster IV – abweisend (ablehnend, vermeidend):
- positives Selbstmodell,
- negatives Modell der Bindungsfigur,
- Herunterspielen der Bedeutung enger Beziehungen,
- eingeschränkte Emotionalität,
- Betonung von Unabhängigkeit und Eigenständigkeit, Angst vor Abhängigkeit,
- Unklarheit und wenig Glaubwürdigkeit beim Sprechen über Beziehungen.

Unsichere Bindungsmuster, vor allem die vermeidenden (III und IV), gelten als Risikofaktor für spätere Suchtstörungen und das Vorhandensein eines sicheren Bindungsmusters als protektiv.

Hilfreich zum Verständnis dieses Zusammenhangs ist die Selbstmedikationshypothese des Suchtmittelmissbrauchs von Jugendlichen und Erwachsenen: Da unsichere Bindungsmuster mit negativen, das heißt schmerzlichen, belastenden Gefühlen einhergehen, hilft der Konsum von Suchtmitteln dabei, diese Belastungen zu ertragen.

2.3.4 Schlussfolgerungen für die MDFT-Praxis

Insgesamt ist gut belegt, dass ein schwieriges, distanziertes und/oder angespanntes Familienklima eine deutliche Risikoerhöhung für Alkohol- und sonstigen Substanzkonsum bei Kindern und Jugendlichen zwischen 11 und 17 Jahren darstellt.

Deshalb liegt in der MDFT ein besonderer Schwerpunkt auf der Verbesserung der familiären Beziehungen, indem alles gefördert wird, was die positive, sichere Bindung zwischen Eltern und Kindern wiederbelebt bzw. verstärkt. Dazu gehört auch, emotional belastende Faktoren zu erkennen und an deren Klärung oder gar Lösung zu arbeiten. Die Bearbeitung emotionaler Konflikte erfolgt vor allem mittels der Methode des Enactment, bei der MDFT-Therapeuten den direkten Austausch über schwierige Themen in der Sitzung fördern und beim Gelingen dieser Kommunikation helfen.

Solange die emotionale Beziehung zwischen Eltern und Jugendlichen nicht ausreichend geklärt, sondern zu belastet ist, kann eine Veränderung des Erziehungsverhaltens der Eltern nicht nachhaltig wirken.

Grundsätzlich gilt, dass sowohl in einer traditionellen Familienkonstellation wie auch in Stief- oder Patchworkfamilien, also bei sogenannter mehrfacher Elternschaft, die Eltern innerhalb des Familiensystems eine besondere Funktion und Bedeutung haben. MDFT legt besonderen Wert auf die Unterstützung der Eltern, damit diese ihre Erziehungsaufgaben möglichst gut wahrnehmen können.

2.4 Eltern und Erziehungsstile

> »Kinder sehen mehr darauf, was die Eltern tun, als was sie sagen.«
> Sprichwort

> »Oft machen Kinder Narren aus ihren Eltern.«
> Jiddisches Sprichwort

> »Sind die Eltern Narren, werden die Kinder Räuber.«
> Jiddisches Sprichwort

Hinter diesen Weisheiten steht die empirisch abgesicherte Erkenntnis der Entwicklungspsychologie, welche die hohe Bedeutung des elterlichen Erziehungsverhaltens bzw. der elterlichen Kompetenz für die Entwicklung des Kindes hervorhebt. Dies gilt auch und gerade für die Adoleszenz. Zahlreiche Studien verweisen auf den familiären bzw. elterlichen Einfluss als Risiko- oder Schutzfaktoren für die Entwicklung einer Substanzstörung und/oder andere Verhaltensauffälligkeiten der Kinder (siehe Kapitel 1.2).

Gleichzeitig existiert in der heutigen Gesellschaft eine Vielzahl von Lebensstilen und Wertorientierungen, die hinsichtlich der Erziehungspraxis zu einer größeren Verunsicherung von Eltern beigetragen hat. Die Ursachen werden in der Entwicklung der Risikogesellschaft (Beck, 1986) gesehen, indem der rasche gesellschaftliche Wandel und die damit verbundene Enttraditionalisierung zu einer Individualisierung und Pluralisierung von Lebensstilen und Lebensentwürfen geführt hat. Die Zunahme von psychischen Störungen im Kindes- und Jugendalter wird auch als Ausdruck dieser gesellschaftlichen Prozesse interpretiert, die sich negativ auf das Zusammenleben in Familien und die Erziehungspraxis der Eltern auswirken. Dabei haben sich die Grundbedürfnisse der Kinder nicht gewandelt, »jedenfalls nicht in den letzten 5000 Jahren« (Fuhrer, 2007, S. 16).

In Kurzform zusammengefasst brauchen Kinder von ihren Eltern: Beziehung und Erziehung (Resch et al., 1999, S. 93).

2.4.1 Erziehungskompetenz und Erziehungsstile

Trotz der Fülle unterschiedlich ausgerichteter Erziehungsratgeber gibt es inzwischen einige empirisch fundierte Kenntnis davon, welche elterlichen Verhaltensweisen eher förderlich und welche eher schädlich für die Erziehungspraxis sind. Hilfreich für die Frage danach, welche Merkmale elterlichen Verhaltens den Grundbedürfnissen von Kindern und Jugendlichen gerecht werden, ist das Konzept der Erziehungsstile. Auf der Basis der Studien von Baumrind (1991) wurden vier elterliche Erziehungsstile unterschieden (Tabelle 4).

Tabelle 4: Vier Erziehungsstile (nach Baumrind, 1991

	akzeptierend, sensibel, kindzentriert	ablehnend, wenig sensibel, elternzentriert
fordernd/ kontrollierend	**autoritativ, kommunikativ**	**autoritär, machtbetont**
keine Anforderungen/ geringe Kontrolle	**permissiv, nachgiebig**	**vernachlässigend, gleichgültig**

Autoritativer Erziehungsstil (»Liebe in Grenzen«): Eltern mit einem autoritativen Erziehungsstil verbinden emotionale Nähe, Liebe und Fürsorge mit der Förderung von Autonomie und Leistungsbereitschaft. Eltern berücksichtigen Motive und Interessen der Kinder. Dem Kind werden altersadäquate Grenzen gesetzt, auf deren Einhaltung ruhig und konsequent bestanden wird.

Nachgiebiger Erziehungsstil (»Laisser–faire«): Nachgiebige Eltern verhalten sich gegenüber ihren Kindern akzeptierend in Bezug auf deren Verhaltensweisen. Die Eltern fühlen sich nicht für die Rahmenbedingungen des kindlichen Verhaltens verantwortlich, üben wenig oder keine Kontrolle bzw. Macht aus. Die Eltern-Kind-Beziehung ist oft asymmetrisch, indem eher die Kinder die Eltern dominieren. Einige dieser Eltern sind sehr behütend und liebevoll. Andere sind eher mit sich selbst beschäftigt, gewähren dem Kind Freiheiten und entledigen sich der Erziehungsverantwortung.

Autoritärer Erziehungsstil: Autoritäre Eltern legen Wert auf Gehorsam. Die Erziehung ist wenig von Wärme und kommunikativen Austausch geprägt. Wenn das Verhalten der Kinder nicht mit den Vorstellungen der Eltern übereinstimmt, werden die Kinder bestraft. Die Kinder werden in ihrem natürlichen Autonomiebestreben eingeschränkt, weshalb die Eltern-Kind-Beziehung asymmetrisch zu Ungunsten der Kinder bleibt.

Vernachlässigende Eltern: Mit diesem Erziehungsstil verhalten sich Eltern gleichgültig und desinteressiert. Kinder werden von ihren Eltern unzureichend gepflegt, gefördert und beaufsichtigt und nicht vor Gefahren geschützt. Vernachlässigende Eltern stammen oft aus armen und randständigen Milieus. Aber auch Suchtprobleme und psychische Erkrankungen der Eltern sind Hintergründe für Vernachlässigung.

Verschiedene Längsschnittstudien belegen, dass Kinder, die »autoritativ« erzogen wurden, das höchste Maß an geistiger und sozialer Kompetenz und das geringste Ausmaß an Problemverhalten aufweisen. Das höchste Risiko für die Entwicklung von Problemverhalten wie Suchtstörungen, zeigt sich bei Kindern von Eltern mit einem vernachlässigenden Erziehungsstil. Auch bei Kindern aus einem Elternhaus mit nachgiebigem Erziehungsstil ist das Risiko von Drogenmissbrauch und anderen Verhaltensauffälligkeiten deutlich erhöht (Steinberg, 2005).

Dabei ist wichtig zu beachten, dass elterliche Erziehungsstile kontextabhängig sind, das heißt, sie haben eine Entwicklungsgeschichte und unterliegen verschiedenen Einflussgrößen (Fuhrer, 2007, S. 51). In wechselseitigem Einfluss prägen verschiedene Faktoren das Erziehungsverhalten der Eltern:

- Zunächst sind es Merkmale der Elternpersönlichkeit, die sich auf die Partnerschaftsbeziehung und das Erziehungsverhalten auswirken.
- In die Entwicklung der Elternpersönlichkeit sind wiederum die Beziehungserfahrungen der Eltern in ihren eigenen Herkunftsfamilien eingeflossen.
- Die aktuellen Anforderungen und Belastungen der Eltern durch Beruf und Familie sind eine weitere relevante Einflussgröße. Hier bewegen sich viele Familien in einem Spannungsfeld mit hohem Stressfaktor, der in stärkerem Maße Mütter bzw. Alleinerziehende betrifft.
- Ebenfalls ein zentraler Einflussfaktor auf das elterliche Erziehungsverhalten ist die Partnerbeziehung bzw. Elternallianz. Insbesondere chronische Partnerschaftskonflikte wirken sich negativ auf die Eltern-Kind-Beziehung aus.

Im Sinne der *Spill-over-Hypothese (*Überschwappen des Paarkonflikts auf die Beziehung zum Kind) lassen sich vier unterschiedliche Prozesse beobachten (Fuhrer, 2007, S. 60 ff.):

- *Umlenkung des Partnerkonflikts auf die Eltern-Kind-Beziehung*: Problemverhalten des Kindes kann hier die Funktion erhalten, einen latenten Partnerkonflikt zu verdecken.
- *Konfliktreiche Elternbeziehung als Verhaltensmodell für die Kinder*: Durch Modelllernen übernehmen Kinder die von den Eltern vorgelebten Formen problematischen Verhaltens in ihr eigenes Verhaltensrepertoire.

- *Partnerkonflikte schwächen das elterliche Erziehungsteam*: Starke Differenzen im Erziehungsverhalten der Eltern führen zu Inkonsistenz und oft zu Koalition eines Elternteils mit dem Kind.
- *Familienstress und Rollenbelastungen durch externe und interne Stressoren*: Externe Stressoren (Arbeitslosigkeit, Arbeitsüberlastung, Armut) und interne Stressoren (Krankheiten) wirken sich negativ auf die Eltern-Kind-Beziehung aus.

2.4.2 Elterliche Erziehung in der Adoleszenz

Mit dem Eintreten in die Adoleszenz werden Eltern vor besondere Herausforderungen in der Erziehung gestellt. Die Orientierung an Gleichaltrigen (Peers) wird zur Identitätsbildung des Jugendlichen immer wichtiger. Das Bindungsverhalten (Nähe-Distanz-Bedürfnisse) gegenüber den Eltern verändert sich deutlich und bekommt eine neue Qualität. Eltern müssen »loslassen lernen«: Sie müssen mehr Freiraum gewähren, um die zunehmende Verselbstständigung und Verantwortungsübernahme des Heranwachsenden zu ermöglichen und zu unterstützen. Gleichzeitig sind Jugendliche weiterhin auf emotionalen Halt und elterliche Orientierung und Verhaltenskontrolle angewiesen – auch wenn sie dieses Bedürfnis kaum je direkt äußern oder zugeben würden.

Viele Verhaltensweisen und Beziehungsmuster in der Familie bedürfen einer Neujustierung und phasengerechten Anpassung. Der »Umbau« der Eltern-Kind-Beziehung erfolgt in erster Linie über Gespräche, Diskurse und Verhandlungen: Themen wie Suchtmittelkonsum, Medienkonsum, Taschengeld, Freizeitaktivitäten, Ausgehzeiten, Mitwirkung und Ordnung im Haushalt bilden dabei typische Reibungspunkte in der Auseinandersetzung zwischen Eltern und Adoleszenten.

Entscheidend ist dabei, dass Eltern selbst eine klare Botschaft und Haltung zu diesen Themen haben und diese ihren Kindern auch vermitteln. So zeigen empirische Befunde, dass eine klare, ablehnende Haltung der Eltern zum Drogenkonsum einen großen Einfluss auf das tatsächliche Konsumverhalten der Kinder hat (Raschke u. Kalke, 2005). Ebenso bedeutsam ist, dass die Eltern über die Freizeitaktivitäten ihrer Kinder im Bilde sind (Monitoring).

Als Faustregel gilt: Je besser die emotionale Beziehung (im Sinne einer positiven wertschätzenden Akzeptanz) zum Adoleszenten, desto größer ist dessen Bereitschaft, sich an Vorgaben und Regeln der Eltern zu halten. Die Bereitschaft der Eltern, Verhaltenskontrollen durchzuführen, klare Vorgaben zu machen sowie mit Regelverstößen verbindlich und konsequent umzugehen, sind zentrale Bestandteile einer »guten Autorität« und haben eine hohe Schutzfunktion gegenüber abweichendem, delinquentem Verhalten und der Entwicklung einer Substanzabhängigkeit. Elterliches Monitoring funktioniert jedoch nur dann, wenn es nicht »überwachend« und von psychologischer Kontrolle (Ausübung von psychischem Druck, Erzeugen von Scham- und Schuldgefühlen) geprägt ist.

2.4.3 Schlussfolgerungen für die MDFT-Praxis

Die Arbeit mit den Eltern ist ein wesentlicher Baustein in der MDFT. Hier findet therapeutisch orientierte »Hilfe zur Erziehung« statt, mit dem Ziel, jugendliches Problemverhalten über eine verbesserte Erziehungskompetenz positiv zu beeinflussen.

Die Stärkung der Eltern und die Wiederentdeckung elterlicher Ressourcen wird als ein nachhaltiger Wirkfaktor für die Veränderung jugendlichen Suchtverhaltens verstanden.

Dabei wird in der therapeutischen Arbeit mit einzelnen/getrennten Eltern die Bedeutung der elterlichen Teamarbeit besonders hervorgehoben. Eltern oder Elternteile werden motiviert und unterstützt, zugunsten ihrer Kinder Partnerschaftskonflikte (auch nach vollzogener Trennung) auf konstruktive Weise zu lösen und nicht »auf dem Rücken ihrer Kinder« auszutragen. MDFT-Therapeuten haben es häufig mit Scheidungsfamilien, Patchworkfamilien bzw. alleinerziehenden Eltern zu tun. Während jede dieser Familienformen spezifische Belastungen mit sich bringt, ist unabhängig von den familiären Konstellationen die Qualität der elterlichen Zusammenarbeit einer der wichtigsten Faktoren für gute Erziehung.

2.5 Außerfamiliäre Einflüsse

Entsprechend der ökologischen Perspektive in der MDFT wird den Einflüssen außerfamiliärer Kontexte eine große Bedeutung beigemessen. Hierzu zählen unter anderem die Schule, die Peers, das Freizeitverhalten, die Verfügbarkeit von Suchtmitteln in der sozialen Umgebung sowie gesellschaftlich-kulturelle Einflüsse von Medien und Werbung und psychosoziale und medizinische Unterstützungsangebote. Die jeweiligen sozialen Einflüsse verstärken sich in aller Regel, sowohl hinsichtlich der Kumulation von Risikofaktoren als auch der Schutzfaktoren (Jordan u. Sack, 2009).

2.5.1 Peers, Schule und Freizeitverhalten

Der Kontakt zu drogenkonsumierenden Jugendlichen ist ein in vielen Studien nachgewiesener Risikofaktor. Der Zusammenschluss von Gleichgesinnten mit ähnlichen Lebenserfahrungen führt zu einer wechselseitigen Verstärkung und Verfestigung des drogenbezogenen Lebensstils. Dabei ist zu berücksichtigen, dass hier ein wechselseitiger Einfluss vorliegt: Einerseits prägt die Gleichaltrigengruppe mit ihren Normen und Einstellungen über den Gruppendruck das Verhalten der

Jugendlichen, anderseits führen individuelle Motivlagen eines jeden Jugendlichen zur aktiven Auswahl einer bestimmten Gruppe von Gleichaltrigen (Noack, 2002). So schließen sich Kinder und Jugendliche aus Familien mit schlechtem Familienklima und mangelnder Bindung eher Peers mit abweichendem Verhalten an. Familien haben deshalb einen entscheidenden Einfluss darauf, wie stark die Negativwirkung von Gleichaltrigengruppen ist (Farke, 2009).

Mit dem Eintritt in die Schule sind Kinder, Jugendliche und Eltern mit einem neuen Wertesystem konfrontiert. Die Passung zwischen den Wertesystemen von Familie und Schule spielt eine bedeutsame Rolle bei der Bewältigung schulspezifischer Anforderungen (Wild u. Hofer, 2002). Eine mangelnde Passung von Leistungserwartungen, Überzeugungen und Werten zwischen Familie und Schule führt im Sinne des »stage-environment-fit«-Ansatzes zu einer Verschlechterung des Wohlbefindens und der Leistungsmotivation Jugendlicher. Die Schule bzw. das schulische Klima selbst kann sowohl als Schutz- wie auch als Risikofaktor in jugendliche Problementwicklungen wirksam werden. Eine mangelnde Anbindung an Lehrer, negatives Schulklima sowie Leistungsschwäche gelten hier als zentrale Risikofaktoren für die Entstehung von Alkohol- und Drogenmissbrauch.

2.5.2 Sozialraum und Lebenswelt

Verschiedene Untersuchungen belegen die unmittelbare Lebenswelt als weiteren Risikofaktor für die Entwicklung von Drogenmissbrauch: Dabei spielen die tatsächliche Verfügbarkeit psychoaktiver Substanzen ebenso eine Rolle wie die Vermutungen des Jugendlichen und seiner Familie über die Verbreitung von Substanzkonsum in der Community. Im Weiteren gilt als Risikofaktor, wenn Jugendliche wenig gemeinsame Aktivitäten mit Erwachsenen ausführen. Nicht zuletzt sind es sozioökonomische Rahmenbedingen, die als Risiko- bzw. Schutzfaktoren gelten (Jordan u. Sack, 2009).

Arbeitslosigkeit der Eltern, niedriges Einkommen, unsichere Wohnsituation, niedriger sozialer Zusammenhalt gelten als soziale Risikofaktoren. Die belastenden sozioökonomischen Lebenslagen von Familien beeinflussen das familiäre Zusammenleben negativ und belasten das Gleichgewicht in der Partnerbeziehung sowie die elterlichen Kompetenzen (Wild u. Hofer, 2002). Ein weiterer Effekt ist, dass soziale Netzwerkressourcen, welche als Unterstützungsangebote für Familien und Jugendliche hilfreich sein können, nur eingeschränkt verfügbar sind.

Hier können *professionelle Hilfesysteme* zum Einsatz kommen. Familien in Problemlagen bzw. mit Erziehungsschwierigkeiten können erzieherische Hilfen im Rahmen der kommunalen Jugendhilfesysteme auf der Grundlage des Kinder- und Jugendhilfegesetzes (KJHG) in Anspruch nehmen. Dabei bietet das KJHG zahlreiche Möglichkeiten, wenn es um die Unterstützung von problembelasteten und suchtgefährdeten Jugendliche geht. Hierbei kann das gesamte Spektrum von präventiven bis rehabilitativen Angeboten genutzt werden.

In der INCANT-Studie wurden ca. 50 % der Berliner Klienten vor Therapiebeginn bereits im Jugendhilfesystem betreut. Eine gelingende Kooperation zwischen den Akteuren der Jugendhilfe, der Schule, der Suchthilfe sowie der Kinder- und Jugendpsychiatrie wurde damit eine wesentliche Aufgabe, um Synergien zu nutzen und gut abgestimmte Hilfe- bzw. Behandlungspläne gemeinsam mit den Betroffenen zu entwickeln.

2.5.3 Schlussfolgerungen für die MDFT-Praxis

Einzel- oder primär familientherapeutische Interventionen sind in der Regel nicht ausreichend, wenn es um die Veränderung eines drogenbezogenen Lebensstils der Heranwachsenden geht. Diese erfordert immer auch die Verfügbarkeit von alternativen prosozialen Verhaltensweisen in den außerfamiliären Systemen und das Nutzen der dort verfügbaren Ressourcen. Mit anderen Worten: Eine gesundheitsförderliche, abstinenzorientierte Lebensweise ist ohne konkrete Veränderungen im Lebensalltag der Jugendlichen (auch außerhalb der Familie) nur schwer erreichbar. Hierzu gehören
- das Finden eines adäquaten Schul- bzw. Ausbildungsplatzes oder eines Praktikums,
- die Einbindung in aktive, konstruktive und prosoziale Freizeitaktivitäten,
- damit verbunden eine Distanzierung von drogenkonsumierenden Jugendlichen,
- die Abstimmung mit anderen Hilfsangeboten etc.

Deshalb ist das Erschließen bisher nicht wahrgenommener Ressourcen im sozialen Raum der Jugendlichen und ihrer Familien von großer Bedeutung. Es ist zu prüfen, inwiefern der Jugendliche oder die Eltern die notwendige schulische, soziale oder gesundheitliche Unterstützung erhalten bzw. welche Hemmnisse auf Seiten der Klienten bestehen, diese zu nutzen. Wenn bereits Hilfsmaßnahmen laufen, ist zu klären, inwiefern diese den Entwicklungsprozess des einzelnen Jugendlichen fördern, ob sie zielführend sind oder eventuell verbessert werden können.

MDFT integriert dabei Aufgaben des Case Management in den therapeutischen Prozess und hilft Jugendlichen und Eltern, vorhandene soziale und gesundheitliche Unterstützung besser zu nutzen. Bereits für die Familie aktive Betreuer und andere professionelle Bezugspersonen werden dabei von Anfang an als Kooperationspartner in die therapeutische Arbeit einbezogen, um miteinander abgestimmte Hilfepläne umsetzen zu können.

Teil C:
Grundlagen der therapeutischen Arbeit

Dieser Teil des Buches stellt die wichtigsten Prinzipien und Leitlinien der therapeutischen Arbeit nach dem MDFT-Konzept vor. Dazu gehören therapeutische Basiskompetenzen und Interventionsformen, aber auch die Struktur und der Rahmen des therapeutischen Prozesses, Arbeitsinstrumente und die MDFT-spezifische Form von Supervision.

1 Leitlinien und Therapieprinzipien der MDFT

MDFT versteht sich als zielgruppenspezifisches Therapiemodell basierend auf einem systemischen Grundverständnis, das den unterschiedlichen Ausrichtungen systemischer Therapie gemeinsam ist (von Sydow et al., 2006). MDFT hat dabei ihre Wurzeln in der »strukturell-strategischen« Tradition. Howard Liddle, der Entwickler der MDFT, ist stark von Salvador Minuchin und Jay Haley beeinflusst, deren Schüler er war.

Die folgenden *zehn MDFT-Therapieprinzipien* (Liddle, 2010) sind Leitlinien für die therapeutische Einstellung und das therapeutische Verhalten. Sie beinhalten sowohl generelle systemische Prinzipien als auch MDFT-spezifische Aspekte.

1. *Jugendlicher Drogenmissbrauch ist ein multidimensionales Phänomen.* Drogenprobleme werden aus einer ökologischen und entwicklungspsychologischen Perspektive verstanden und behandelt. Die Interventionen basieren auf dem Wissen, dass hierbei intra- und interpersonelle Faktoren sowie die Interaktionen von multiplen Systemen auf verschiedenen Einflussebenen wirksam sind.
2. *Krisen liefern dem Therapeuten Information und Chancen zum Handeln.* Krisen und aktuelle Symptome von Jugendlichen und anderen Familienmitgliedern sind nicht nur diagnostisch wichtig, sondern gleichzeitig wichtige Ansatzpunkte für Intervention (»Krise als Chance für Veränderung«).
3. *Veränderungsprozesse sind multideterminiert und vielschichtig.* Veränderung entsteht durch Interaktion innerhalb von und zwischen Systemen, Personen, Funktionsebenen, intrapersonalen und interpersonellen Prozessen. Diagnostik und Intervention machen deutlich, was im jeweiligen Fall angemessen und möglich ist: welches Timing, welche Zugänge, welche Veränderung, welche Ziele. Diese multivariate Konzeption von Veränderung verlangt vom Therapeuten ein koordiniertes und strukturiertes Arbeiten entlang verschiedener Veränderungspfade und mittels verschiedener Methoden.
4. *Motivation ist beeinflussbar.* Behandlungs- und/oder Veränderungsmotivation kann nicht per se vorausgesetzt werden, weder bei Jugendlichen noch bei Eltern. Die Behandlungsbereitschaft und Motivation variiert bei Familienmitgliedern und außerfamiliären Bezugspersonen. Die Therapieunwilligkeit von Jugendli-

chen und Eltern wird als normal angesehen, zumal viele Klienten in anderen Behandlungsprogrammen bereits Enttäuschungen oder Fehlschläge erlebt haben. Mangelnde Behandlungsmotivation ist eine große Hürde für eine gelingende Therapie und erfordert genau darauf ausgerichtete therapeutische Bemühungen. Deshalb gehört es zu den wichtigsten Aufgaben des Therapeuten in Phase 1, bei Jugendlichen und Eltern Behandlungsmotivation herzustellen bzw. zu stärken.

5. *Das therapeutische Arbeitsbündnis ist zentral.* Therapeuten ermöglichen Veränderung auf der Grundlage von praktisch ausgerichteten und ergebnisorientierten Arbeitsbeziehungen mit den Jugendlichen, den Eltern oder relevanten Bezugspersonen außerhalb der Familie, in denen individuell bedeutsame Beziehungs- und Lebensthemen bearbeitet werden.

6. *Interventionen werden individuell zugeschnitten und fördern vor allem Entwicklungskompetenz.* Therapeutische Interventionen orientieren sich einerseits an allgemeinen Grundsätzen der Entwicklungsförderung (z. B. Ausweitung elterlicher Kompetenz innerhalb und außerhalb der Familie), werden andererseits für die individuellen Familien, Einzelpersonen und Kontexte maßgeschneidert. Sie zielen auf bekannte Risikofaktoren für die Entstehung von Drogen- und Verhaltensproblemen und fördern alles, was positive Entwicklungsverläufe begünstigt, das heißt protektiv wirkt.

7. *Planung und Flexibilität sind zwei Seiten der therapeutischen Medaille.* Fallkonzeption und Behandlungsplanung sind Grundlage der Therapie, werden aber im Therapieprozess fortlaufend modifiziert und angepasst. Dazu erfolgt eine kontinuierliche Evaluation der Interventionsergebnisse in Kooperation mit allen Beteiligten.

8. *Behandlung ist phasisch und Kontinuität wird betont.* Spezielle Standardinterventionen (z. B. Motivierung des Jugendlichen), aber auch Teile von Sitzungen, ganze Sitzungen, die Therapie insgesamt werden in Phasen verstanden und organisiert. Es ist wichtig, Kontinuität herzustellen, das heißt, Verbindungen zwischen einzelnen Aspekten und Arbeitsschritten der Therapie werden in Abschnitten geplant und dann zu einem nahtlosen Ganzen verwoben. Gleichermaßen werden Einzelaspekte oder Phasen der Therapie durch den Therapeuten aktiv zusammengefügt, um einen roten Faden herzustellen.

9. *Die Verantwortung des Therapeuten wird hervorgehoben.* Therapeuten sind verantwortlich für a) die Förderung der Teilnahme und Stärkung der Motivation aller relevanten Beteiligten, b) das Arbeitsprogramm und den klinischen Fokus, c) die Erarbeitung von multidimensionalen und multisystemischen Alternativen, d) den roten Faden der Behandlung, e) die Initiierung von Verhaltensänderung, f) die kontinuierliche Evaluation des Behandlungserfolgs mit der Familie und anderen Beteiligten und g) die Anpassung von Interventionen, wenn erforderlich.

10. *Die Einstellung des Therapeuten ist grundlegend für den Erfolg.* Therapeuten sind Anwälte für Jugendliche *und* Eltern. Sie sind weder »Kinderretter« noch Propheten der »harten Hand«. Therapeuten sind optimistisch, aber nicht naiv in Bezug auf Veränderungsmöglichkeiten. Ihre Sensibilität für Einflüsse der sozialen Umwelt mündet eher in Ideen für hilfreiche Interventionen als in die Suche nach Gründen, warum Probleme entstanden sind oder Veränderung nicht gelingt. Therapeuten wissen, dass ihre Wirkung als Instrument für Entwicklung davon beeinflusst wird, wie sie sich einbringen: im Positiven wie im Negativen.

2 Therapeutische Basiskompetenzen der MDFT

Die Durchführung der MDFT im Sinne der beschriebenen Leitprinzipien erfordert allgemeine therapeutische Basiskompetenzen, die in einer vorausgegangenen therapeutischen Qualifikation bzw. Berufserfahrung erworben wurden und vorausgesetzt werden. Dies können Verfahren der Familientherapie, (Kinder- und Jugend-)Psychotherapie oder Suchttherapie sein. Je nach Grundqualifikation werden in einer Weiterbildung zum MDFT-Therapeuten die Kompetenzen erweitert bzw. ergänzt im Sinne einer »MDFT-Kompetenz«.

Liechti (2009) hat Kompetenzen zusammengefasst, die in der therapeutischen Arbeit mit jugendlichen Multiproblemklienten und ihren Familien gefordert sind:
- professionelles Handeln unter den Bedingungen von Prozesshaftigkeit, Komplexität, Vernetztheit, Transparenz, begrenzter Vorhersehbarkeit, Ambiguität, offener und nicht selten widersprüchlicher Zielzustände;
- ein multilateral anschlussfähiger Kommunikationsstil;
- die Fähigkeit, die subjektiven Krankheits- und Störungstheorien der Hilfesuchenden mit wissenschaftlichen Fakten sowie Erklärungsmodellen mit einem Veränderungsfokus zu verbinden;
- die Bereitschaft, Verantwortung für die initiierten Prozesse zu übernehmen;
- die Fähigkeit, unter erheblichen Spannungen kooperative Beziehungen zu stiften und aufrechtzuerhalten;
- der Umgang mit Situationen gemischter Motivation (Nichtmotivation, extrinsischer, intrinsischer, Fremd- und Eigenmotivation, Reaktanz).

Des Weiteren finden sich in der MDFT therapeutische Grundhaltungen, wie sie in der *klientenzentrierten Gesprächspsychotherapie* von Carl R. Rogers (1981) formuliert wurden:
- unbedingte Wertschätzung des Klienten,
- aktives Zuhören und Bestätigen,

- empathisches Verstehen des Erlebens und der subjektiven Sicht der Klienten,
- authentisches Verhalten des Therapeuten im Kontakt mit dem Klienten.

Diese klientenzentrierte Grundhaltung charakterisiert auch den Ansatz der *Motivierenden Gesprächsführung* (Motivational Interviewing – MI; Miller u. Rollnick, 1999). Bei diesem Ansatz handelt es sich um ein direktives, klientenzentriertes Beratungskonzept für die Arbeit an ambivalenten Einstellungen gegenüber Verhaltensänderungen und hat vor allem in der Arbeit mit Suchtklienten weite Verbreitung gefunden.

Es werden fünf Prinzipien der Motivierenden Gesprächsführung benannt:
- Empathie ausdrücken,
- Diskrepanz entwickeln,
- Beweisführung vermeiden,
- den Widerstand aufnehmen,
- Selbstwirksamkeit fördern.

Hier besteht eine hohe Übereinstimmung mit der MDFT, vor allem in der therapeutischen Arbeit im Subsystem Jugendlicher. Denn hier ist die Motivierung von überwiegend schlecht oder fremdmotivierten Klienten zur Mitwirkung in der Therapie und zur konstruktiven Auseinandersetzung mit dem Drogenkonsum zentral. Aber auch für die motivierende Arbeit in den anderen Subsystemen der Familie, insbesondere in der ersten Phase der Behandlung, ist das Konzept der MI sehr nützlich.

Da MDFT im Vergleich zu anderen systemischen Ansätzen eine deutlich pragmatisch bzw. verhaltensbetonte Ausrichtung hat, sind auch *verhaltenstherapeutische Techniken*, die gezielt auf konkrete und machbare Verhaltensänderungen im Alltag abzielen, hilfreich und gut in die MDFT integrierbar.

Ebenfalls fester Bestandteil ist Psychoedukation. Konkrete Wissensvermittlung, zum Beispiel zu typischen Problemen der Adoleszenzphase, zu Drogen und ihren Risiken oder zu anderen Entwicklungsstörungen, erfolgt insbesondere in der Arbeit mit Eltern und anderen erwachsenen Bezugspersonen bei Bedarf. Aktuelle Grundkenntnisse zu den genannten Themenfeldern (zum Teil ausgearbeitet in Form von »Fact Sheets«) gehören deshalb zum Expertenrepertoire der MDFT.

3 Exkurs: Enactment als Schlüsselmethode in Familiensitzungen

Die aus der familientherapeutischen Tradition stammende Schlüsselmethode für die MDFT-typische Arbeit in Familiensitzungen ist das *Enactment*. Das Grundprinzip des Enactment lautet: »Über etwas reden ist gut, aber direktes Erfahren und Erleben ist besser.« Enactment wird von Minuchin (1984) auch das Inszenieren von Transaktionen genannt, eine »Technik, bei der der Therapeut die Familie bittet, in seiner Anwesenheit zu tanzen«.

Enactment kennt drei Formen:
- die spontanen Transaktionen, wie sie häufig zwischen Familienmitgliedern vorkommen (und die der Therapeut geschehen lässt, um beobachten zu können);
- Transaktionen, die der Therapeut hervorlockt, um mehr Informationen zu erlangen und einen Blick dafür zu bekommen, womit die Familie umgehen kann;
- alternative Transaktionen, die der Therapeut anbietet und leitet, mit dem Ziel, eine Verbesserung der Kommunikation herbeizuführen.

Enactment hat die Schaffung einer alternativen Realität in der Kommunikation zwischen Eltern und Jugendlichem zum Ziel, das heißt:
- eine andere Art und Weise, miteinander zu reden, ohne dass man einander Vorwürfe macht und andere beschuldigt;
- eine andere Art und Weise, miteinander umzugehen, eine Neubestimmung der Beziehung zwischen Eltern und Kind;
- eine andere Art und Weise, wie man übereinander denkt.

Um Enactment zu ermöglichen, müssen die Familienmitglieder ermutigt werden, direkt miteinander zu sprechen, weder gespielt noch gezwungen, sondern so, wie sie es immer tun. So bekommt der Therapeut einen Einblick in die (dysfunktionalen) Transaktionsmuster in dieser Familie.

Dabei geht es hier eigentlich um drei Schritte: vom Spontanen über das Stimulierte zum Alternativen. Die Schritte müssen deutlich voneinander unterschieden werden, um Fortschritte sichtbar zu machen.

Die folgenden Punkte sind zu berücksichtigen, wenn man von Enactment Gebrauch macht:
- Enactment ist ein Mittel sowohl bei der Fallanalyse (Phase 1) als auch bei Interventionen.
- Es geht hierbei um etwas zwischen dem Jugendlichen und den Eltern. Der Inhalt ist letztlich nicht wichtig, sondern die (Kommunikations-)Form.

- Der Therapeut sollte sich daher nicht dazu verführen lassen, mitzureden. Seine Rolle ist es ausschließlich, den Familienmitgliedern dabei zu helfen, besser miteinander zu kommunizieren.
- Enactment kann bei großen und kleineren, eher praktischen Angelegenheiten eingesetzt werden: Problemverhalten, Emotionen, schmerzhafte Erfahrungen aus der Vergangenheit, Taschengeld, Hausregeln usw.

Enactment ist keine Technik, die der Therapeut nur dann anwendet, wenn es gerade am besten passt. Es ist eine Haltung, eine konstante Arbeitsweise, die sich auf das Hier und Jetzt richtet (Beispiele finden sich in Teil D).

4 Struktur und Rahmen des therapeutischen Prozesses

Die Auflistung der therapeutischen Basiskompetenzen in der MDFT macht deutlich, dass es sich dabei um eine Methodenintegration aus unterschiedlichen therapeutischen Traditionen handelt, wie sie auch in anderen integrativen Therapieansätzen anzutreffen ist. Spezifisch für MDFT ist daher weniger die Anwendung spezieller Techniken als die Art und Weise, wie der therapeutische Prozess verstanden und strukturiert wird.

Der Ablauf eines MDFT-Therapieprozesses ist charakterisiert durch Multidimensionalität und Intensität.

Das Prinzip der Multidimensionalität ist die Kernphilosophie der MDFT. MDFT-Therapeuten denken und handeln in unterschiedlichen Ebenen und Dimensionen. Hiermit ist zum einen das Pendeln zwischen Subsystemen gemeint, also die gleichzeitige Arbeit mit dem Jugendlichen, mit den Eltern, mit der gesamten Familie und mit außerfamiliären Kooperationspartnern. Zum anderen sind auch unterschiedliche Dimensionen auf intraindividueller oder interindividueller Ebene angesprochen. So ist jeweils zu entscheiden, ob kognitionsbezogene, emotionsbezogene oder verhaltensbezogene Schwerpunkte bei den jeweiligen therapeutischen Prozessen im Fokus stehen sollen. Beide Aspekte erfordern ein Denken in komplexen Zusammenhängen sowie einen flexiblen therapeutischen Stil.

Um dieses für die Qualität der Therapie unverzichtbare, für den Therapeuten jedoch anspruchsvolle Vorgehen zu gewährleisten, wird die Arbeit in den jeweiligen Subsystemen im Kontaktprotokoll dokumentiert und in gemeinsamen Videoanalysen und Live-Supervisionen überprüft und gesichert.

Das Prinzip der Intensität bezieht sich auf verschiedene Aspekte: MDFT ist grundsätzlich eine auf wenige Monate angelegte Therapie, kein Langzeitverfahren.

Dementsprechend ist eine intensive Arbeitsweise erforderlich, soll die Therapie effektiv sein. Das bedeutet dichte und hochfrequente therapeutische Arbeit in und mit den verschiedenen Subsystemen. So ist insbesondere in der ersten Therapiephase eine hohe Kontaktfrequenz erforderlich, um ein Arbeitsbündnis und die entsprechende Motivation herzustellen. Hierzu wird nicht nur in der Einrichtung, sondern auch aufsuchend gearbeitet und es werden zusätzlich regelmäßige telefonische Kontakte, Mails oder SMS-Mitteilungen genutzt. Außerdem bezieht sich die Intensität auch auf die Fokussierung von Handeln und Emotionen in der MDFT. Ungelöste emotionale Konflikte behindern Entwicklung und Veränderung auf der Handlungs- bzw. Verhaltensebene. Deshalb bearbeiten der MDFT-Therapeuten vorhandene Konflikte in der Familie offensiv, was mit hoher emotionaler Beteiligung der Therapeuten einhergeht.

Wichtige strukturierende Elemente für die Gestaltung der Therapie sind:
- die Phasen der einzelnen Sitzungen ebenso wie des Gesamtprozesses,
- die Fallkonzeption und Behandlungsplanung sowie deren fortlaufende Überprüfung und Aktualisierung mit Hilfe der Zwischenanalyse,
- die Planung einzelner Sitzungen anhand der Ziele in der jeweiligen Fallkonzeption und Behandlungsplanung,
- die Begleitung des Therapeuten im Prozess durch den Supervisor.

5 Die drei Phasen der MDFT

Eine MDFT beinhaltet drei Therapiephasen:
1. Motivation und Aufbau von therapeutischen Arbeitsbündnissen,
2. Bearbeitung der wichtigen Themen, Entwicklung von Problemlösungen,
3. Konsolidierung und Abschluss.

Die einzelnen Therapiephasen beschreiben eher inhaltliche und prozesshafte Schwerpunkte der therapeutischen Arbeit als eine zeitliche Abfolge. So begleiten motivierende Aspekte, die zur ersten Phase gehören, oft den ganzen Behandlungsablauf. Ohnehin ist eine rigide Zeitbegrenzung oder eine vorgeschriebene Anzahl von Sitzungen innerhalb einzelner Therapiephasen nicht adäquat, da diese aus unterschiedlichen Gründen variieren können: durch Vorgaben von Kostenträgern, Rahmenbedingungen in einem Studiendesign, insbesondere jedoch durch die Gegebenheiten des individuellen Falles und seines jeweiligen Tempos.

Phasentypische Interventionen finden sich in allen vier Systemebenen (Jugendliche/Eltern/Familie/außerfamiliärer Kontext). Hier werden die Therapiephasen in ihren für die Gesamttherapie wichtigen Aspekten skizziert, das konkrete methodische Vorgehen in den einzelnen Subsystemen wird im Teil D erläutert.

Innerhalb der einzelnen Subsysteme können die Therapiephasen in sehr unterschiedlichem Tempo verlaufen. So ist nicht selten mit einzelnen Eltern oder Jugendlichen eine gute Arbeitsbeziehung hergestellt, während dies mit einem anderen Familienmitglied deutlich schwieriger ist bzw. mehr Zeit braucht. Phasenspezifisches Vorgehen ist deshalb an das jeweilige Subsystem anzupassen und Ungleichzeitigkeiten im therapeutischen Prozess innerhalb der Familie sind zu berücksichtigen.

Allenfalls als grobe Richtschnur ließe sich bei einer geplanten sechsmonatigen Behandlungsdauer folgende zeitliche Orientierung angeben:
- Phase 1: ca. vier bis sechs Wochen,
- Phase 2: ca. drei bis vier Monate,
- Phase 3: ca. vier Wochen.

6 Fallkonzeption und Behandlungsplanung

Die Ziele einer MDFT-Behandlung verteilen sich auf verschiedene Zielbereiche (jugendliches Problemverhalten, elterliche Erziehung, familiäre Kommunikation, außerfamiliärer Kontext) und Systemebenen. Das jugendliche Problemverhalten bildet einerseits den Anlass der Therapie, anderseits verweist es als Symptom auf ein komplexes Geschehen innerhalb und außerhalb der Familie und muss entsprechend kontextualisiert werden. Das »In-Beziehung-Setzen« des jugendlichen Problemverhaltens zu dem familiären und außerfamiliären Kontext führt zu einer multidimensionalen Zielsetzung und Behandlungsplanung, die von Anfang an den beteiligten Klienten und Kooperationspartnern vermittelt wird.

Mit dem Beginn der ersten Sitzung wird das vorhandene Problemsystem in ein »therapeutisches System« transformiert. In diesem erweiterten System greift der Therapeut die Veränderungswünsche (und Nichtveränderungswünsche) und Ziele der am Problem Beteiligten auf und erarbeitet in einem kooperativen Prozess mit dem Jugendlichen und den Eltern gemeinsam verbindliche Behandlungsziele. Da die Sichtweisen und subjektiven Problemdefinitionen zwischen Eltern und Jugendlichen unterschiedlich sind (und oft auch zwischen den beiden Eltern), müssen Ziele je bereichsspezifisch »heruntergebrochen« und auf die an der Therapie beteiligten Personen formuliert und zugeschnitten werden (siehe Teil D). Hinzu kommen mögliche Zielvorstellungen oder Aufträge aus dem außerfamiliären Bereich bzw. dem Überweisungskontext wie eventuell bestehende Vorgaben im Rahmen eines bestehenden Hilfeplans der Jugendhilfe, aus der Schule oder jugendgerichtliche Auflagen.

Für die Erstellung der Fallkonzeption gibt es einen Leitfaden (siehe Abbildung 5), anhand dessen die erkennbaren Risiko- und Schutzfaktoren nach den jeweiligen Subsystemen sortiert und aufgelistet werden. Daraus ergeben sich Behandlungsziele für das therapeutische Vorgehen. Die Fallkonzeption ist dabei nicht als reine Eingangsdiagnostik zu verstehen, sondern wird im Verlauf der Therapie durch weitere Informationen ergänzt bzw. spezifiziert.

Typische übergeordnete Therapieziele der MDFT sind:

- Reduktion bzw. Abstinenz von Drogen/Alkohol;
- Verbesserung der damit verbundenen psychischen/sozialen Probleme;
- Verbesserung der schulischen Leistung/Bildungschancen;
- Neugestaltung des Freizeitverhaltens, prosoziales Verhalten;
- Verbesserung der elterlichen Erziehungskompetenz;
- Verbesserung des affektiven Klimas bzw. der Bindungen in der Familie;
- Reduktion dysfunktionaler familiärer Kommunikationsmuster;
- Mobilisierung sozialer Ressourcen.

Die Ziele sind für jeden Fall zu konkretisieren und mit den von den Beteiligten explizit geäußerten Veränderungswünschen zu verbinden. Ohne immer wieder erfolgende Rückbesinnung auf die Wünsche und Aufträge der Klienten besteht die Gefahr eines Abdriftens des Therapeuten in eigene, vom Klientsystem abgekoppelte Zielvorstellungen. Außerdem ist das Eintauchen des Therapeuten in die spezifische Geschichte der Familie von großer Relevanz sowohl für die therapeutische Arbeitsbeziehung als auch für das Aufgreifen der zu bearbeitenden Themen im Laufe der Therapie.

Dabei verändern sich Inhalte und Ziele im Laufe des Therapieprozesses entsprechend den bisherigen Entwicklungen bzw. Veränderungsversuchen. Für die Anfangsphase ist zunächst ein Minimalkonsens von Zielen für die Beteiligten in der Familie ausreichend. Jedes Familienmitglied sollte innerhalb der ersten Sitzungen das Gefühl haben, etwas für sich erreichen und verbessern zu können. Nützlich kann dabei ein erstes leicht zu erreichendes praktisches Ziel sein, welches als Anfangserfolg die Allianzbildung mit der Familie verbessern kann. Wesentliche Veränderungen können jedoch erst in der zweiten Behandlungsphase nach Etablierung einer hinreichend stabilen Arbeitsbeziehung anvisiert werden.

7 Wochen- und Sitzungsplanung

Planmäßiges und zielorientiertes Vorgehen in jeder Sitzung ist ein Kernmerkmal der MDFT. Die MDFT-Entwickler haben hierzu detaillierte *Sessionscripts* für sogenannte Kernsitzungen entwickelt. In diesen Sessionscripts werden sehr ausführlich Planung und konkrete Umsetzung spezifischer Sitzungen insbesondere der ersten Therapiephase beschrieben. Im Weiteren wurde ein zusammenfassender Interventionsleitfaden entwickelt, der Therapeuten dabei unterstützen soll, die notwendigen und geeigneten Interventionsformen für den jeweiligen Fall auszuwählen.

Auch jede Sitzung ist unterteilt in Phasen und Bausteine. Es gibt eine Begrüßungsphase, in der Kontakt hergestellt wird und die Ziele der aktuellen Sitzung vom Therapeuten vorgeschlagen werden. Der Hauptteil der Sitzung ist der Bearbeitung der Themen gewidmet und in der Abschlussphase werden die Ergebnisse der Sitzung zusammengefasst, gewürdigt und die nächsten Schritte skizziert.

Die inhaltliche Planung jeder Sitzung erfolgt anhand des folgenden Schemas:

Sitzungsparameter/Setting: Wer soll teilnehmen? In welche Abschnitte soll die Sitzung unterteilt sein? (mit dem Jugendlicher/den Eltern/der Familie). Wie lange soll die Sitzung bzw. einzelne Teile dauern?

Ziele der Sitzung/therapeutische Ziele: Hier werden die konkreten Ziele, die in dieser Sitzung erreicht werden sollen, beschrieben. Dabei werden diese Ziele möglichst genau auf die beteiligten Personen und deren Handlungen bezogen. Sitzungsziele werden in der Regel in verschiedene Akte bzw. Teilziele während einer Sitzung aufgeteilt.

Therapeutische Handlungen/Interventionen: Hier werden für die Erreichung der Ziele anvisierten Interventionen konkret beschrieben. In den Sitzungsprotokollen bzw. dem MDFT-Interventionsleitfaden sind die phasen- und bereichsspezifischen therapeutischen Interventionen aufgelistet.

Ergebnisprotokoll: Diese ergebnisorientierte Zusammenfassung dient der Überprüfung des Vorgehens und bildet die Grundlage für die weitere Planung der nächsten Sitzungen bzw. therapeutischen Schritte.

Sitzungsplanungen und deren Auswertungen sind Bestandteil regelmäßiger MDFT-Supervision im Team oder in der Einzelsupervision. Die kontinuierliche Überprüfung der Ziele und des Vorgehens erfolgt anhand der Wochenplanung, die vom Therapeuten als Vorbereitung für die Fallbesprechung mit seinem Supervisor genutzt und dort gemeinsam ausgewertet wird.

8 Exkurs: Strukturieren und Unterteilen von Sitzungsbausteinen

Inhalte von Therapiesitzungen und den Prozessverlauf zu strukturieren und zu unterteilen, ist äußerst wichtig und eine zu wenig beachtete oder verkannte therapeutische Fähigkeit. Das Unterteilen einer Sitzung kann Verschiedenes bedeuten.

Inhalt: Häufig wird eine Geschichte erzählt, bei der so viele Leute beteiligt waren und so viele Aspekte zur Sprache kommen, dass es für den Therapeuten schwierig ist festzustellen, wo man anfangen könnte, oder sogar, worum es eigentlich geht. Das Unterteilen inhaltlicher Bestandteile einer Geschichte in handliche Komponenten ist deshalb notwendig.

Prozess: Der Prozess bezieht sich auf den Fluss der Ereignisse, des Gespräches im Raum, während man der Schilderung eines Problems, einer Geschichte über etwas, das schief ging, oder was einem Sorgen macht, zuhört. Um einen Überblick über das Geschehen zu bekommen, sollte bereits in frühen Stadien des Verstehens der transaktionalen Muster einer Familie oder von Familienmitgliedern mit wichtigen Personen außerhalb der Familie darauf geachtet werden, das »große Bild« nach Themen und Sequenzen zu unterteilen. Um den Inhalt und den Prozess – die Interaktion – zu verstehen, bedarf es handlicher und formbarer statt (viel zu) großer Einheiten. Häufig muss der Ablauf einer Sitzung dahingehend gesteuert werden, dass Themen benannt, bestätigt oder als veränderungswürdig identifiziert werden können, bevor der Strom der Ereignisse weiterfließt.

Ergebnis: Das Unterteilen steht wie folgt in Bezug zum Ergebnis: Die Arbeit läuft schlecht, wenn der Therapeut nicht hinreichend und mit einem Blick für die nötigen Details darüber nachgedacht hat, wie man von A nach B kommt. Womöglich ist zwar deutlich geworden, dass sich das Verhältnis zwischen den Eltern und dem Jugendlichen verbessern muss, aber es wurde nicht ausreichend überlegt, welche Schritte nötig wären, um das zu erreichen. Warum sollte sich die Beziehung verbessern? Ist dies den Eltern verdeutlicht worden? Was sind die nächsten Schritte, wenn das bereits getan wurde? Wurde in den Sitzungen die Möglichkeit gegeben, alltägliche Dinge zu besprechen? Wie sieht es mit den Elementen des Gespräches aus? Wurden diese analysiert und dabei über die Sicht jeder Person nachgedacht, ihre Haltung in den Gesprächen und was einem gut funktionierenden Gespräch im Wege steht? Wurden diese Dinge in Einzel- oder Familiensitzungen angesprochen und direkt vorgebracht (Unmut, Hoffnungslosigkeit, ein traumatisches Ereignis, wiederholt gescheiterte Bemühungen in der Vergangenheit etc.)?

9 Das MDFT-Supervisionskonzept: Fallbesprechung, Videoanalyse und Live-Supervision

Eine zentrale Voraussetzung für MDFT ist das Arbeiten in einem Behandlungsteam. Es sollte aus mindestens zwei MDFT-Therapeuten und einem MDFT-Supervisor zusammengesetzt sein. Die Komplexität und Intensität der Behandlungsmethode erfordert eine sorgfältige Planung und Vorbereitung von Sitzungen, die ein einzelner Therapeut nicht leisten kann und soll, daher beinhaltet MDFT das Konzept einer systematisch begleitenden kotherapeutischen Supervision. Die MDFT-Supervision unterstützt die in den Sitzungen allein arbeitenden Therapeuten durch das Beisteuern einer Außenperspektive sowohl bei der Planung des Gesamtprozesses wie der Vor- und Nachbereitung von Sitzungen sowie mit Live-Supervision. Gleichzeitig wird dafür gesorgt, dem multidimensionalen »MDFT-Kurs« treu zu bleiben. MDFT-Supervision ist ein zentraler und unverzichtbarer Bestandteil der Qualitätssicherung. Dabei versteht sich der MDFT-Supervisor eher als »Coach« denn als Supervisor im klassischen Sinne.

Die supervisorische Unterstützung eines Therapeuten findet in drei verschiedenen Formaten statt, die jeweils unterschiedliche Ziele haben:

- Die *Fallbesprechung* dient der gemeinsamen Fallanalyse und der Entwicklung von Interventionsstrategien mit dem Ziel der Planung von Sitzungen bzw. bevorstehenden Therapieabschnitten.
- Die *Videoanalyse* dient der Selbstreflexion und gemeinsamen Analyse der Interventionen des Therapeuten mit dem Ziel einer Erweiterung der therapeutischen Kompetenz.
- Die *Live-Supervision* dient sowohl der Unterstützung des Therapeuten in der Sitzung durch die Außenperspektive des Supervisors als auch der Anwendung und Einübung neu gelernter therapeutischer Strategien durch den Therapeuten unter Anleitung.

Dabei findet sich eine Isomorphie zwischen den einzelnen Ebenen der Arbeit mit MDFT: Es tauchen hier wie dort gleiche oder ähnliche Themen, Muster und Interaktionen auf.

So ist zum Beispiel die Live-Supervision einer Sitzung und die Unterstützung durch Anrufe des Supervisors vergleichbar mit dem Einsatz von Enactment in den Familiensitzungen. In beiden Fällen geht es darum, das verfügbare Repertoire an Interventionen (Therapeut) bzw. Kommunikationsmustern (Familie) durch Anregung und Strukturierung von außen zu erweitern, Neues auszuprobieren und direkt in der Sitzung zu üben, das heißt durch Erfahrung zu lernen.

Ebenso wie der Therapeut seine Arbeit mit dem Supervisor reflektiert, erhält der Supervisor von seinem Trainer oder später von einem anderen Supervisor

Feedback zu seinem Vorgehen in der Supervision. Auf allen Ebenen finden sich die typischen Merkmale von MDFT:
- Balance von Planung/Struktur und Flexibilität,
- Balance von Information und Input geben und Fragen stellen bzw. Ideen entwickeln lassen,
- Zielorientierung und Transparenz etc.

Voraussetzung für eine sorgfältige supervisorische Begleitung ist die Videoaufnahme der Therapiesitzungen. Der damit verbundene Aufwand lohnt sich, da nur so eine wirkliche gezielte, auf den einzelnen Therapeuten (bzw. die einzelne Familie) zugeschnittene, effektive Analyse und Unterstützung erfolgen kann.

»Whether they are uneasy or not, trainees should realize that the benefit of improving their interview skills is so valuable that the discomfort of being observed is worth it. After all, clinical skill is what therapy is all about« (Haley, 1996, S. 11).

Die *Fallbesprechung* findet wöchentlich statt, und dafür sollten je nach der Anzahl laufender Fälle ein bis zwei Stunden reserviert werden. Als Vorbereitung dafür trägt der Therapeut die Ereignisse und Ergebnisse der letzten Therapiewoche in die wöchentliche Zwischenanalyse (Wochenplan) ein und stellt diese rechtzeitig dem Supervisor zur Verfügung, so dass beide vorbereitet in die Sitzung gehen: Der Supervisor ist durch das Lesen des Wochenplans und das Anschauen der Videos von Sitzungen auf dem Laufenden. Der Therapeut hat durch das Schreiben des Wochenplans schon die Ereignisse und ihre Details sortiert und Ideen für die weitere Planung bzw. Fragen dazu entwickelt.

Die *Videoanalyse* sollte etwa monatlich stattfinden und dient nicht in erster Linie der Arbeit am Fall, sondern vielmehr der professionellen Entwicklung des MDFT-Therapeuten. Um spezifische therapeutische Fähigkeiten zu entwickeln oder zu vertiefen, werden hier ohne Zeitdruck einzelne Passagen zusammen angesehen, die schwierig oder unklar waren oder nicht gut gelungen sind. Im konstruktiven und unterstützenden Dialog werden alternative Interventionen entdeckt und auch einmal in Form eines Rollenspiels ausprobiert oder geübt.

In beiden Formaten arbeitet der MDFT-Supervisor ebenso strukturiert und ziel-/auftragsorientiert wie der MDFT-Therapeut in den Therapiesitzungen und hier wie dort werden die Ziele und Absichten transparent gemacht, so oft dies sinnvoll und hilfreich ist. Dabei erfolgt immer wieder der Rückbezug zu den theoretischen Grundlagen und dem therapeutischen Konzept, so dass der Therapeut zunehmend Sicherheit in der Anwendung des MDFT-Modells gewinnt und sich seines therapeutischen Handelns immer mehr bewusst ist.

Live-Supervision findet ebenfalls einmal monatlich oder bei Bedarf statt. Daran können neben dem zuständigen Therapeuten auch weitere Kollegen teilnehmen, um den Lerneffekt zu vergrößern. Sie beinhaltet drei Teile: die Vorbesprechung, die Therapiesitzung, die Nachbesprechung. In der Vorbesprechung präsentiert der Therapeut eine knappe Skizze vom »Stand der Dinge« in der Familie und seinen Plan bzw. seine Fragen zur bevorstehenden Sitzung, die dann zusammen mit dem Team und dem Supervisor geklärt werden. Der Therapeut benennt auch, was er sich für die Sitzung vorgenommen hat, zum Beispiel eine neu gelernte Intervention auszuprobieren, zu üben oder zu vertiefen oder auch alte »Fehler« zu vermeiden.

Während der Sitzung, die vom Supervisor per Kameraübertragung live gesehen wird, meldet dieser sich telefonisch beim Therapeuten, wenn er einen Vorschlag hat, wie die Interventionen noch besser oder zielführender gestaltet werden können. Die Vorschläge werden dabei sehr kurz und knapp formuliert und am Telefon im Beisein der Familie nicht diskutiert. Falls Absprachen erforderlich sind, unterbricht der Therapeut die Sitzung und bespricht sich kurz mit dem Supervisor.

In der Nachbesprechung berichtet zunächst der Therapeut von seinen Gedanken und Gefühlen während der Sitzung. Dann werden die positiven Ergebnisse der Sitzung benannt und besprochen, welche Fortschritte der Therapeut gemacht hat und was nächste Ziele für die Familie, aber auch für die Weiterentwicklung des Therapeuten sein können.

Dieses Konzept von Supervision, in dem Fallbesprechung, Qualitätssicherung sowie Coaching und Training des Therapeuten parallel laufen, ist bisher in Deutschland kaum bekannt, jedoch sehr effektiv. Auf den ersten Blick mag dieses Vorgehen zeit- und kostenaufwändig erscheinen. Verglichen mit einem kotherapeutischen Vorgehen, in dem jegliche Zeit doppelt investiert ist und zusätzliche Supervision und Training erforderlich sind, relativiert sich der Aufwand jedoch wieder. Voraussetzung für diese Art der Arbeit im Team ist ebenso wie in der Arbeit mit den Familien eine konstruktive, kooperative Atmosphäre, die von Wertschätzung, wechselseitigem Vertrauen und Offenheit geprägt ist.

Teil D:
MDFT in der Praxis

Teil F

MDCT in der Praxis

Dieser Teil des Buches soll konkret und anschaulich vermitteln, wie MDFT in der Praxis aussieht. Dazu werden zunächst zwei Therapien im Gesamtverlauf beschrieben.

Danach wird es im zweiten Kapitel ausführlich um die therapeutische Arbeit in der ersten Phase gehen, in der die Motivierung der Familie und der Aufbau von therapeutischen Arbeitsbündnissen im Mittelpunkt steht. Dazu werden die Besonderheiten in jedem einzelnen der vier Subsysteme behandelt: die übergeordneten Therapieziele und die typischen Interventionen in der Arbeit mit dem Jugendlichen, den Eltern, der Familie und im außerfamiliären Kontext.

Wie bereits in der Einführung erläutert, wird das therapeutische Vorgehen anhand von Fallskizzen bzw. Therapieausschnitten, für die Auszüge aus eigenen Therapiesitzungen detailliert verschriftet wurden, veranschaulicht. Dazu wurden einige Fallbeispiele ausgewählt, die an mehreren Stellen des Praxisteils wiederholt aufgegriffen werden, um sie jeweils aus unterschiedlicher Perspektive zu beleuchten. Dies soll den Leser(inne)n dabei helfen, trotz der Komplexität des MDFT-Ansatzes und vieler paralleler Prozesse, die nacheinander beschrieben werden müssen, einen roten Faden für die praktische Arbeit entdecken zu können.

Dies gilt ebenso für das dritte Kapitel: Hier steht die Arbeit an den zentralen Themen der Familie im Mittelpunkt. Die Darstellung orientiert sich dabei weniger an den vier Subsystemen als vielmehr an den Problemen und Schwierigkeiten, mit denen MDFT-Therapeuten in ihrer Arbeit mit Familien konfrontiert sind. Dabei geht es zunächst um typische Probleme von Jugendlichen, derentwegen um Hilfe nachgesucht wird. Im Anschluss daran werden typische Themen und Schwierigkeiten von Eltern und deren therapeutische Bearbeitung beispielhaft dargestellt. Namen und weitere persönliche Daten der Fallbeispiele wurden selbstverständlich anonymisiert.

1 Zwei MDFT-Fallbeispiele im Gesamtverlauf

Zunächst werden zwei Therapieprozesse im Gesamtverlauf beschrieben, um einen ersten praktischen Eindruck von MDFT zu vermitteln (Gantner, Spohr, Bobbink u. Becker, 2009). Die Arbeit mit den beiden Jugendlichen Marcus und Anna und ihren Familien wird auch in späteren Kapiteln zur Verdeutlichung spezifischer Aspekte der MDFT innerhalb von Therapieprozessen erläutert werden.

1.1 Fallbeispiel Marcus

1.1.1 Problemhintergrund und Therapieziele

Marcus (15 Jahre) lebt etwa seit seinem vierten Lebensjahr bei seinem Vater. Er war in eine unter anderem wegen massivem Alkoholkonsum des Vaters kriselnde familiäre Situation geboren worden. Vater und Mutter hatten zuvor schon etwa zehn Jahre mit zwei Kindern der Mutter aus einer früheren Beziehung zusammengelebt. Die Partnerschaft hatte sich nach der Geburt jedoch nicht wie gehofft stabilisiert, der Vater hatte sich vielmehr intensiv dem Kind zugewendet und von der Mutter zurückgezogen. Die Mutter trennte sich wegen einer neuen Partnerschaft, als Marcus etwa zwei Jahre alt war. Die Trennung und der Verlust seiner Partnerin und ihrer Kinder hatten den Vater damals stark belastet. Er hatte sich sehr an Marcus geklammert und war froh, als der Junge dann bald ganz bei ihm blieb.

Marcus hatte bereits ab der Geburt gesundheitliche Probleme (mehrere Operationen), lernte sehr spät sprechen und war insgesamt in seiner Entwicklung verzögert. Probleme in der Schule hatte es schon immer gegeben. Beide Eltern hatten sie immer auf seine schwierigen Startbedingungen zurückgeführt. Während der Therapie wurde allerdings auch das Vorliegen eines ADHS bei gleichzeitig unterdurchschnittlicher Intelligenz diagnostiziert.

Die Mutter wohnte seit Jahren wieder in unmittelbarer Nachbarschaft der väterlichen Wohnung und war ebenso wie der Vater eine neue Partnerschaft eingegangen. Die neue Partnerin des Vaters lebte überwiegend mit im Haushalt des Vaters, hielt sich jedoch in Erziehungsfragen zurück. Während Marcus keinerlei Kritik am Erziehungsverhalten des Vaters äußerte, nur auf Nachfrage berichtete, dass sie nie zusammen essen und insgesamt kaum Zeit miteinander verbringen, beklagte die Mutter, dass der Vater dem Jungen seit langem alles durchgehen und häufig allein lasse, während er über das Wochenende oder auch länger verreiste. Sie könne von außen wenig eingreifen, da Marcus sich ihr entziehe und sich von ihr nichts sagen lasse. Zugleich beklagte der Vater, dass die Mutter schon immer sehr neugierig gewesen sei, sich in alles einmische und viel zu viel wissen wolle. Das betonte auch Marcus, der fand, dass seine Mutter ihn sehr nervt.

Marcus hatte einige Wochen vor Therapiebeginn selbständig einen Termin bei einer Drogenberatungsstelle ausgemacht (!) und seine Eltern dorthin bestellt. Diese waren aus allen Wolken gefallen, als sie hörten, dass Marcus bereits seit längerem Drogen konsumiert hatte. Allerdings waren sie auch erleichtert, dass es »nur« um Cannabis ging. Marcus hatte bereits mit elf Jahren Cannabis probiert, ab zwölf konsumierte er täglich bis zu zwei Gramm.

Beim ersten Kontakt mit der Therapeutin hatte er seit drei Wochen nicht mehr gekifft. Er hatte aufgehört, weil seine Freundin, an der er sehr hing, ihm angedroht hatte, sich zu trennen, wenn er weiterhin kifft. Seitdem ging es ihm psychisch sehr schlecht. Der Junge hatte bei dem Gespräch in der Beratungstelle schon den Wunsch geäußert, in eine Klinik zu gehen. Vom Drogenberater war jedoch das INCANT-Projekt im Therapieladen e. V. empfohlen worden. Marcus machte der Therapeutin deutlich, dass er sich mit dem regelmäßigen Kiffen sehr viel wohler gefühlt habe und er nicht wisse, wie er es in Zukunft ohne Cannabis schaffen solle.

Er berichtete von starken depressiven Verstimmungen, wiederkehrenden Suizidgedanken und gelegentlichen aggressiven Impulsdurchbrüchen. So hatte er in einem Wutanfall zwei Handys zerstört.

> Diese Informationen wurden sämtlich im Verlauf der ersten Sitzungen erfragt. Mit Hilfe eines MDF-Aufnahmeleitfadens werden alle wichtigen Lebensbereiche anamnestisch erhoben. Dabei werden Jugendliche und Eltern bereits in der ersten Sitzung gemeinsam und getrennt befragt. Im Ergebnis wird eine Fallkonzeption erstellt, die als Grundlage für die weitere Therapieplanung dient.

Marcus wünschte sich eine Verbesserung seiner Stimmung, da er glaubte, sonst nicht auf das Kiffen verzichten zu können. Er berichtete außerdem, dass die Schule ihn eigentlich immer gestresst habe. Er gehe zwar immer hin, mache da aber viel »Mist« und beteilige sich wenig im Unterricht. Eine Verbesserung dieser Situation konnte er sich zunächst zwar kaum vorstellen, fand dies jedoch wünschenswert. Weiterhin belastete ihn die Situation mit seiner sorgenvollen Mutter sehr, weil sie ihn zu oft ausfrage, seit er nicht mehr kifft. Er wünschte sich auch hier eine Verbesserung im Kontakt, ohne Genaueres benennen zu können. Vater und Mutter gaben als Ziel an, dass Marcus weiterhin abstinent bleiben solle und die Depressionen verschwinden. Die Mutter erhoffte sich außerdem mehr Kontakt zu ihrem Sohn.

> Wesentlich für die Gestaltung des Therapieprozesses und die Motivierung der Beteiligten für die aktive Mitwirkung ist der ständige Rückbezug auf die bei Therapiebeginn erfragten individuellen Veränderungswünsche, die sich im weiteren Verlauf konkretisieren bzw. auch verändern.

Im Rahmen der Behandlungsplanung wurden von der Therapeutin folgende Ziele für die Behandlung formuliert:
- Diagnostische Klärung der psychiatrischen Symptomatik des Jungen nach Absetzen von Cannabis. Linderung der Symptomatik und Verbesserung seiner Schulsituation.
- Klärung der elterlichen Beziehung, Milderung der Konkurrenz und der Spannungen zugunsten einer engeren, einheitlichen Erziehungshaltung dem Sohn gegenüber.
- Stärkung des Vaters in seiner Erziehungs- und Aufsichtsfunktion neben der Versorgungsaufgabe.
- Verbesserung der Kommunikation zwischen Marcus und Eltern hinsichtlich seiner Bedürfnisse und Schwierigkeiten.

1.1.2 Phase 1: Motivierung und Aufbau des Arbeitsbündnisses

Bereits im ersten gemeinsamen Gespräch mit Vater und Sohn wurden zentrale Themen deutlich: So wirkte der Vater anfangs zwar überrascht von den Neuigkeiten über seinen Sohn, aber relativ gelassen und wenig besorgt, stattdessen manchmal im Gespräch abwesend und unaufmerksam. Er vermutete, sein Sohn sei durch falsche Freunde zum Kiffen gekommen, und berichtete davon, dass es wegen der frühen Gesundheitsprobleme schon immer Schwierigkeiten mit Marcus gegeben habe. Ansonsten äußerten Vater und Sohn, dass ihr Verhältnis zueinander sehr gut sei und es hier keinerlei Veränderungswunsch gebe. Auffällig war allerdings, dass der Vater weder bemerkt hatte, dass der Sohn seit Jahren regelmäßig Cannabis konsumiert hatte, noch dass er sich seit Wochen in einem krisenhaften Zustand befand und sich die gesamte Entwicklung selbst gar nicht erklären konnte. Zugleich reagiert der Vater sehr gereizt auf einen Anruf der Mutter während der Sitzung, die sich nach dem Therapiebeginn erkundigen wollte.

Die Therapeutin, die aus dem kurzen Vorgespräch mit dem Jungen von seiner schlechten Verfassung wusste, sah es als dringend an, dass der Vater den Ernst der Lage erkannte. Deshalb ermutigte sie einerseits den Vater, seinen Sohn nach allem zu fragen, was er zum Thema Drogenkonsum und aktuelle Befindlichkeit gern von ihm wissen wollte, und andererseits den Jungen, dem Vater zu schildern, wie es ihm derzeit geht. Nach anfänglichem Zögern auf beiden Seiten konnte Marcus seinem Vater deutlich machen, dass es nicht »nur um ein bisschen Kiffen« ging, sondern dass er täglich bis zu zwei Gramm Cannabis geraucht und sich bereits mehrmals selbst verletzt (»geritzt«) hatte, sehr depressiv sei und viele dunkle Gedanken habe. Der Vater erschrak zutiefst, weinte und versprach seinem Sohn, alles zu tun, was ihn unterstützen könnte. Marcus wirkte danach deutlich erleichtert. Die Therapeutin beendete das erste Gespräch mit großer Wertschätzung dafür, dass der Junge den Mut gefunden hatte, sich so offen seinem Vater mitzuteilen, und dass der Vater so berührt auf seinen Sohn reagiert hatte und ihn ernst nahm.

> Um bei Therapiebeginn möglichst schnell zu einem guten, verlässlichen Arbeitsbündnis mit den einzelnen Familienmitgliedern zu gelangen, ist es von zentraler Bedeutung, dass der Jugendliche und die Eltern sich angenommen und verstanden sowie in ihren Bemühungen und Anstrengungen wertgeschätzt fühlen. Auch bei den offensichtlich gravierenden Defiziten in der Erziehung des Vaters vermied es die Therapeutin, den Vater damit zu konfrontieren. Stattdessen würdigte sie die positiven Seiten des Vater-Sohn-Verhältnisses, wertschätzte die Bemühungen des Vaters und die Bereitschaft des Sohnes, den Vater nicht zu belasten, als Ausdruck einer starken emotionalen Verbindung. Zugleich wurde in dieser ersten Sitzung eine Intervention zur Verbesserung der Kommunikation zwischen Vater und Sohn gemacht: Im Sinne des Enactment ermutigte die Therapeutin Vater und Sohn, direkt miteinander ins Gespräch zu gehen und dabei Ungewohntes auszuprobieren.

Die Mutter wurde zunächst zum Einzelgespräch eingeladen und signalisierte große Bereitschaft, aktiv an der Therapie mitzuwirken. Sie zögerte zunächst, die Vorgeschichte offen und ohne Beschönigungen zu erzählen und ihre Bedenken über die väterliche Erziehungshaltung zu äußern, da sie sich wegen starker Schuldgefühle nach der damaligen Trennung immer noch sehr gehemmt fühlte und im Kontakt zu Sohn und Vater viel mehr tolerierte, als ihr erträglich war. Das empathische und wertschätzende Eingehen der Therapeutin auf die persönliche Leidensgeschichte (im Zusammenhang mit der Trennung) der Mutter stärkte ihr Vertrauen in die therapeutische Allianz. Im späteren Verlauf der Therapie wurde die Mutter ermutigt, sich selbst therapeutische Unterstützung für ihre depressive Problematik zu suchen, und Kontakt zu einer Psychotherapeutin hergestellt.

> Hier zeigt sich eine für die Multisettingstrategie der MDFT typische Herausforderung zum Thema Allparteilichkeit: Einzelne Familienmitglieder fürchten, die Therapeutin zu beeinflussen und andere Familienmitglieder zu verraten, oder haben Angst, in ein schlechtes Licht gerückt zu werden. Hier ist gefordert, sowohl jede beteiligte Person in ihrer Sichtweise und in ihren Verletzungen und Enttäuschungen ernst zu nehmen als auch zu verdeutlichen, dass die Bemühungen aller Beteiligten geschätzt und ihnen grundsätzlich gute Absichten unterstellt werden, zumal die Verbesserung der familiären Gesamtsituation im Vordergrund steht. Außerdem werden die Einzelnen ermutigt, im nächsten gemeinsamen Gespräch die schwierigen Punkte selbst anzusprechen und dabei, falls erforderlich, Hilfe von der Therapeutin zu erhalten.

Wenige Wochen nach Therapiebeginn spitzte sich die Situation zu, als Marcus im Einzelgespräch berichtete, dass er nicht in der Lage gewesen sei, zur Schule zu gehen. Auf hartnäckiges Nachfragen der Therapeutin gab er zu, akute Suizidgedanken zu haben. Er zeigte sich bereit, in eine Klinik zu gehen. Aus der Sitzung heraus wurde nach kurzer telefonischer Rücksprache mit dem Vater, der sich sofort einverstanden zeigte, eine Einweisung in die Kinder- und Jugendpsychiatrie veranlasst. Der Junge blieb dort 14 Tage zur psychiatrischen Diagnostik und Stabilisierung. Während des Klinikaufenthaltes fand ein enger Austausch mit der zuständigen Ärztin statt. Dort wurde neben der Cannabisentzugssymptomatik eine akute depressive Krise im Zusammenhang mit einem ADHS sowie eine intellektuelle Minderbegabung festgestellt und eine medikamentöse Behandlung eingeleitet.

> Diese Intervention zeigt die Relevanz einer guten Kooperation und Vernetzung im Hilfesystem im Zusammenhang mit den komplexen Problemlagen von MDFT-Klienten. In Krisensituationen muss manchmal schnell gehandelt werden. Dafür sind telefonische Absprachen der kürzeste Weg.

1.1.3 Phase 2: Bearbeitung der relevanten Themen

Während des Klinikaufenthaltes wurden Gespräche mit den Eltern weitergeführt mit dem Ziel, die seit langem schwelenden Konflikte auf der Paarebene anzusprechen, um damit die Zusammenarbeit zwischen den Eltern zu verbessern. Dem Vater war gar nicht bewusst gewesen, dass er zwar Kontakt zur Mutter hatte, sich jedoch beiläufig ablehnend über sie äußerte, bis die Therapeutin ihn in einem Einzelgespräch darauf aufmerksam gemacht hatte. Auf der Grundlage des gewachsenen Vertrauens zur Therapeutin konnte der Vater seinen unterschwelligen Groll, seine Vorwurfshaltung und latente Abwertung der Mutter zugeben. Sie reagierte darauf zunächst verletzt, konnte jedoch ebenfalls offen von ihrer erlittenen Zurückweisung durch den Vater, aber auch ihren Schuldgefühlen Vater und Sohn gegenüber sprechen. Beide zeigten sich traurig und betroffen von der unguten Entwicklung, die ihr Verhältnis zueinander genommen hatte. Nach dieser Klärung gab es ein beiderseitiges Einvernehmen, in Zukunft besser und enger zusammenzuarbeiten und alles zu vermeiden, was ihren Sohn in weitere Loyalitätskonflikte bringen würde. Ein Ergebnis dieser Intervention war ein erstmaliges (!) gemeinsames Gespräch beider Eltern gemeinsam mit Marcus und der Therapeutin mit den wichtigsten Lehrern in der Schule. Bei diesem Treffen ging es um eine Klärung der Situation und Perspektive in der Schule.

> Mit dieser Entwicklung wird ein häufiger Schwerpunkt von MDFT in der Konfliktbearbeitung und Problemlösung auf der Elternebene deutlich. Ob getrennt oder zusammenlebend, ziehen Eltern oft nicht an einem Strang in Bezug auf die Erziehung ihrer Kinder. Liegen massive Paarkonflikte vor, stellen diese ein erhebliches Risiko (Loyalitätskonflikte/Parentifizierung) für die Kinder dar. In der MDFT werden Eltern respektvoll, aber sehr deutlich für diese Zusammenhänge sensibilisiert und dabei unterstützt, zum Wohle der Jugendlichen neue Wege der Konfliktlösung zu finden.

Während bei Therapiebeginn zunächst mehrere Einzelgespräche mit dem Jungen stattgefunden hatten, in denen es darum ging, dass er gehört und in seiner Not ernst genommen wurde, mochte er nach der Entlassung aus der Klinik kaum noch allein kommen. Denn nachdem diese Aufgabe zunehmend von den Eltern übernommen wurde, stand während der Sitzungen ohnehin im Vordergrund, die Kommunikation zwischen den Eltern und zwischen den Eltern und Marcus ganz direkt und praktisch zu verbessern.

Im Familiengespräch berichteten die Eltern Marcus von ihrem Klärungsprozess im Hinblick auf alte Konflikte und erklärten ihm, dass sie sich ab jetzt enger abstimmen und die Aufgaben zwischen ihnen neu verteilen würden: Der Vater werde ab jetzt statt der Mutter die Aufgabe des Fragens und Beaufsichtigens übernehmen, da Marcus ja bei ihm lebe und er deshalb für die Erziehung hauptverantwortlich sei. Davon war der Junge zwar zunächst wenig begeistert, da er bereits seit Jahren nahezu alle Entscheidungen allein getroffen hatte. Er konnte aber akzeptieren, dass der Vater es nun aus Fürsorge und Verantwortung anders machen wollte, nachdem er gemerkt hatte, dass sein Sohn im Rahmen der bisherigen Erziehungssituation in die aktuelle Krise geraten war.

Für diese Aufgabe erhielt der Vater intensives Coaching durch die Therapeutin, zumal er offensichtlich selbst seit seiner Kindheit unter starken Konzentrations- und Aufmerksamkeitsstörungen litt. Er konnte erkennen, dass seine schwach ausgeprägte Konflikt- und Strukturierungsfähigkeit für seinen Sohn erhebliche Risiken barg und mehr Aufsicht und Kontrolle nötig waren. Er entschloss sich zu einem Umschwung, als ihm bewusst wurde, dass als Alternative nur eine professionelle Betreuung durch eine Jugendhilfemaßnahme infrage käme. Die Mutter wurde dahingehend beraten, die Aufsichts- und Kontrollfunktion weniger selbst zu übernehmen, sondern Marcus' Vater in dieser Aufgabe in Zukunft stärker zu unterstützen (was durch den verbesserten Kontakt der Eltern jetzt möglich war). Denn es zeigte sich, dass Marcus viel eher bereit war, den Vorgaben des Vaters Folge zu leisten.

> Hier wird erkennbar, wie MDFT die Eltern dabei unterstützt, wieder mehr Bedeutung und stärkeren Einfluss auf ihre Kinder zu bekommen. Die deutlichere elterliche Präsenz wird letztlich auch von den Kindern positiv wahrgenommen. In diesem Prozess werden die persönliche Geschichte der Eltern und deren eigene Belastungen und Probleme berücksichtigt.

Auf der außerfamiliären Ebene fand eine enge Abstimmung mit der Schule, hier vor allem mit der Klassenlehrerin, und mit der Klinik (auch in Form von gemeinsamen Gesprächen vor Ort) statt. Das wurde ebenfalls von den Eltern als sehr unterstützend und hilfreich und von dem Jungen als deutliches Engagement für seine Themen erlebt.

1.1.4 Ergebnisse

Marcus entwickelte im Verlauf der Therapie eine eigenständige Abstinenzmotivation, als er seine Stimmungsschwankungen einerseits auszuhalten lernte, andererseits mittels medikamentöser Unterstützung eindämmen konnte. Es zeigten sich in der Schule erstmals seit Jahren deutliche Verbesserungen; nicht nur hinsichtlich der gezeigten Leistungen, sondern auch des Verhaltens, was ihn zusätzlich motivierte.

Im Bereich des Erziehungsverhaltens der Eltern waren ebenfalls positive Veränderungen erkennbar: Beide Eltern waren im Rahmen ihrer Möglichkeiten deutlich wachsamer geworden und hatten ein neues Verständnis dafür gewonnen, dass ihr Sohn entgegen der ursprünglichen Annahme erheblich gefährdet ist (z. B. Drogen auch im Sinne einer Selbstmedikation zu missbrauchen). Der Vater hatte begonnen, mehr als früher die Aufsichtsfunktion zu übernehmen, und die Eltern kooperierten nun im Gegensatz zu früher eng und tauschten sich regelmäßig aus. Auf der familiären Ebene war mehr Entspannung spürbar, vor allem das Verhältnis zwischen Marcus und seiner Mutter hatte sich verbessert.

Tabelle 5 verdeutlicht die Verteilung der Interventionen auf die unterschiedlichen Ebenen.

Tabelle 5: Kontaktanzahl, Settingmix und Dauer im Fall Marcus

Setting	Familie	Eltern	Jugendlicher	außerfamiliär	Gesamt
Sitzungen in Einrichtung	10	10	4	–	24
Kontakte telefonisch	–	14	3	9	26
Kontakte aufsuchend	2	2	1	3	8
Kontakte gesamt	**12**	**26**	**8**	**12**	**58**
Therapiedauer	4,5 Monate				

Am Beispiel von Marcus' Familie zeigen sich unterschiedliche Schwerpunkte in der Arbeit mit Subsystemen. So war hier wegen der kurzfristigen Klinikeinweisung, aber vor allem wegen geringer vorhandener Ressourcen bei den Eltern ein großer Einsatz im elterlichen, aber auch im extrafamiliären Bereich notwendig. Marcus konnte aufgrund schwacher Reflexions- und Introspektionsfähigkeit weniger von den Einzelsitzungen mit der Therapeutin profitieren, als dies für die Jugendliche im nächsten dargestellten Fall möglich war. Die Unterstützung der Eltern, vor allem des Vaters, wurde hier als deutlich wichtiger angesehen und fand wegen dessen beruflicher Belastung häufig telefonisch, zum Teil auch aufsuchend statt.

1.2 Fallbeispiel Anna

1.2.1 Problemhintergrund

Anna, fast 15 Jahre alt, lebt zusammen mit ihren Eltern in einem Haushalt. Sie ist ein Nachkömmling, ihre drei bereits erwachsenen Geschwister sind in den letzten Jahren nach und nach von zu Hause ausgezogen. Erste Alkohol- und Cannabiserfahrungen machte sie mit 12 Jahren, ab dem 13. Lebensjahr konsumierte sie regelmäßig Cannabis und an Wochenenden exzessiv verschiedene Substanzen wie Ecstasy, Amphetamine und Kokain. Einige Wochen vor Behandlungsbeginn gab es eine Phase von unregelmäßigem (nicht intravenösem) Heroinkonsum.

Ihre Eltern berichten, dass sich Anna bis zur früh einsetzenden Pubertät gut entwickelte. Sie war ein unauffälliges, etwas verträumtes und zurückhaltendes Kind, das »mitlief«. Sie machte Musik und Sport, war eine mittelmäßige Schülerin und hatte guten Kontakt zu ihren Eltern und Geschwistern, aber auch zu Gleichaltrigen.

Mit dem Auszug der älteren Geschwister begann die Mutter verstärkt in der Firma ihres Mannes mitzuarbeiten. Beide Eltern sind neben ihrer Berufstätigkeit sozial engagiert und haben jeweils vielfältige Interessen und Hobbys. Die Tochter war deshalb häufig allein zu Hause. Es begann eine schleichende Veränderung, die durch zunehmendes Rückzugsverhalten, ausgeprägte Stimmungsschwankungen,

Gereiztheit und Provokationen gekennzeichnet war. Die Eltern betrachteten die Entwicklung zunächst als ausgeprägte Pubertätserscheinungen, die sie bereits von ihren älteren Kindern her kannten. Die ersten Alkohol- und Cannabiserfahrungen der Tochter bewerteten sie als jugendtypisches Experimentierverhalten und maßen ihm zunächst keine große Bedeutung zu. Eine schwere Erkrankung der Mutter, verbunden mit längeren Krankenhausaufenthalten, verschärfte die Situation. Die Tochter gab ihre Hobbys nach und nach auf, ging unregelmäßig zur Schule und schloss sich älteren, neuen Freunden an, bei denen sie auch übernachtete. Weder Vater noch Mutter war bekannt, wo sie sich aufhielt. Sie gaben wiederholt Vermisstenanzeigen auf. Die Eltern fühlten sich zunehmend hoffnungs- und hilflos und zogen sich weiter zurück, was zu noch weniger elterlicher Präsenz und Beaufsichtigung führte.

1.2.2 Aufnahmesituation

Die Schule hatte Anna (und ihre Eltern) nach einem längeren Vorlauf vor die Wahl gestellt: Entweder sie begibt sich in eine (stationäre) Drogentherapie oder sie wird, mitten im Schuljahr, von der Schule gewiesen. Die zugespitzte Schulsituation war entstanden, weil Anna seit Monaten die Schule nur unregelmäßig besuchte, im Unterricht auffällig, das heißt teilnahmslos und kaum leistungsfähig, war. Im Gespräch mit dem Klassenlehrer berichtete sie von ihrem regelmäßigen Cannabiskonsum, den sie selbst aber als unproblematisch beurteilte. Trotz vieler Bemühungen seitens der Lehrer (Gespräche mit Anna; Appelle an die Eltern, ihrer Verantwortung nachzukommen; Angebote von Nachhilfe; Weitergabe von Beratungsadressen etc.) veränderte sich die Situation nicht. Anna versprach zwar, keine Drogen mehr zu konsumieren und ihre Drogenfreiheit durch Urinkontrollen nachzuweisen, konnte diese Vereinbarung aber nicht umsetzen. Die Eltern erhielten über eine Erziehungsberatungsstelle den Hinweis auf das INCANT-Forschungsprojekt.

Seit der Anmeldung hatte sich die Situation so zugespitzt, dass die Eltern nicht mehr an einen ambulanten Behandlungserfolg glaubten. Bei Behandlungsbeginn wünschten sich die Eltern nur noch, Anna möglichst schnell in eine stationäre Therapie zu bringen und die Verantwortung für ihre Tochter zunächst abzugeben. Sie hofften, dass sich durch den Aufenthalt auch die Beziehung zu ihrer Tochter wieder verbessern würde.

Anna hingegen formulierte den dringenden Wunsch, auf der alten Schule bleiben zu können, denn sie mochte die Schule und wollte dort den Abschluss machen. Nur »abhängen« (wie ihre konsumierenden Freunde) erschien ihr langfristig nicht erstrebenswert. Auf keinen Fall wollte sie in eine stationäre Einrichtung gehen, wo sie Regeln einhalten müsste, von ihren Freunden getrennt wäre und nicht mehr auf ihre alte Schule gehen könnte. Die ambulante Familientherapie empfand sie zwar als Belästigung, war dort aber bereit mitzumachen, wenn sie dann auf der Schule bleiben könnte. Sie wollte zu Hause wohnen bleiben und wünschte sich außerdem, dass ihre Eltern öfter für sie da wären und die häusliche Stimmung sich verbessert.

1.2.3 Der erste wichtige Schritt und Entwicklung von Therapiezielen

Aufgrund des äußeren Drucks durch die schulische Situation mussten bereits in der ersten Sitzung wichtige Entscheidungen getroffen werden. Die Familie konnte sich auf einen ambulanten Behandlungsversuch einigen. Erstes gemeinsam vereinbartes Ziel sollte der regelmäßige Schulbesuch bis zu den Ferien sein. Die dafür notwendigen Voraussetzungen wurden mit Hilfe der Therapeutin ausgehandelt. Anna gab ihren Eltern zähneknirschend die Erlaubnis, sie mit allen Mitteln dabei unterstützen zu dürfen, pünktlich zur Schule zu kommen. Die Eltern wiederum, die sich zunächst ebenfalls schwer taten, versprachen ihren Alltag so umzustrukturieren, dass sie Anna jeden Morgen wecken, versorgen und gegebenenfalls zur Schule bringen konnten. Außerdem bot die Therapeutin an, sofort mit dem Klassenlehrer Kontakt aufzunehmen, um sich für Annas Verbleiben auf der Schule einzusetzen. Die erste telefonische Abstimmung mit der Schule brachte folgendes Ergebnis: Wenn Anna es in einem ersten Schritt schaffen würde, die Tage bis zu den Ferien regelmäßig zur Schule zu kommen, wären der Verbleib und eine erfolgreiche Versetzung möglich.

Die Eltern und die Therapeutin verabredeten zunächst eine intensive Begleitung in Form von täglichen telefonischen Kontakten. Die Eltern wurden in ihrer »Aufsichtsfunktion« gestärkt und mussten nun aktiv werden (Tochter zum Aufstehen bringen, d. h., abends zunächst zu Hause zu bleiben, damit sie dafür sorgen konnten, dass die Tochter rechtzeitig ins Bett geht). Die Tochter hatte durch diese Vereinbarung die Möglichkeit, ihre Veränderungsbereitschaft nachzuweisen und Verantwortung für sich zu übernehmen. Die Selbstverpflichtung, jeden Tag zur Schule zu kommen, war ein erster Schritt, sich dem Thema Drogenabstinenz anzunähern, denn allen Beteiligten war unmissverständlich klar, das dies nur gelingen konnte, wenn Anna ihren Konsum deutlich reduziert oder einstellt.

> Hier zeigt sich, wie in der MDFT mit Fremdmotivation bzw. Zwangskontexten gearbeitet werden kann: Die Situation eröffnete der Therapeutin die Möglichkeit, sofort im »außerfamiliären« Bereich Schule mit der Arbeit zu beginnen. Denn durch das klare Ultimatum der Schule standen sowohl die Eltern als auch die Tochter unter Handlungsdruck und wurden gemeinsam aktiv, um an einem von allen gewünschten ersten gemeinsamen Ziel zu arbeiten. Das Thema Schulbesuch konnte so als »Hebel« dienen, um auch im weiteren Verlauf der Behandlung notwendige weitere Veränderungen anzustoßen.

Außerdem zeigt sich hier, wie in der MDFT die Bedeutung von ersten (oft kleinen) Veränderungen der familiären Situation bereits zu Beginn der Therapie betont wird. Durch möglichst frühzeitig initiierte Anfangserfolge kann Zuversicht und

Hoffnung geweckt werden, die wichtige Bausteine für die Motivations- und therapeutische Allianzbildung mit allen Beteiligten sind.

Bei der *Fallkonzeption* wurden von der Therapeutin folgende Ziele für die Behandlung der Familie formuliert:

- *Motivierung zur Drogenabstinenz*: diagnostische Klärung der psychischen Beschwerden von Anna (Erschöpfung, Antriebsarmut, Konzentrationsstörungen etc.) nach erreichter Drogenabstinenz.
- *Stärkung der Eltern in ihrer Erziehungs- und Aufsichtsfunktion*: Klärung der elterlichen Rollen und Motivierung der Eltern zur gemeinsamen Anstrengung und Erziehungshaltung; Sensibilisierung der Eltern dafür, dass ihre Tochter noch einen großen Bedarf an elterlicher Fürsorge hat.
- *Verbesserung der Eltern-Kind-Interaktion* im Sinne einer positiven emotionalen Verbindung und Wiederherstellung von Vertrauen.

1.2.4 Krisensituation im weiteren Therapieprozess

Nach einer ferienbedingten Pause kam es zu einer sehr emotionalen und dramatischen Sitzung. Die Eltern berichteten telefonisch, ihre Tochter sei seit fünf Tagen verschwunden. Sie wollten die Therapie abbrechen, da sie nicht davon ausgingen, dass Anna zu dem für denselben Tag vereinbarten Gespräch kommen werde. Auf Nachfrage stellte sich heraus, dass die Eltern für einige Tage allein verreist waren, weil Anna keine Lust hatte mitzufahren. Sie war erneut unbeaufsichtigt gewesen und hatte sich wieder verstärkt mit den konsumierenden Freunden getroffen. Anna kam dann doch unerwartet zu der mit ihr vereinbarten Einzelsitzung, war emotional aufgelöst und körperlich völlig erschöpft. Sie hatte Angst, nach Hause zu gehen, wünschte sich aber nichts sehnlicher. Das Angebot eines ersten Wiedersehens mit den Eltern am selben Tag in einer Familiensitzung nahm sie erleichtert an. Die Eltern wurden informiert und kamen sofort, zeigten aber zunächst kaum Emotionen. Sie wirkten resigniert, fast erstarrt. Auch Anna zeigte kaum Regung. Erst, als die Therapeutin die unausgesprochenen Gefühle und Gedanken der Beteiligten stellvertretend formulierte, kam eine emotionale Bewegung zustande. Die Eltern hörten zu, als Anna erzählte, wie es ihr ergangen war und wie sie sich fühlte, auch die Eltern wurden aufgefordert, ihre Gefühle ohne Vorwürfe mitzuteilen. Alle Familienmitglieder waren sehr bewegt. Mit einem weiteren Termin für den nächsten Tag und dem Entschluss, die Therapie fortzusetzen, gingen sie nach Hause.

> In der MDFT gelten das Wiederherstellen positiver Emotionen zwischen den Familienmitgliedern (»parental reconnection intervention«) und das Arbeiten an und in den Krisen als zentrale Bausteine. In dieser Situation konnte die aktuelle Krisensituation genutzt werden, um mittels klientenzentrierter Techniken (Verbalisierung von Gefühlen, einfühlendes Verstehen) sowie durch Enactment die Gefühle in der Familiensitzung zu aktualisieren und

sich gegenseitig mitzuteilen. Dabei werden die Familienmitglieder wechselseitig aufgefordert, aktuelle oder vergangene Emotionen zu verbalisieren, wobei die Therapeutin darauf achtet, dass dies in einem konstruktiven Klima geschieht. Dies erfordert in der Regel ein sehr direktives, das heißt moderierendes Vorgehen der Therapeutin.

1.2.5 Elterncoaching

Das Verhalten der Eltern zeigte, dass sie die Tragweite des Drogenkonsums ihrer Tochter noch nicht wirklich erfasst hatten (nach fünf Sitzungen konnte Anna mit Unterstützung der Therapeutin zugeben, dass sie bereits Heroin konsumiert hatte). In den nächsten Elternsitzungen wurden zentrale Erziehungsthemen (Bedürfnis der Tochter nach Zuwendung und Wärme, aber auch nach Grenzsetzung und Orientierung) vertieft und persönliche Grenzen bzw. Hindernisse (Krankheit, berufliche Einbindung) der Eltern erörtert. Dabei musste die Therapeutin sehr respektvoll und vorsichtig vorgehen, denn tatsächlich hatten die Eltern in den letzten Jahren ihre Aufsichtspflicht vernachlässigt und eigene Bedürfnisse zu sehr in den Vordergrund gestellt. Die Therapeutin zeigte den Eltern gegenüber Verständnis für diese Entwicklung, konfrontierte die Eltern jedoch auch deutlich mit den Folgen des zu permissiven bzw. vernachlässigenden Erziehungsstils.

> Die positive Würdigung der bisherigen elterlichen Erziehung und die Förderung verbesserter Erziehungsstrategien müssen gleichzeitig vermittelt werden, damit sich Eltern angenommen und verstanden fühlen und neue Verhaltensweisen umsetzen können. Eltern werden in der MDFT mitunter deutlich aufgefordert, heute alles zum Wohl ihrer Kinder zu tun, damit sie sich in Zukunft keine Vorwürfe machen müssen. In diesem Zusammenhang sind psychoedukativ vermittelte entwicklungspsychologische Informationen über Adoleszenz und Drogenkonsum hilfreich und nützlich. Die Einflüsse, die Eltern darin hindern, für ihre Kinder ausreichend präsent zu sein – wie eigener Stress und persönliche Krisen, lebensgeschichtlich bedingte Faktoren oder auch eigene Suchterkrankungen –, werden in gemeinsamen oder separaten Sitzungen thematisiert. Besteht die Notwendigkeit einer längerfristigen Beratung oder Behandlung, vermittelt die MDFT-Therapeutin zu den entsprechenden Stellen.

Im weiteren Therapieverlauf entwickelten die Eltern in der Therapie Pläne und neue Abläufe des Familienalltags, um zu gewähren, dass Anna vorerst nicht längere Zeit allein blieb. Die älteren Geschwister wurden dafür phasenweise hinzugezogen. Die Eltern, denen direktives, konsequentes Erziehungsverhalten eher schwer fiel, gewannen durch die praktische (teilweise telefonische) Unterstützung der Therapeutin zunehmend Sicherheit. Sie erlebten in der Folge deutlich, wie hilfreich es für ihre Tochter war, wenn sie klare Bedingungen und Grenzen aufstellten und durchsetzten. Auf der anderen Seite genossen sie auch selbst die gemeinsam verbrachte Zeit und den dadurch deutlich engeren emotionalen Kontakt zwischen allen Familienmitgliedern.

1.2.6 Einzelarbeit mit Anna

Die Einzelsitzungen mit der Tochter waren zunächst dazu bestimmt, ihr Vertrauen zu gewinnen und zu verstehen, welche Funktion der Konsum von Cannabis und anderen Drogen hatte. Dabei wurde deutlich, dass Anna sich seit der Pubertät zunehmend melancholisch, einsam und unverstanden fühlte und sich, ohne das Wissen der häufig abwesenden Eltern, schon früh auf Beziehungen mit wesentlich älteren, konsumierenden jungen Männern eingelassen hatte. Cannabis, aber auch andere Drogen gaben ihr die Möglichkeit, ihre Gefühle zu manipulieren und ihre eher depressive Grundstimmung nicht so stark wahrzunehmen. Sie bekam Anerkennung und Zuwendung als »Küken« in der überwiegend aus jungen Männern bestehenden »Ersatzfamilie«. Anna fühlte sich aber schon seit einiger Zeit nicht mehr wohl im Kreis dieser Bezugsgruppe und spürte, dass sie immer mehr abrutschte. Sie war deshalb in gewisser Weise auch erleichtert, dass sie jetzt von den Eltern mehr empathische Aufmerksamkeit bekam und nicht mehr machen konnte, was sie wollte.

> MDFT-Therapeuten arbeiten in der Anfangsphase mit Jugendlichen nicht konfrontativ (z. B. im Sinne einer Abstinenzforderung), sondern im Sinne der Motivierenden Gesprächsführung empathisch und auf offensichtliche Widersprüche im Verhalten hinweisend sowie sehr an ihren Anliegen und Wünschen orientiert. In diesem Fall nutzte die Therapeutin den Einzelkontakt auch zur weiteren diagnostischen Abklärung der hinter dem Cannabiskonsum verborgenen depressiven Grundstimmung des Mädchens. Im Rahmen von MDFT können, wie auch in diesem Fall, Elemente aus Modulen zur Depressionsbehandlung eingesetzt werden. Ist eine medikamentöse Mitbehandlung erforderlich, wird an einen Facharzt überwiesen, mit dem man sich kontinuierlich austauscht.

1.2.7 Ergebnisse

In den im weiteren Verlauf der Behandlung stattfindenden Familiensitzungen ging es in erster Linie um die Veränderungen, die mit der neuen elterlichen Präsenz verbunden waren. Dabei zeigten die Eltern, dass sie an einem Strang zogen, und beeindruckten die Tochter damit so sehr, dass sie ihre Versuche aufgab, die Eltern, wie früher, gegeneinander auszuspielen. Anna beschwerte sich zwar lautstark über die neuen Regeln und Grenzen, die die Eltern plötzlich aufstellten, und empfand es als belastend, dass ein Elternteil nun mehr oder weniger immer zuhause war. Dennoch machte sie im gesamten weiteren Therapieprozess nicht einmal den ernsthaften Versuch, sich diesen neuen Regeln zu widersetzen. Die von den Eltern angebotenen alternativen (gemeinsamen) Aktivitäten nahm sie nach und nach an. Sie begann, wieder eine Theatergruppe zu besuchen, und intensivierte alte, drogenfreie Kontakte. Anna ging weiterhin regelmäßig zur

Schule und beteiligte sich wieder aktiv am Unterricht. In dieser Zeit entschied sie sich (sicher auch unter dem Druck der durch die Schule angesetzten regelmäßigen Drogentests), den Drogenkonsum einzustellen, was sie in der Folge bei weiteren Urinkontrollen nachweisen konnte.

Tabelle 6: Kontaktanzahl, Settingmix und Dauer im Fall Anna

Setting	Familie	Eltern	Jugendliche	außerfamiliär	Gesamt
Sitzungen in Einrichtung	12	8	15	–	35
Kontakte telefonisch	–	8	2	9	19
Kontakte aufsuchend	–	–	–	2	2
Kontakte gesamt	**12**	**16**	**17**	**11**	**56**
Therapiedauer	5,5 Monate				

In Tabelle 6 zeigen sich die unterschiedlichen Schwerpunkte in der Arbeit mit Subsystemen im Fall Anna. Anna konnte im Laufe der Therapie die Einzelsitzungen mit der Therapeutin zunehmend für sich selber nutzen, so dass sich hier ein ausgewogeneres Verhältnis der Arbeit auf den vier Ebenen zeigt als im Fall Marcus.

Vor dem Hintergrund der manualorientierten Zielvorgabe, alle vier Interventionsbereiche im Blick zu haben und zu bearbeiten, verdeutlichen diese Unterschiede in den einzelnen Fällen eine fallspezifisch-flexible Anpassung der Arbeit in den Subsystemen sowie eine Variation von Intensität und Frequenz.

2 Phase 1: Motivation und Aufbau von therapeutischen Arbeitsbündnissen

Der Therapiebeginn ist von zentraler Bedeutung, da die Motivation der Klienten, sich auf eine MDFT-Behandlung einzulassen, oft ambivalent oder gar nicht vorhanden ist. Vor allem Jugendliche stehen einer Therapie zunächst eher ablehnend gegenüber, auch, weil sie sich nicht vorstellen können, dass es für sie nützlich sein könnte. Sie erwarten häufig, dass der Therapeut als verlängerter Arm der Eltern agiert. Eltern sind ebenfalls häufig skeptisch, dass ihr Mitwirken erforderlich oder sinnvoll ist, da sie schon vieles vergeblich versucht haben und ihr Kind nun vielleicht lieber den Experten überlassen würden, um es »auf die richtige Spur bringen zu lassen«.

Die erste Therapiephase ist daher nicht nur davon bestimmt, die Familie kennen zu lernen, die Sichtweise der einzelnen Familienmitglieder zu verstehen, ihre jeweiligen Veränderungswünsche und Ziele herauszuarbeiten, sondern es geht vor allem darum, alle Beteiligten davon zu überzeugen, dass MDFT ihnen dabei hilft, diesen Zielen näherzukommen.

Der Aufbau von Therapiemotivation und von therapeutischen Arbeitsbündnissen beinhaltet vier Teilaspekte:

1. Motivierung: den Jugendlichen und die Eltern davon zu überzeugen, dass eine Behandlung notwendig, sinnvoll und aussichtsreich ist.
2. Entwicklung therapeutischer Arbeitsbündnisse, sowohl zwischen dem Therapeuten und dem Jugendlichen, dem Therapeuten und den Eltern sowie dem Therapeuten und relevanten außerfamiliären Personen bzw. Institutionen.
3. Erarbeitung einer detaillierten Fallkonzeption: eine Einschätzung der Problematik, der wichtigsten Risiko- und Schutzfaktoren in Bezug auf die vier Subsysteme, Skizzierung von Behandlungszielen sowie geeigneten Lösungsansätzen.
4. Erstellung eines Behandlungsplans auf der Grundlage der von allen Teilnehmern formulierten Aufträge im Sinne ihrer Veränderungswünsche und Prioritätensetzungen für die zweite Therapiephase.

2.1 Übergeordnete Ziele und Interventionen

Im Folgenden werden die grundlegenden Ziele und Interventionen der ersten Therapiephase zusammengefasst dargestellt:

Das Schaffen eines neuen Systems: Ein Therapeut, der in der MDFT mit einer Familie zu arbeiten beginnt, schafft auf diese Weise ein neues System zu einem speziellen Zweck mit dem gemeinsamen Ziel, die Situation aller Familienmitglieder zu verbessern. Therapeuten sind einerseits ein neues Mitglied im System, müssen andererseits den notwendigen Abstand einhalten.

Den Jugendlichen und die Familie in einem neuen Entwicklungsabschnitt willkommen heißen: Eine therapeutische Behandlung zu beginnen, ist eine einschneidende und wichtige Erfahrung. Dieser Tatsache wird oft viel zu wenig Rechnung getragen, weshalb es sehr viele Therapieabbrüche gibt, vor allem unter jugendlichen Klienten. Es ist deshalb enorm wichtig, von Beginn an allen Familienmitgliedern dabei zu helfen, sich ernst genommen und verstanden zu fühlen.

Erklären, wie MDFT abläuft: Es ist nicht davon auszugehen, dass die Familie ein realistisches Bild von der Therapie hat, deshalb braucht sie Informationen über den Ablauf und die Vorteile, die einladend und ermutigend wirken. Erklärt werden sollten die Dauer, die Intensität, die verschiedenen Settings, Funktion von Videoaufnahmen und Supervision etc. Es ist oft auch hilfreich, sich bei den Teilnehmern nach früheren Therapieerfahrungen zu erkundigen.

Krisen und Fehlschläge nutzen, um Kräfte zu mobilisieren: Eine Krise kann zum Beispiel ein drohender Schulverweis oder Abbruch einer Ausbildung oder Betreuung in einer Jugend-WG, aber auch ein heftiger Konflikt in der Familie oder ein emotionales Tief Einzelner sein. Solche Situationen haben einen großen motivierenden und therapeutischen Wert, denn sie erhöhen die Bereitschaft zur Veränderung. Therapeuten bieten Unterstützung und Informationen an und helfen bei der Formulierung von Zielen, die Schritt für Schritt erreicht werden sollen.

Erwartungen wecken: Häufig befinden sich Jugendliche und Eltern zu Beginn einer Behandlung in einer negativen Lebenseinstellung, begleitet von Gefühlen der Hoffnungslosigkeit, Hilflosigkeit und Ratlosigkeit. Diese Gefühle werden ernst genommen, zugleich soll aber auch die Hoffnung geweckt und die Einsicht erzeugt werden, dass der Jugendliche auf einen neuen Weg gebracht werden kann, dass es Alternativen gibt, dass dem Problemverhalten ein Ende bereitet werden, dass sich die Lebensqualität bessern kann.

Intensiven Kontakt herstellen: Gerade zu Beginn der Therapie ist es wichtig, einen intensiven Kontakt aufzubauen. Manchmal ist es wünschenswert, täglich Kontakt aufzunehmen, sei es in einer Sitzung, einem Telefongespräch oder einer SMS.

Zusätzliche Verbündete gewinnen: Zu Beginn eines Programms muss sich ein Therapeut die Frage stellen, welche Personen innerhalb und außerhalb der Familie als Verbündete in Frage kommen. Wenn man mehrere Verbündete gefunden hat, ergeben sich unterschiedliche Perspektiven in Bezug auf die Ursachen und Lösungen der Probleme des Jugendlichen. Dies kann kompliziert, aber auch bereichernd sein.

Den Jugendlichen motivieren, seine Geschichten zu erzählen: Ein MDFT-Therapeut bemüht sich darum, das Leben des Jugendlichen kennen zu lernen – seine Träume, Hoffnungen, Fähigkeiten, aber auch seine Probleme, Verletzungen und Enttäuschungen aufgrund von vergangenen Ereignissen, die seine Beziehungen innerhalb und außerhalb der Familie belasten.

Aufsuchen der Lebenswelt des Jugendlichen: Besuche des Therapeuten bei dem Jugendlichen zuhause oder in der Schule, dem Freizeitbereich dienen dazu, mehr Information über die Lebenswelt und den Alltag der Jugendlichen/Familien in Erfahrung zu bringen. Therapeuten müssen sich erst einmal daran gewöhnen, diesen notwendigen Schritt zu machen und ihn, wenn die Situation es erfordert, zu wiederholen.

Viele verschiedene Wege führen zu Veränderungen: Jugendliche und ihre Eltern können sich auf verschiedenen Wegen verändern. Meistens ist eine Kombination von Ansätzen notwendig, um eingefahrene Verhaltensmuster wie Delinquenz und Abhängigkeit zu ändern. Je besser der Therapeut die Familie kennen lernt, umso eher wird er angemessene Wege für eine erwünschte Veränderung anbieten können.

Einfache und leichte Veränderungen zuerst anvisieren: Es sollte frühzeitig vom Therapeuten erkundet werden, in welchen Bereichen oder Themenfeldern im Leben der Familienmitglieder schnell bzw. einfach Veränderungen erreicht werden können. Dies erhöht die Bereitschaft zur Mitwirkung und stärkt die Zuversicht, durch Anstrengung die gewünschten Ziele erreichen zu können.

Erstellung der Fallkonzeption und des Behandlungsplans: Motivierung und Allianzbildung gehen Hand in Hand mit der Erstellung der Fallkonzeption und des Behandlungsplanes. In der Fallanalyse wird ein detailliertes Bild von der Art der Problematik in den unterschiedlichen Subsystemen erarbeitet. Dabei orientiert man sich an den wichtigsten Risiko- und Schutzfaktoren innerhalb der verschiedenen Lebensbereiche. Davon ausgehend und bezogen auf die Veränderungswünsche der einzelnen Mitglieder des Familiensystems werden Behandlungsziele formuliert, die dann schrittweise erreicht werden sollen.

Diagnostische Fragen durchziehen prinzipiell den gesamten Behandlungsverlauf, haben jedoch in der ersten Phase einen Schwerpunkt.

2.2 Der Therapiebeginn

Die erste Sitzung sollte, wenn möglich, mit dem Jugendlichen und den Eltern zusammen stattfinden. Dies bietet die Gelegenheit, das multidimensionale Vorgehen gleich in der Praxis umzusetzen, und die Familie erhält sofort einen Eindruck davon, wie die Therapie insgesamt verlaufen wird: Die Sitzung verläuft in mehreren Abschnitten, die MDFT-Therapeutin begrüßt alle gemeinsam, stellt das Therapieprogramm vor, fragt nach den Gründen für die Therapieaufnahme und spricht danach sowohl mit den Eltern als auch mit dem Jugendlichen allein, um zum Abschluss wieder mit allen gemeinsam ihre ersten Eindrücke und die nächsten Schritte zu besprechen.

In den von den MDFT-Entwicklern verfassten Mustersitzungen (Sessionscripts) gibt es detaillierte Beispiele mit Textvorschlägen, wie einzelne Aspekte vom Therapeuten in der ersten Sitzung formuliert oder angesprochen werden können und wie eine zeitliche Aufteilung in Subsysteme gestaltet werden kann. Im realen Therapiealltag zeigt sich oft, dass beim ersten Termin eine gemeinsame Sitzung mit den relevanten Mitgliedern der Familie nicht wie gewünscht zustande kommt. Hier gilt es, entsprechend der immer notwendigen Flexibilität in der Behandlungsplanung, die Therapie mit dem vorhandenen Subsystem zu beginnen und zum späteren Zeitpunkt die anderen relevanten Familienmitglieder mit einzubeziehen.

Konkrete Ziele für die ersten Sitzungen mit einer Familie sind:

- Jugendlicher und Eltern verstehen die Struktur und den Ablauf von MDFT, einschließlich der Grenzen der Schweigepflicht.
- Jugendlicher und Eltern haben ihre Sicht der Situation mitgeteilt – einschließlich der Gedanken zu den Umständen, die zur Aufnahme der Therapie geführt haben. (Welche Probleme gibt es? Wie haben sich diese Probleme entwickelt? Welche Gründe gibt es dafür aus der Perspektive der verschiedenen Personen? Was haben sie getan, um die Situation zu verbessern? Welche Veränderungen wünschen sie für die gesamte Familie und für jedes Familienmitglied?)
- Jugendlicher und Eltern haben Scham- und Schuldgefühle, Zorn gegen sich selbst und die Anderen abgebaut.
- Jugendlicher und Eltern fangen an, die Lösung ihrer Probleme aus der Familienperspektive zu sehen. Dies bedeutet, nicht nur der Jugendliche muss Dinge verändern.
- Jugendlicher und Eltern fühlen sich gestärkt und sind zuversichtlich, dass sie mit Hilfe von MDFT ihre Probleme lösen können, dass die Situation besser sein kann, dass auch diese Situation bald der Vergangenheit angehören wird.
- Jugendlicher und Eltern fühlen sich vom Therapeuten respektiert, verstanden und gemocht.
- Ziele des Jugendlichen: Jugendlicher fängt an, therapeutische Ziele zu bestimmen (Bereiche, die geändert werden müssen).
- Ziele der Eltern: Eltern fangen an, therapeutische Ziele (Bereiche, die geändert werden müssen) zu bestimmen.
- Elternbasis: Eltern beginnen zu verstehen, wieso sie »die Medizin« sind, und erklären sich dazu bereit, alles nur Mögliche zu tun, um ihrem Kind zu helfen.
- Einverständnis: Eltern und Jugendlicher einigen sich auf ein therapeutisches Ziel, welches sie zuerst erreichen wollen.
- Der Therapeut hat ein klares Bild der wichtigsten Kräfte und Faktoren, die zu der Überweisung in die Therapie geführt haben, und zu den diesbezüglichen Gedanken und Gefühlen der Familienmitglieder.
- Der Therapeut hat es geschafft, ein Gefühl der Motivation aufzubauen, die Lebenssituation der Familie und des Jugendlichen mit seiner Hilfe zu verbessern.
- Der Therapeut hat ein Bild von einigen Stärken der Familie und der einzelnen Familienmitglieder sowie der Bereiche, wo es noch mangelt – Bereiche, die besondere und vielleicht sogar unmittelbare, Aufmerksamkeit erfordern. Der Therapeut ist zu spezifischen Schlussfolgerungen im Hinblick auf die vier Kernbereiche der MDFT gekommen: dem einzelnen Jugendlichen, dem

Elternteil/den Eltern, der Familie und ihren transaktionalen Mustern und dem extrafamiliären System (normalerweise Lehrkräfte oder Mitarbeiter der Jugendhilfe, aber auch Peers).
- Der Therapeut hat eine klare Idee davon, was als Nächstes getan werden muss – auch, um den Ball in den vier Subsystemen am Laufen zu halten bzw. ins Rollen zu bekommen. Der Therapeut kann diese Ideen in der Fallkonzeption konkretisieren.
- Zusammenarbeit: Therapeut, Eltern und Jugendlicher fangen an, einen Behandlungsplan zu entwickeln (woran sie arbeiten wollen, was geändert werden muss usw.).
- Aktion: Eltern und Jugendlicher fangen an, in Aktion zu treten, um ihr Verhalten zu ändern (entweder durch Enactment in der Sitzung und ein geplantes Verhalten außerhalb der Sitzungen oder beides).

2.2.1 Die erste Sitzung: Erklärung des Ablaufs der MDFT

Entweder zu Beginn oder im Verlauf der ersten Sitzung sollte das Therapieprogramm vorgestellt und erläutert werden. Mit der Beschreibung des Programms soll erreicht werden, dass Hoffnung geweckt wird, indem die Familie sieht, dass sie an einem qualitativ hochwertigen, wissenschaftlich fundierten Programm mit einem kompetenten Therapeuten teilnehmen. Weiterhin ist bedeutsam zu vermitteln, dass alle Familienmitglieder etwas zur Lösung des Problems beitragen können und sollen, dass eine Zusammenarbeit angestrebt wird.

»Wie läuft das denn hier?«

Therapieausschnitt: Sabrina, 16 Jahre, und ihre Mutter

Therapeutin: Das ist ja schön, dass das geklappt hat um die Mittagszeit. Das ist ja eher außergewöhnlich, dass das klappt, so wegen Arbeit oder Schule oder je nachdem. Also erst mal herzlich willkommen hier im Therapieladen. Sie hatten ja schon Vorgespräche, aber ich fange mit Ihnen ganz unbeleckt an, aber nicht mit Fragebögen, sondern miteinander. Und dachte, dass ich Ihnen erst mal was zum Therapieprogramm sage, wie das so läuft, damit Sie eine Idee davon haben, wie das so aussieht, und dann steigen wir ein. Was sind die Themen, um was geht es und vor allem: Was sind die Ziele, was soll hier in der Therapie rauskommen?
Sabrina: Okay.
Mutter: (zustimmendes Nicken)
Therapeutin: Ja, diese familientherapeutische Methode, die wir jetzt anbieten, wir machen es ja jetzt schon eine Weile, damit machen wir gute Erfahrungen. Es gibt sehr gute Entwicklungen auch innerhalb kurzer Zeit. Wir planen ja so vier bis

maximal sechs Monate ein, denn wir arbeiten hier eher kurz, dafür aber dicht. Dicht heißt, wir haben manchmal auch mal mehrere Termine in der Woche. Das kann zum Beispiel so aussehen, dass wir gemeinsam Gespräche haben, dass (an Jugendliche gerichtet) *wir beide einen Termin haben, dass* (an Mutter gerichtet) *wir beide einen Termin haben, manchmal gibt's dann auch noch andere wichtige Stellen oder Menschen, die mit einbezogen werden. Das kann die Schule oder eine Ausbildungsstelle sein oder es gibt eine Tante oder einen Onkel. Was nämlich hier immer wichtig ist: Wir beziehen alle ein, die helfen können, dass die Situation für die Familie besser wird. Das sind natürlich in erster Linie Sie beide, das ist klar, aber trotzdem gucken wir, dass wir alle mobilisieren, die dazu beitragen können. Ja, das ist schon eine Besonderheit hier, eher dicht zu arbeiten, aber nicht so lange.*

Und es sieht eben auch so aus, das habe ich eben schon gesagt, dass wir, wie es so schön heißt, in verschiedenen Settings arbeiten, dass es Familiengespräche gibt wie das hier heute, wo ich weiß ja nicht, wer noch zur Familie gehört, es kann ja auch größer noch sein, aber dass (an Jugendliche gerichtet) *wir Termine allein haben, dass wir* (an Mutter gerichtet) *Termin allein haben, und da ist es auch manchmal so, dass du mir Dinge erzählst, wo du sagst:* »Das weiß meine Mutter ja noch gar nicht«, *oder Sie:* »Hm, da habe ich mit meiner Tochter noch gar nicht darüber gesprochen.« *Und das ist natürlich auch möglich so, das ist ja der Sinn des getrennten Sprechens.*

Wenn es Punkte sind, wo ich denke, oh, das wäre wichtig, da miteinander darüber zu sprechen, würde ich natürlich Sie dazu ermutigen und dann auch dabei helfen, über diese Punkte zu sprechen. Das ist schon Hauptanliegen, weil wir ja wissen, wenn es ein Drogenthema gibt, und das ist ja klar, sonst wären Sie ja nicht hier, das ist nie nur für Jugendliche allein stressig, sondern das ist ja erfahrungsgemäß für die Eltern, für die Familie auch eine schwierige Situation und es ist für alle belastend. Unser Anliegen ist, dass es für alle besser wird, dass es miteinander besser läuft, das ist so die Überschrift. Und eins ist vielleicht noch wichtig, wir machen hier regelmäßig Urinproben, und das ist das Einzige, wo klar ist, da gibt's keine Schweigepflicht drüber, sondern das ist hier die Überschrift und darüber wird offen kommuniziert. (zur Mutter) *Also dass Sie wissen, wie der Stand der Dinge ist, das machen wir 14-tägig oder je nachdem, wie es sinnvoll ist, aber so ungefähr, und darüber tauschen wir uns aus und das ist der Punkt: Da muss einfach Klarheit sein, sonst hat's ja wenig Sinn. Ja, ich überlege, gibt's noch Fragen?*

2.2.2 Einstieg in den Therapieprozess

Wenn sichergestellt ist, dass alles gut verstanden wurde, sollte jede/r Beteiligte kurz Zeit haben, über folgende Dinge zu sprechen:
- die Situation, die zur Behandlung geführt hat;
- ihre/seine Definition und Sicht des Problems;

- ihre/seine Meinung zu den Gründen, die dazu geführt haben, was schief gegangen ist;
- Ideen, wie man es besser machen könnte; was man sich von der Therapie für sich selbst und die Familie wünscht;
- Hoffnungen für die nahe Zukunft.

Dabei ist wichtig, dass der Therapeut dabei hilft, mit Gefühlen wie Wut, Angst, Reue und Hoffnungslosigkeit umzugehen, das heißt, sie zugleich zu würdigen, aber auch zu entschärfen, zum Beispiel Gefühle der Scham, der Schuld, Wut und Schuldzuweisungen abzubauen. Dabei kann helfen, allen rückzumelden, dass sie ihr Bestes versucht haben bzw. keine anderen Möglichkeiten sahen. Die Belastung und das Leid der Einzelnen bieten sowohl eine Gelegenheit, Verständnis und Mitgefühl zu zeigen, als auch Motivation aufzubauen, mit Hilfe der Therapie Wege aus der gegenwärtigen Situation hinaus und in ein besseres familiäres Klima zu entwickeln.

Der Therapeut nimmt dabei eine interessierte, offene, wertschätzende und respektvolle Einstellung gegenüber dem Jugendlichen und den Eltern ein.

Er regt das Gespräch zwischen den Familienmitgliedern an, bei denen er vor allem zuhört und beobachtet und nur dann teilnimmt oder die Gespräche leitet, wenn es notwendig ist. Dabei achtet er auf Muster der Familieninteraktion: Wie sprechen Familienmitglieder miteinander? Sind sie respektvoll oder respektlos? Zeigen sie Wärme für einander? Wie ist der emotionale Unterton? Gibt es viele Konflikte? Wie gehen sie damit um? Er spart dabei nicht an Lob und Komplimenten für die Bemühungen der Einzelnen, zeigt Verständnis und Mitgefühl und hilft dabei, Scham- und Schuldgefühle zu verringern.

»Worum soll es in der Therapie gehen?«

Therapieausschnitt: Sabrina, 16 Jahre, und ihre Mutter

Therapeutin: Was war los in letzter Zeit oder was hat den Anstoß gegeben: Jetzt holen wir uns Hilfe?
Mutter: Also, es kam erst mal von mir, dieser Impuls, Hilfe zu holen, also eigentlich der wichtige Impuls kam von meiner Freundin, die auch hier ist mit ihrem Sohn, und sie hat mir so davon erzählt und dann dachte ich: Eigentlich brauche ich auch so eine Unterstützung, weil ich mich so allein fühle, und ich bin, glaube ich auch, koabhängig, merke ich, und so mein Verhalten ihr gegenüber, Kontrolle, ich will sie kontrollieren, und ich merke, das geht gar nicht, und auch so die Hilflosigkeit darüber. Also ich war zweimal mit einem Alkoholiker zusammen, von daher kenn ich das Ganze.

Therapeutin: Ja, ich höre, Sie kennen sich offensichtlich mit dem Suchtthema aus, koabhängig ist ja im Suchtbereich so ein wichtiges Wort.

Mutter: Ich habe selber auch sehr viel Cannabis konsumiert und habe damals nur wegen einer Angstpsychose aufgehört, sonst wäre ich vielleicht auch noch eine aktiv Süchtige.

Therapeutin: Ah, okay, okay, das heißt, Sie kennen das Cannabisthema selber gut.

Mutter: Ja, ja, deswegen kann sie sich gar nicht vor mir verstecken, ich sehe es sofort (lächelt).

Sabrina: Das ist ja auch nicht, was ich will, ich verstecke mich ja auch nicht.

Therapeutin: Ah, ich verstehe.

Mutter: Und ich stecke so zwischen »ich erlaube es ihr« und »ich toleriere es« und dann wieder »ich verbiete es ihr« und dann wieder nicht. Aber der Wunsch ist eigentlich, dass sie selber so den Wunsch bekommt, aufzuhören. Weil ich weiß selber, dass man das von sich aus wollen müssen muss (lacht).

Therapeutin: Na ja, oder wie ich es von Ihnen gehört habe, es passiert etwas, was so eine Stresssituation erzeugt, dass man sagt, jetzt muss ich es lassen. Also es klingt ja nicht nach »Ich bin selber an den Punkt gekommen: Och, jetzt lass ich das«, sondern es gab richtig so 'ne Drucksituation, die dann dazu geführt hat. Und wie ist es, Sabrina? Du kennst diese Geschichte von deiner Mutter? Mit dem Cannabis und wie ihr das damals ging und so?

Sabrina: Ja, mhm.

Therapeutin: Also, Sie haben darüber gesprochen.

Mutter: Deshalb habe ich darüber gesprochen, weil ich mir Sorgen mache, dass es eventuell auch bei ihr dahin kommen könnte.

Therapeutin: Und wie schätzen Sie, (an Sabrina gerichtet) du sagst ja gleich auch was dazu, so den Stand bei Sabrina ein, was das Kiffen betrifft?

Mutter: Ja, sie ist gut dabei.

Therapeutin: Gut dabei heißt, Sie denken, das ist schon ziemlich heftig?

Mutter: Ja.

Therapeutin: Und was denken Sie, wie Sabrina das so sieht mit dem Konsum, findet sie das schwierig oder eigentlich nicht?

Mutter: Ja, ich glaube, sie findet es nicht schwierig.

Therapeutin: Stimmt das, Sabrina?

Sabrina: Ja, ja, auf jeden Fall, also diese Woche habe ich jeden Tag gekifft, aber das ist, weil meine Freunde alle Ferien haben diese Woche, aber sonst so nicht jeden Tag, so dreimal wöchentlich, also ich weiß nicht, ich würde ja, nee ...

Therapeutin: Okay, also es ist nicht täglicher Konsum, sondern nur, wenn so 'ne Ausnahmesituation ist wie jetzt mit den Ferien. Und da sagst du selbst: Wo soll das Problem sein? Oder gibt es manchmal Situationen wo du denkst, es gibt Nachteile?

Sabrina: Nee, eigentlich nicht. Also ich hab schon mal Angstzustände gekriegt wegen Kiffen, das ist schon länger her. Eher wenn ich so draußen bin, nachts draußen rumlaufe, dann kommt das so.
Therapeutin: Ah ja, das ist ja dann nicht so ein richtiger Spaß.
Sabrina: Nee, aber wenn ich zuhause bin und mit Freunden rauche, dann ist es nicht so.

In diesem gemeinsamen Einstiegsgespräch wird bereits deutlich, dass vor allem die Mutter wünscht, dass ihre Tochter eine Veränderung an ihrem Drogenkonsum vornimmt, die Tochter ihren Konsum selbst jedoch wenig problematisch findet. Die Therapeutin fragt zunächst interessiert nach den jeweiligen Anliegen und Einschätzungen der Situation.

Nach dieser ersten gemeinsamen Gesprächssequenz werden die Eltern oder der/die Jugendliche gebeten, draußen zu warten und auf einem Zettel Notizen zu machen, welche Veränderungen aus ihrer Sicht in der Therapie erreicht werden sollen. Dann erfolgt nacheinander ein kurzes Gespräch (je etwa 20 Min.) in den einzelnen Subsystemen (Erläuterungen dazu später).

Zum Abschluss der Sitzung kommen noch einmal alle Beteiligten zusammen. Der Therapeut sollte hier in ermutigenden und wertschätzenden Worten den ersten Eindruck zusammenfassen.

Dabei kann zum Beispiel auf Gemeinsamkeiten in den bereits geäußerten Veränderungswünschen hingewiesen werden, da alle sich wünschen, wieder ein besseres, offeneres, ehrlicheres, vertrauensvolleres Verhältnis zueinander zu haben.

Oder es kann die Bereitschaft aller hervorgehoben werden, hier aktiv an einer positiven Veränderung mitzuwirken, selbst dann, wenn immer noch Skepsis im Vordergrund steht, denn allein, dass sie gekommen sind und das Gespräch geführt haben, ist ein positives Zeichen.

Ebenfalls kann betont werden, dass hier trotz aller erkennbaren Schwierigkeiten sympathische, engagierte, einander sehr verbundene, einander wohlwollende Menschen zusammensitzen.

Wenn möglich und passend, sollte die Sitzung damit beendet werden, bereits erste kleine Vereinbarungen zu treffen wie eine Einigung für die nächste Woche: »Die Eltern werden weniger nörgeln und kritisieren, der Jugendliche wird weniger maulen, weniger kritisieren.« Alle erklären sich dazu bereit, etwas besser zu machen, der Therapie eine Chance zu geben.

Abschließend sollten die nächsten Schritte besprochen werden, das heißt die nächsten Termine, entweder als weiteres Familiengespräch oder Einzeltermine mit dem Jugendlichen und den Eltern. Ebenfalls wichtig ist die Absprache, zu wem außerhalb der Familie in nächster Zeit Kontakt aufgenommen werden sollte, zum Beispiel zur Schule.

»Ich bin ganz optimistisch!«

Therapieausschnitt: Sabrina, 16 Jahre, und ihre Mutter

Therapeutin: Okay. Gut, ja, ich habe ja zu Anfang gesagt, wichtig ist heute, einen Eindruck zu bekommen: Was sind die Themen, was sind Ihre Wünsche, was sind die Ziele, was soll hier passieren und rauskommen?
Und ich kann nur sagen: Nach diesem ersten Eindruck bin ich ganz optimistisch, dass wir hier gute Sachen miteinander hinkriegen können. Ich höre, es gibt an 'nem wichtigen Punkt eine deutliche Übereinstimmung in den Zielen. Ich habe von Ihnen (zur Mutter) sehr deutlich gehört, dass Sie sich wünschen, dass Sabrina ein gutes Risikobewusstsein entwickelt, dass sie für die Risiken des Kiffens Bewusstsein entwickelt, das war so ein deutlicher Wunsch von Ihnen, und das Gleiche habe ich von dir (zur Tochter) auch gehört. Ich will mich auseinandersetzen, ich will gucken, besser verstehen, mir auf die Schliche kommen, wo ich vielleicht Tomaten auf den Augen hab oder so, da gibts 'ne ganz klare Übereinstimmung, da werden wir dran arbeiten, ich habe auch von beiden gehört: Maja (die jüngere Schwester), da sollte man noch mal ein Auge drauf haben, das sollten wir auch berücksichtigen, sicher auch in einem gemeinsamen Gespräch, oder auch mal mit ihr allein, je nachdem, wie das so passt, das entwickeln wir so Stück für Stück und das sind Punkte, die sind gut, die sind wichtig und dabei würde ich gern helfen. Und dann habe ich von Ihnen (Mutter) gehört, wie das so zuhause läuft, da wünsche ich mir manches noch anders, und auch da denke ich, können wir schauen: Du bist 16 jetzt, willst gerne entscheiden und trotzdem ist es auch so: Du bist zuhause, du bist Tochter deiner Mutter, das ist so dieses spannende Alter, nicht so richtig Fisch, nicht so richtig Fleisch, wo das so ein bisschen pendelt: Wie viel kann ich jetzt ihr schon überlassen? Was kann ich ihr zutrauen? Und wo sage ich: Nö, ich bin deine Mutter, jetzt hör mal auf mich, ich will, dass es dir gut geht. Und auch da werden wir darüber sprechen. Es sind heute im Gespräch ja schon neue Sachen aufgetaucht, die jede noch nicht wusste, so dass ich denke, es gibt hier viel gute Beziehung und Kommunikation miteinander, das ist spürbar, ganz deutlich und trotzdem: Auch da kann es noch ein bisschen besser werden. Das werden wir schon hinkriegen.

2.2.3 Fallkonzeption und Bestimmung der Therapieziele

Nach der ersten Sitzung mit der Familie beginnt die Therapeutin mit der Arbeit an der Fallkonzeption. Dies bedeutet, alle für die Therapie und das Fallverständnis wichtigen Informationen einzutragen und zu sortieren. Diese Sammlung bildet die Grundlage für die Behandlungsplanung und die Formulierung übergeordneter Therapieziele. Die Zielbestimmung orientiert sich dabei an den von den einzelnen Familienmitgliedern geäußerten Veränderungswünschen und setzt diese zu den übergeordneten in MDFT gültigen Therapiezielen (Abbau von Risiko- und Aufbau bzw. Stärkung von Schutzfaktoren) in Beziehung.

Im weiteren Therapieverlauf wird diese Sammlung ergänzt, sobald neue Informationen oder Zielaspekte auftauchen. Zur Verdeutlichung soll hier die Konzeption des Fallbeispiels Sabrina vorgestellt werden (Abbildung 5).

MDFT-Fallkonzeption				Datum:	
Klient(in) Code	Sabrina		Alter	16 Jahre	
Adresse			Geburtsdatum		
			Telefon		
E-Mail			Handy		
Therapeut/in		**Therapiebeginn**	2/2009	**Therapieende**	7/2009
Bezugspersonen					
Name	Mutter, Frau B.		Schwester, Maja (12 J.)	Freundin, Kia (16 J.)	
Adresse					
E-Mail					
Telefon					
Handy					

A   Aufnahme-Info
(am Anfang auszufüllen, nach weiteren Informationen im Therapieverlauf ergänzen)
1. Überweisungskontext (von wem, warum und wie vermittelt?)
Freundin der Mutter war mit ihrem Sohn bei INCANT, hat uns empfohlen:
2. Aktuelle Situation, vor allem Anlass/Auslöser für Suche nach professioneller Hilfe
Mutter sorgt sich sehr um Tochter wegen des Kiffens.
3. Jugendlicher Substanzmissbrauch: Konsumerfahrung und aktuelle Konsummuster   (Informationen sollten vom Jugendlichen, den Eltern und Anderen erfragt werden)
Probierkonsum mit 14, danach mit Freundin häufig, dreiviertel Jahr Pause, dann wieder gekifft und zwar heftig, das heißt täglich. Seit etwa zwei bis drei Monaten reduziert, nicht mehr täglich, sondern »bewusster« Konsum. Nach vier Wochen Therapie stellt sich heraus, dass der Konsum doch nahezu täglich ist.
4. Psychiatrische Probleme des Jugendlichen   (Vorgeschichte Behandlungserfahrungen, Diagnosen, Medikation etc.)
Nichts bekannt.
5. Justizangelegenheiten (Gerichtsverfahren)
Nichts bekannt.

Teil D: MDFT in der Praxis

6. Kurze Skizze der Familie
(wer gehört dazu, zuhause und außerhalb, wichtigste Fakten)

Sabrina lebt mit Mutter und Schwester Maja (12) zusammen in Steglitz. Mutter arbeitet 25 Stunden pro Woche in einer Handelskette im Verkauf.
Kinder sind von zwei Vätern, die beide Alkoholiker sind und auch gekifft haben. Mutter hat als Jugendliche selbst gekifft (15–22), bis sie eine drogeninduzierte Psychose hatte und dann aufgehört hat. Die anschließende Schwangerschaft mit Sabrina (mit 23) habe sie stabilisiert, aber später noch mal Flashback.
Trennung der Eltern bald nach der Geburt. Schwester Maja (–4) ist von anderem Vater. Kein Kontakt zum Vater. Kontakt zum Stiefvater abgebrochen.

B I   Jugendlichen-Ebene

1. Problemdefinition aus Klientensicht

Eigentlich wenig eigenes Anliegen, aber offen, hier mitzunehmen, was nützlich sein kann. Sie »war« in problematischen Cannabiskonsum reingerutscht, hatte auch mal Horrortrip mit einer Freundin und fast immer leichte Paranoia, wenn sie nachts bekifft ist und allein unterwegs nach Hause. Hat aber seit etwa zwei Monaten deutlich reduziert und möchte nicht in schwierigen Konsum abrutschen oder gar so einen Absturz erleben, wie ihre Mutter damals hatte.

Was läuft aktuell schlecht?

Eigentlich nichts.

Was läuft aktuell gut?

Hat Freundeskreis, erholt sich vom Stress, viele kreative Ideen, langweilt sich auch ohne Arbeit/Schule nicht.

2. Veränderungswünsche (bezüglich Eltern, Familie, sich selbst?) – Ziel, Auftrag

Möchte klarere Haltung zum Kiffen kriegen, Risikobewusstsein entwickeln, Kriterien entwickeln, was geht, was nicht.
Schwester soll Risikobewusstsein kriegen, sie will sie nicht zum Kiffen verleiten, eher warnen (die hatte schon den Wunsch angemeldet, auch mal mitrauchen zu dürfen).
Beziehung zur Mutter okay, wie sie ist.

Parallel: Einschätzung aus Sicht des Therapeuten
(Schutz- und Risikofaktoren; + und –)

+ Fittes, aufgewecktes Mädel, kann sich gut ausdrücken, wirkt selbstbewusst. Ist offen für therapeutischen Kontakt, obwohl sie kein Anliegen hat.
  Hat Mittleren Schulabschluss (MSA) geschafft. Hat Interessen, zum Beispiel schneidern, Kleidung gestalten. Möchte Freiwilliges Soziales Jahr (FSJ) im Ausland, am liebsten in Afrika, machen.
– Konsummuster sehr riskant, wenig Risikobewusstsein, Clique konsumiert auch, vor allem beste Freundin. Keine berufliche Perspektive außer FSJ im Ausland, sie lehnt Arbeit/Ausbildung für sich ab. Genießt, dass Mutter sie so gut wie gar nicht einschränkt und ihr alle Freiheit lässt.

B II   Eltern-Ebene

1. Problemdefinition aus Elternsicht

Mutter versteht vieles, da sie selbst stark gekifft hat. Sie sei immer sehr tolerant gewesen, da sie selbst aus sehr enger, strenger Familie mit schlechter Beziehung zur Mutter komme. Kiffen sei damals für sie Revolte und Befreiung gewesen. Sie möchte, dass Sabrina selbst den Wunsch entwickelt, aufzuhören.

Was läuft aktuell schlecht?

Regeln zuhause bezüglich Rauchen und Kiffen seien aufgeweicht. Sie hat Gefühl, kaum noch Einfluss auf Tochter zu haben.

2 Phase 1: Motivation und Aufbau von therapeutischen Arbeitsbündnissen

Was läuft aktuell gut?
Seit Trennung vom Partner wieder mehr Zeit für Töchter und wieder gute Stimmung in der Familie.

2. Was wollen Eltern verändert haben?
(bezüglich Jugendlichem, Familie, sich selbst?)

- Sabrina soll Risikobewusstsein entwickeln und mit dem Kiffen aufhören, Schwester Maja soll erkennen, dass Rauchen/Kiffen ein Irrweg ist.
- Sie möchte zuhause mehr Respekt für ihre Bedürfnisse und Grenzen (z. B. Sabrinas Kiffen und Rauchen in ihrem Zimmer nervt und belastet sie als Nichtraucherin mit ökologischem Bewusstsein, gesunder Ernährung etc.). Sabrina droht: »Wenn du es mir verbietest, gehe ich halt woanders hin.«
- Möchte selbst mehr Sicherheit haben, wie viel Grenzen sie setzen darf und wie sie es dann durchsetzen kann.
- Kommunikation soll offener werden (sie wusste z. B. bis heute nicht, dass Sabrina eine Zeitlang täglich gekifft, das hat sie erschreckt).

3. Stabilität/Verfassung der Eltern

Elterlicher Stress und Belastung

Viel Arbeit, wenig Geld. Mutter seit einem Jahr endgültig getrennt, aber vorher schon länger in Trennungskrise mit dem letzten Partner (Kiffer!).

Soziale Unterstützung
(Wer hilft oder kann Eltern helfen?)

Freundinnen verfügbar.

Elterliche and individuelles Bewältigungsstile

Holt sich Unterstützung bei Freundinnen, offen für therapeutische Hilfe auch für sie als Mutter. Mag ihre Arbeit, aber möchte sich auch noch beruflich weiterbilden.

4. Einstellung/Haltung der Eltern gegenüber Drogen, Delinquenz, riskantem Sex und anderen Verhaltensproblemen

Mutter ist eigentlich kritisch, aber sie vertritt es nur sehr zögerlich, um tolerant zu bleiben, weil sie es selbst kennt und keinen Druck ausüben will.

5. Erziehungspraktiken: Kontrolle, Grenzen setzen und Konsequenzen durchsetzen

+ Offene Kommunikation, Respekt von Meinungen und Autonomiebedürfnissen der Tochter.
- Lässt zu, dass Sabrina Regeln aufweicht, zu viel Terrain erobert (z. B. Rauchen zuhause war tabu). Jetzt raucht und kifft Sabrina in ihrem Zimmer. Mutter fühlt sich davon belastet. Keine festen Zeitabsprachen.

6. Eltern als Team (Konflikte und Übereinstimmung)

Kontakt zum Vater bestand nie, zum Stiefvater abgebrochen.

7. Elterliche Stärken und Ressourcen
(berufliche Integration, familiäre, soziale Unterstützung/Netzwerk)

Mutter stemmt Situation als Alleinerziehende und Alleinverdienende, möchte auch Weiterbildung machen. Hat Freundinnen.

Parallel: Einschätzung aus Sicht des Therapeuten
(Schutz- und Risikofaktoren; + und −)

+ Mutter zeigt Interesse, bemüht sich um Therapieplatz.
- Nicht kompetente Erziehungsansätze: Mutter sieht kaum noch Einflussmöglichkeiten auf Tochter, weiß nicht, wo und mit wem sie Zeit verbringt und was sie dort macht. Hat sehr viel Verständnis für das Kiffen der Tochter, weil sie sich stark identifiziert. Wenig mütterliche Haltung, viel Bedauern, selbst nicht mehr kiffen zu dürfen.

B III Familien-Ebene

1. »Wunde Punkte« in der Familiengeschichte

Sabrina hat mehrere Trennungen der Mutter miterlebt, bei der letzten war sie sehr einbezogen als Trösterin und hat Elternaufgaben für Schwester übernommen.

2. Atmosphäre

Freundlich, wohlwollend, harmoniebetont.

3. Bindung/Zusammenhalt

Starke Verbindung, starker Zusammenhalt gegen Dritte, vor allem Männer.

4. Interesse aneinander

Mutter wirkt zwar fürsorglich und anteilnehmend, aber eher wie die große Schwester.

5. Kommunikationsstile

Eher wie Schwestern, Mutter wagt nicht, »Druck auszuüben«, weil Sabrina sich dann sofort sperrt und sauer wird.

6. Rollen

–

7. Umgang mit Konflikten

Schwierig. Siehe Beispiel Rauchregel. Mutter sagt: Sabrina reagiert allergisch und bockig auf Druck, zeigt sich aber offen für Kooperation. Daher seit Trennung vom letzten Partner keine offenen Konflikte.

8. Grenzen nach innen/außen

s. o.

B IV Sozialer Kontext
(Risiko- und Schutzfaktoren)

1. Jugendhilfebetreuer

Nie Kontakt zu Jugendhilfe.

2. Wohnumfeld

Kleinbürgerliche, risikoarme Wohnumgebung, aber Sabrina hält sich meist woanders auf.

3. Schule/Ausbildung

Sabrina hat bis zum MSA im letzten Sommer die Schule besucht und mit eher miesem Ergebnis abgeschlossen, weil sie in der Zeit kaum zur Schule ging, sondern lieber bei Freundin zuhause abgehangen und gekifft habe. Möchte keine Ausbildung machen und auch nicht »normal arbeiten«.

4. Peers (positiver and negativer Einfluss)

Kifft meistens zusammen mit ihrer besten Freundin und weiteren Freunden.

5. Interessen, Freizeitaktivitäten

Interessen ja, aber verfolgt sie die?

6. Sonstiges

–

C Behandlungsziele (»big picture«)
1. Allgemein
–
2. Ziele für das jugendliche Erleben/Verhalten
Sieht das Kiffen zu locker, sollte mehr Risikobewusstsein entwickeln und auch die Idee, dass berufliche Perspektive nichts Schlechtes ist, sonst nur Aushilfsjobs möglich sind, die ihr Vorurteil bestätigen werden, dass Arbeit wenig Spaß macht.
3. Ziele für das Erziehungsverhalten der Eltern
Mutter sollte deutlicher zeigen, was sie ganz richtig fühlt: Dass sie sich sorgt, dass sie möchte, dass Sabrina aufhört mit dem Kiffen, nicht zuhause raucht etc. Braucht mehr Sicherheit im Durchsetzen von Regeln und Grenzen und zugleich weniger Schuldgefühle wegen zurückliegender Versäumnisse.
4. Ziele für die familiäre Ebene
Vaterfrage völlig offen? Umgang mit Konflikten sollte geübt und mutiger gestaltet werden.
5. Ziele für den sozialen Kontext
Eventuell noch andere Kontakte außer zur Kifferclique? Kontakt zu beruflicher Beratung?
Fantasien und Gefühle des Therapeuten
Beide sehr sympathisch.

Abbildung 5: Beispiel Fallkonzeption

2.3 Die Arbeit im Subsystem Jugendlicher

2.3.1 Ziele

Im ersten Gespräch mit dem Jugendlichen geht es vor allem darum, Interesse für seine Sichtweise zu zeigen, deutlich zu machen, dass es auch um seine Wünsche und Ziele gehen soll und dass der Therapeut den Jugendlichen dabei unterstützen wird, seine Situation zu verbessern. Wichtig ist also, etwas herauszufinden, was der Jugendliche ändern will oder was seine/ihre Situation erleichtern könnte. Dies sollte etwas Realistisches sein wie ihm dabei zu helfen, dass er vom Vater nicht immer kritisiert wird, oder dass er sich zuhause nicht länger so unwohl fühlt.

Der Jugendliche soll den Therapeuten abwechselnd als Fürsprecher, Berater, Stütze, Fan und Dolmetscher erleben. Wenn es die Situation erfordert, ist es auch wichtig, ihn gegenüber den Eltern zu unterstützen. Jugendliche wissen es sehr zu schätzen, wenn man für sie eintritt, vor allem in einer Situation, in der sie vermutlich seit längerem viel Kritik, Vorwürfe etc. gehört haben.

Der Jugendliche soll erfahren, dass die MDFT für *ihn* da ist, dass sie seinen Zielen dient. Helfen Sie dem Jugendlichen dabei, seine Gedanken, Gefühle, Emotionen und Sorgen in Worte zu fassen und sie zu einem späteren Zeitpunkt seinen Eltern zu erzählen.

Dabei ist es wichtig, eine Sprache zu wählen, die für den Jugendlichen verständlich und nicht abschreckend ist, und immer nach Gelegenheiten zu suchen, den Jugendlichen zu loben, zu bestärken, zu unterstützen.

2.3.2 Interventionsangebote

Im Folgenden werden die wesentlichen Interventionsangebote der Phase 1 in der Einzelarbeit mit dem Jugendlichen dargestellt:

Benutzen Sie die aktuelle Krise oder die Lebensumstände des Jugendlichen als Ausgangspunkt! Nennen Sie die Folgen dessen, was bisher geschehen ist, vermitteln Sie ein Gefühl der Dringlichkeit, führen Sie den Jugendlichen zu der Einsicht, dass etwas nicht in Ordnung ist.

- Fragen Sie ihn, was er denkt und fühlt und wie er sein Leben und seine heutige Situation sieht.
- Verschaffen Sie sich eine Übersicht über seinen Kummer, seine Unzufriedenheit, seinen Ärger, seine Reue, Hoffnungslosigkeit, Enttäuschung und sein Elend. Diese Gefühle spiegeln wider, wie der Jugendliche im Augenblick über seine Situation denkt.

Fragen Sie ihn, wie sich Dinge in seinem Leben verbessern könnten: zu Hause, in der Schule oder auf der Arbeit, mit Freunden und falls aktuell, mit der Polizei, der Justiz oder der Bewährungshilfe!

- Was nagt an dem Jugendlichen? Was stört ihn an dem Druck der Eltern, der Erzieher, der Bewährungshelfer usw.?
- Ermutigen Sie den Jugendlichen, seine Sorgen und Klagen zu allem und jedem zu äußern. Diese Informationen können ein Ansatzpunkt sein, um ihn zu motivieren, eine Behandlung zu beginnen oder fortzuführen.
- Lassen Sie den Jugendlichen so konkret wie möglich ausdrücken, was er hofft und wünscht.
- Unterstützen Sie den Jugendlichen bei dem, was er will. Vertiefen Sie seine Wünsche. Fragen Sie nach den Gründen.
- Zeigen Sie Widersprüche zwischen den Wünschen, die der Jugendliche äußert (z. B. eine andere Schule, Arbeitsstelle, keine Aufsicht von der Bewährungshilfe mehr), und seinem tatsächlichen Verhalten auf, zum Beispiel wie er sich absondert, schwänzt, mit »falschen Freunden« abhängt, mit der Familie streitet, sich betrinkt usw.

- Besprechen Sie im Detail, welche Dinge sich dem Jugendlichen in den Weg stellen und damit verhindern, dass er erreicht, was er will.
- Fangen Sie keine Diskussion an. Konfrontieren Sie den Jugendlichen nicht mit den genannten Widersprüchen, sondern bringen Sie ihn dazu, diese selbst zu erkennen. Was für Erwachsene offensichtlich ist, braucht für Jugendliche noch lange nicht offensichtlich zu sein.
- Stellen Sie Schritt für Schritt fest, welche praktischen Veränderungen in den Lebensumständen des Jugendlichen dabei helfen könnten, seine Wünsche zu verwirklichen. Diese Perspektive kann den Jugendlichen dazu bringen einzusehen, wie ungünstig und schädlich sein jetziges Verhalten ist (nach dem Ansatz des Motivational Interviewing).

Wecken Sie positive Erwartungen und bieten Sie eine Zukunftsperspektive!
- Motivation (Behandlungsbereitschaft) ist beeinflussbar. Dies ist die Aufgabe des Therapeuten.
- Vermitteln Sie ein deutliches Bild der Möglichkeiten von MDFT, Jugendlichen bei der Lösung ihrer Probleme und dabei zu helfen, innerhalb vernünftiger Grenzen zu erreichen, was sie sich wünschen. Erwähnen Sie die wissenschaftlichen Untersuchungen zu MDFT.
- Überzeugen Sie den Jugendlichen davon, dass Sie als Therapeut mit ihm durch dick und dünn gehen werden, auch wenn Sie anderen Familienmitgliedern ebenfalls helfen werden.
- Besprechen Sie mit dem Jugendlichen, was er an sich selbst und in seinem Leben verändern will. Erklären Sie ihm, wie Sie ihm dabei helfen können.
- Seien Sie optimistisch, aber versprechen Sie nicht zu viel.

Betonen Sie, dass die MDFT ein Prozess der Zusammenarbeit ist!
- Stellen Sie mit dem Jugendlichen fest, was nötig ist, um das zu erreichen, was er will. Bieten Sie ihm dabei an, als Team zusammenzuarbeiten.
- Der Therapeut bestimmt nicht, was der Jugendliche tun muss, sondern denkt zusammen mit dem Jugendlichen darüber nach, welche Schritte unternommen werden müssen.

Zeigen Sie Interesse, Respekt und Bewunderung für den Jugendlichen und suchen Sie nach seinen Stärken!
- Behandeln Sie den Jugendlichen respektvoll und wie einen Erwachsenen.
- Lernen Sie den Jugendlichen und seine Welt kennen. Fragen Sie ihn nach seinen Hobbys und Aktivitäten: Musik, Spiele, Sport, Familie, Freunde und Freundinnen – alles, was ihm wichtig ist.
- Interessieren Sie sich für seinen Alltag.

- Entwickeln Sie eine Vorstellung von den Gefühlen und Gedanken des Jugendlichen.
- Suchen Sie nach Pluspunkten und Eigenschaften, die verstärkt werden können, wie ein Hobby oder Interesse, worauf Sie eingehen können. Übertreiben Sie hierbei nicht.
- Suchen Sie nach Quellen der Unterstützung, die mobilisiert werden können, zum Beispiel eine Freundin.
- Stellen Sie außerdem fest, wo es Schwachstellen oder Bedrohungen gibt, wie falsche Freunde.

Streben Sie schnelle, kleine Erfolgserlebnisse an!
- Wählen Sie ein Ziel, welches der Jugendliche erreichen will und bei dem Sie schnell Erfolge verbuchen können. Zeigen Sie so, dass Sie es ernst meinen und dass die MDFT für den Jugendlichen wirklich etwas bringen kann.
- Häufig geht es hierbei um etwas, was die Eltern tun können: weniger kritisieren, mehr Freiheiten geben.
- Sie können als Therapeut auch bei Richtern, der Schule, dem Verein oder der Jugendhilfe vermitteln, um zu erwirken, dass dort flexibler reagiert, ein drohendes Urteil abgewendet oder eine bestimmte Veränderung zugelassen wird.
- Dieser erste Erfolg muss nicht unbedingt den Kern der Probleme, die der Jugendliche hat, angehen. Ergreifen Sie die Chancen, die sich Ihnen bieten.

Wecken Sie Hoffnung und Träume für die Zukunft!
- Heben Sie Dinge hervor, in denen der Jugendliche gut ist oder werden kann.
- Besprechen Sie mit ihm, wer er früher war, wer er heute ist und wer er einmal sein will.
- Seien Sie optimistisch bezüglich seiner Zukunftsperspektive.

Achten Sie auf komorbide Störungen!
- Erfragen Sie genauer, was los ist, falls Symptome deutlich werden (Schlafstörungen, Ängste, Depressionen), und bieten Sie auch dafür Unterstützung bzw. die Vermittlung in geeignete Hilfen an. Überweisen bzw. vermitteln Sie den Jugendlichen gegebenenfalls an einen Psychiater oder einen anderen Spezialisten für Diagnostik und/oder Konsultation, ohne den Kontakt zu dem Jugendlichen zu verlieren.

Arbeiten Sie mit dem Jugendlichen daran, der Behandlung zumindest eine Chance zu geben!
- Wenn der Jugendliche trotz aller Bemühungen skeptisch bleibt, bitten Sie ihn darum, der Behandlung wenigstens eine Chance zu geben, es wenigstens zu versuchen.

»Sport passt auch nicht mit Kiffen«

Therapieausschnitt: Ben, 16 Jahre

Ben nimmt gemeinsam mit seinen langjährig getrennten Eltern am MDFT-Programm teil. Er sieht die ambulante Therapie als kleineres Übel an, da seine Eltern ihn bereits in eine stationäre Therapie außerhalb von Berlin bringen wollten. Die ambulante MDFT-Behandlung ist für die Familie ein letzter Versuch, ohne Klinik doch noch etwas in Bewegung bringen zu können.

Bis vor einigen Monaten lebte Ben bei seiner Mutter, dem Stiefvater und Bruder. Seit Jahren kam es dort immer wieder zu massiven Auseinandersetzungen, da Ben vermehrt Regeln verletzte, kaum noch zur Schule ging, massiv Drogen und Alkohol konsumierte und viele Auseinandersetzungen mit seinem Stiefvater hatte. Auch beim Vater, der die Schuld an der entgleisten Entwicklung seines Sohnes zunächst dem Stiefvater zugeschoben hatte, war es immer wieder zu massiven Konflikten gekommen. Ben erzählte Geschichten, die nicht stimmten, entwendete Geld und verhielt sich respektlos. Wenn es nicht zu deutlichen Veränderungen kommen würde (z. B. kein Drogenkonsum mehr, Schulbesuch etc.), drohte der Rausschmiss bzw. die stationäre Therapie.

Thema der Sitzung war: Motivation, Allianzbildung, das Leben des Jugendlichen kennen lernen, erste Veränderungsschritte initiieren (Ziele, Hoffnungen, Wünsche), Anknüpfungspunkte für spätere Sitzungen finden.

Der folgende Textausschnitt aus der ersten Sitzung demonstriert eine Möglichkeit, wie man mit Jugendlichen ins Gespräch kommen kann (zum weiteren Verlauf siehe auch Kapitel 2.5.2).

Therapeutin: ... *normales Leben führen, sagst du. Das würde mich interessieren, was du damit meinst, was du dir da vorstellst.*
Ben: Na, ganz normal eben, erst Schule zu Ende, Bewerbung, Ausbildung machen, arbeiten, Wochenende haben, Freundin, ganz normal eben.
Therapeutin: Hmm.
Ben: Muss jetzt nicht so was Spannendes sein. 40 Stunden Woche, dann verdientes Wochenende.
Therapeutin: Ja, das kann ich mir ..., wenn du diese Ausbildung bekommen würdest, da würdest du dann ja hart körperlich arbeiten in diesem Betrieb, oder wärst du da im Büro?
Ben: Nee, nee, schon richtig körperlich, Umzüge und so.
Therapeutin: Und machst du auch gern?
Ben: Ja, doch.
Therapeutin: Und kannst du auch ganz gut bestimmt, oder? So von der Statur.
Ben: (lacht) Denk ich mal schon.

Die Therapeutin nimmt an dieser Stelle Bezug auf die äußere Erscheinung Bens, ein für das Jugendalter wichtiges Thema. Denn es ist unschwer zu erkennen, wie wichtig es für ihn ist, männlich und kraftvoll zu wirken. Das Kompliment der Therapeutin freut Ben und signalisiert ihm gleichzeitig, dass da jemand gegenübersitzt, der sich für ihn interessiert. Im folgenden Gesprächsverlauf wird Ben offener und beginnt selbstkritisch über das Thema körperliche Verfassung und Drogenkonsum zu sprechen.

Therapeutin: Bist du sportlich?
Ben: Denk ich mal, ja, also wenn ich mitmache, dann mach ich da auf jeden Fall richtig mit. Aber ...
Therapeutin: Du meinst in der Schule.
Ben: Hmm, ja, und früher in der Freizeit auch manchmal. Basketball und so.
Therapeutin: Warst du auch mal im Verein?
Ben: Fußball und so, als ich klein war, aber ist schon ...
Therapeutin: Ah, schon länger her?
Ben: Na ja, Sport und so ..., ich weiß nicht Verein, hätte ich vor zwei, drei Jahren wieder einsteigen sollen, jetzt bin ich, glaub ich, zu alt dazu, und passt auch nicht mit dem Kiffen und so. Da hab ich mich lieber draußen getroffen, Kumpels und kiffen und so ...
Therapeutin: Ja, naja, mit dem Kiffen, da macht man eher nicht mehr so anstrengende Sportsachen, ja, ja, das ist oft so. Da bist du nicht der Einzige, der dann nicht mehr so viel Lust auf Sport hat, wenn man länger, regelmäßig kifft.
Ben: Hm, wenn man Kiffer ist, dann ist das mit dem Sport, nee, hat man keine Lust mehr.
Therapeutin: (lacht) Ja, keine Lust mehr auf Aktivitäten und Anstrengung, hm, nicht nur beim Sport, oder? Geht ja dann vielen so, auch auf Schule und so. War das bei dir auch so?
Ben: (lacht) Ja, ja, auf jeden Fall, eigentlich auf alles, auch Schule und so. Auf jeden Fall. Ging erst mal 'ne Zeit lang noch, dann bin ich nicht mehr so oft hin und so, ja, ist auch weniger geworden (lacht).
Therapeutin: Ja, deine Eltern haben erzählt, dass du früher mal ganz gut klar kamst in der Schule. Warst ja mal auf der Realschule. Da kommt man ja auch nicht so einfach hin, da muss man ja schon was drauf haben ...
Ben: Ja, ja, auf jeden Fall, deswegen, ja, ich sag mal, eben auch wegen kiffen und so, ist eben alles weniger geworden. Die letzten Jahre in der Schule waren nicht mehr so. Wenn ich weniger, ich mein, wenn ich weniger halt, krieg ich schon meine Zensuren wenn ich ...
Therapeutin: Du meinst, wenn du mit dem Kiffen was ändern würdest oder wie meinst du?
Ben: Ja, naja!

Therapeutin: Wäre denn da noch was drin, wenn du dich entscheiden würdest mit dem Kiffen?
Ben: Aufzuhören? Ja dann, hmm, vielleicht noch den Abschluss verbessern, wahrscheinlich doch.
Therapeutin: Du meinst, du könntest dann noch den erweiterten Hauptschulabschluss schaffen?
Ben: Ja, auf jeden Fall, aber ich glaub nicht, dass ich noch den MSA schaffe.
Therapeutin: Das wäre, dann müsstest du wahrscheinlich voll durchstarten, das ist ...
Ben: Das, das wäre, nee, ich kenn mich, glaub ich nicht.
Therapeutin: Aber du könntest einen guten erweiterten Hauptschulabschluss machen.
Ben: Ja, auf jeden Fall, und damit könnte ich mich schon ganz gut bewerben und so, doch.
Therapeutin: Das würde helfen bei der Ausbildungsplatzsuche.
Ben: Ja, auch so, wenn ich doch keine Lehrstelle bekomme, dann könnte ich dann noch weiter Schule machen und so.
Therapeutin: Auch nicht schlecht, oder wie?
Ben: Gibt aber dann kein Geld!
Therapeutin: Hmm, verstehe, ja. (Pause) Bin gespannt, wie du dich entscheiden wirst.
Ben: Mal schauen, letzte Woche war ich, hab ich zwei Tage mal nicht geraucht in der Schule ...
Therapeutin: Ich meinte jetzt, für welchen Weg du dich entscheidest, und ja klar, da spielt das Kiffen auch 'ne wichtige Rolle.

Die Therapeutin versucht einen ersten Einblick zu bekommen, welche Wünsche und Ziele Ben zur Zeit verfolgt. Dieser kommt von sich aus auf den Cannabiskonsum zu sprechen. Dabei vermeidet die Therapeutin, den Konsum von sich aus zu werten bzw. zu problematisieren, sondern greift die Erfahrungen und Erlebnisse des Jugendlichen auf und verbindet diese mit zukünftigen möglichen Wünschen und Zielen und eigenen Entscheidungsoptionen des Jugendlichen.

Besonders in der Arbeit mit unmotivierten Jugendlichen ist diese offene Grundhaltung von großer Bedeutung. Erst wenn tragfähige Bündnisse mit Eltern, Jugendlichen und anderen relevanten Personen aufgebaut wurden, kann an der Veränderung des Konsumverhaltens erfolgreich gearbeitet werden.

2.4 Die Arbeit im Subsystem Eltern

2.4.1 Ziele

Die gezielte therapeutische Unterstützung der Eltern im Umgang mit ihren heranwachsenden Kindern ist wesentlicher Bestandteil der MDFT.

MDFT-Therapeuten betonen den großen Einfluss, den Eltern auch in der Adoleszenz »immer noch« haben, auch und gerade, weil Eltern diese eigene Wirksamkeit oft nicht mehr wahrnehmen oder erleben. Hierzu benötigen die Therapeuten Wissen und ein Gespür dafür, welche elterlichen Verhaltensweisen eher förderlich und welche eher schädlich für die Erziehungspraxis sind. Dabei sind die altersspezifischen und geschlechtsspezifischen Entwicklungsanforderungen der jeweiligen Heranwachsenden zu berücksichtigen, ebenso das Ausmaß der bereits eingetretenen Entwicklungsprobleme im Zusammenhang mit Substanzstörungen.

Die Eltern sollen auch in ihrer aktuellen Situation gehört und verstanden werden. Hierzu zählt auch, die Anforderungen und Belastungen von Eltern, Beruf und Familie miteinander zu verbinden, denn hier bewegen sich viele Familien in einem Spannungsfeld mit hohem Stressfaktor, der besonders häufig Mütter bzw. Alleinerziehende betrifft.

Eltern haben bei Therapiebeginn sehr oft das Gefühl, kaum noch Einfluss auf ihre Kinder zu haben, sie fühlen sich machtlos und haben resigniert. Hier ist es wichtig, deutlich zu machen, dass sie trotz aller Schwierigkeiten die »wichtigste Medizin« in der Behandlung der Probleme ihrer Kinder sind und die Therapie sie gezielt dabei unterstützen wird, (wieder) mehr und wirksameren Einfluss auf ihre Kinder zu haben. Dabei zeigt sich der Therapeut genauso als Verbündeter der Eltern wie zuvor gegenüber dem Jugendlichen, denn das wichtigste Ziel von MDFT ist immer, die Situation in der gesamten Familie zu verbessern und dabei zu helfen, dass alle davon profitieren können.

Manchmal haben Eltern schon seit längerem erlebt, dass der Jugendliche in Probleme geraten ist, in der Schule Schwierigkeiten hatte, kaum noch zuhause war usw. Sie haben sich dann daran »gewöhnt« und vergessen, wie ernst und manchmal gefährlich die Situation für die Sicherheit und die Gesundheit ihres Kindes, jetzt und in der Zukunft, ist. Dann ist es wichtig, dass der Therapeut den Eltern dabei hilft, wieder oder aber überhaupt ein Gefühl für den Ernst und die Gefahr der Lage zu entwickeln. Im Dialog mit den Eltern zeichnet der Therapeut ein detailliertes Szenario der gegenwärtigen und zukünftigen Gefahren und verleiht seiner Sorge Ausdruck. Ziel ist, die Stimmung der Eltern so zu beeinflussen, dass nicht nur Außenstehende, sondern sie selbst Angst davor bekommen, was ihrem Kind tatsächlich zustoßen könnte, und sich damit ihre Bereitschaft erhöht, aktiv an der Therapie mitzuwirken: »Mit Hilfe dieses Programms und unserer Zusammenarbeit gibt es einen Ausweg aus diesen Schwierigkeiten für Sie und Ihre Familie.«

2.4.2 Interventionsangebote

Im Folgenden werden die wesentlichen Interventionsangebote im Subsystem Eltern dargestellt.

Explorieren und besprechen Sie Stress und Belastung der Eltern, früher und heute!
- Erfragen Sie, was in den Eltern vorgeht.
- Suchen Sie nach Möglichkeiten, den Eltern Ihr Mitgefühl, was ihre Sorgen, ihren Schmerz und Kummer angeht, zu zeigen.
- Loben und unterstützen Sie ihre Bemühungen, dem Jugendlichen zu helfen; verstärken Sie die Beziehung zu ihrem Kind.

Zeigen Sie Anerkennung für die Anstrengungen, die die Eltern in der Vergangenheit bei der Erziehung gezeigt haben!
- Ermutigen Sie die Eltern, über ihre Bemühungen, was funktioniert hat und was nicht, zu reden. Lassen Sie sie erzählen und beschreiben, was sie damit erreichen wollten bzw. was ihre Absichten dabei waren.
- Sprechen Sie Ihre Anerkennung dafür aus, was sie unter schwierigen Umständen geleistet haben, und dass sie, damals wie heute, das Beste für ihr Kind wollen.
- Betonen Sie, was die Eltern richtig machen und über welche Stärken sie ver-fügen.
- Unterstützen Sie sie in ihrer Elternrolle, aber auch als Individuen mit eigenen Träumen und Sorgen.
- Hören Sie gut zu. Verschaffen Sie sich einen Überblick über das, was Sie an Themen und Gefühlen erzählt bekommen!

Stellen Sie zusammen mit den Eltern fest, welche Probleme es mit dem Jugendlichen gibt!
- Erkunden Sie alle Arten von Störungen wie Schule schwänzen, Drogenkonsum, Freizeitbeschäftigungen, Weglaufen, Aggression, Delinquenz, riskanter Sex usw. Besprechen Sie dies so konkret wie möglich, zum Beispiel, wann er angefangen hat zu kiffen, mit wem und wie häufig.
- Sprechen Sie mit den Eltern über ihre Beziehung zu dem Jugendlichen.
- Lassen Sie sich schildern, wie die Eltern auf das Problemverhalten reagiert haben. Wie sind ihre erzieherischen Fähigkeiten in diesem Zusammenhang einzuschätzen, was läuft gut, was nicht?

Geben Sie den Eltern Informationen zu typischen Entwicklungsproblemen in der Adoleszenz!
- Verdeutlichen Sie ihnen, wie sich Jugendliche in der Pubertät/Adoleszenz entwickeln und was dabei schief gehen kann.
- Erklären Sie das Verhalten des Jugendlichen und die Reaktion der Familie auf Grundlage der Familiengeschichte: Dinge, die geschehen sind oder in der Familie eine Rolle spielen, sozialer Druck, zum Beispiel von Freunden, Psychopathologie und – wo relevant – der Einfluss von Drogen und Alkohol.

- Zeigen Sie, wie sich der Jugendliche weiterentwickeln kann. Erklären Sie, dass die Eltern auch bei der weiteren Entwicklung eine wichtige Rolle spielen.

Stärken Sie bei den Eltern Gefühle der Liebe und Zuneigung!
- Hierbei geht es darum, die Beziehung zwischen dem Jugendlichen und den Eltern zu stärken und zu verbessern.
- Suchen Sie nach Möglichkeiten, elterliche Gefühle zu entwickeln bzw. zu vertiefen: Wärme, Optimismus, Wertschätzung für ihr Kind. Bitten Sie die Eltern, als Unterstützung dafür beispielsweise Fotoalben mit Kinderfotos des Jugendlichen mitzubringen. Helfen Sie ihnen dabei, sich an diese (besseren) Zeiten, die Träume und Erwartungen, die sie für ihr Kind hatten, zu erinnern.
- Bringen Sie die Eltern gleichzeitig dazu, einzusehen, dass es noch nicht zu spät ist und dass sie nicht aufgeben dürfen.

Erfragen Sie, welche Jugend die Eltern selber hatten!
- Lassen Sie sie erzählen, wie ihre eigene Jugend und die Beziehung zu ihren eigenen Eltern war.
- Bitten Sie die Eltern, Ihnen zu erklären, wie sie zu ihrem Erziehungsstil gekommen sind und auf welchen Auffassungen ihr Ansatz beruht. Waren ihre eigenen Eltern ein schlechtes Vorbild? Was haben sie in ihrer eigenen Jugend gelernt, das sie auf gar keinen Fall (oder besonders gern) an ihr Kind weitergeben würden?

Machen Sie den Eltern klar, dass die MDFT auch zu ihrem Vorteil ist!
- Der Therapeut ist auch für die Eltern ein Verbündeter und Fürsprecher. Machen Sie das deutlich durch das, was Sie sagen und was Sie tun. Wecken Sie Hoffnung.

Betonen Sie, wie wichtig die Rolle der Eltern ist!
- Die Eltern müssen realisieren, dass sie eine Schlüsselrolle in der Entwicklung ihres Kindes, und deswegen auch für den Behandlungserfolg, spielen.

Motivieren Sie die Eltern, ihr Bestes zu geben!
- Am Ende der Behandlung müssen die Eltern in den Spiegel schauen und sagen können: »Ich habe alles versucht. Ich habe mir nichts vorzuwerfen.« Arbeiten Sie von Beginn an daran, Selbstvorwürfen vorzubeugen.

Lassen Sie die Eltern sich verpflichten!
- Helfen Sie den Eltern dabei, laut und deutlich zu sagen, dass sie alles tun werden, was für ihr Kind von Bedeutung ist, trotz des Kummers und der Sorgen, die sie bisher gehabt haben.

- Lassen Sie die Eltern danach für ihr Kind in Aktion treten. Stellen Sie sofort einen Aktionsplan auf.

»Es gibt eigentlich keine Übereinstimmung«

Therapieausschnitt: Die Eltern von Anna, 15 Jahre

Die folgende Sequenz stammt aus einer Elternsitzung (beide leiblichen Eltern), die in der ersten Therapiephase stattfand. Die Therapeutin weiß bereits aus den vorherigen Gesprächen, dass beide Eltern derzeit eher hilflos zusehen, wie ihre Tochter die Regeln des familiären Zusammenlebens bestimmt. Ein Teilziel der Sitzung ist zunächst die genaue Exploration der elterlichen Grundhaltung, im Sinne von Grenzen setzen, Erlaubnisse erteilen etc. Dabei ist es bedeutsam, genau zu explorieren, inwiefern die Eltern in wichtigen Erziehungsprinzipien übereinstimmen bzw. wo es deutliche Unterschiede gibt.

Die Therapeutin bereitete mit Hilfe des MDFT-Sitzungsplanes die Sitzung vor (Abbildung 6). Darin werden die Ziele der Sitzung bestimmt und das therapeutische Vorgehen sowie die Interventionen beschrieben, mittels derer die Ziele erreicht werden sollen. Gerade dieses genaue Planen hilft dabei, komplexe Prozesse in kleine Schritte aufzuteilen und sequenziell vorzugehen.

MDFT–Sitzungsplan, Teil 1			
Klient(in) Code	**Anna**	Therapeut(in) Code	
Datum – Plan		Datum – Sitzung, Ort	

I. Sitzungsplanung				
1. Geplante Teilnehmer(innen) der Sitzung (Alle ankreuzen, die an der Sitzung teilnehmen sollen!)				
1		Jugendliche/r	11	andere Verwandtschaft
2		Mutter des Jugendlichen	12	Peer(s)
3		Vater des Jugendlichen	13	Schulpersonal: Lehrer, Berater, etc.
4		Geschwister	14	Justiz: Richter, Anwalt
5		Stiefmutter	15	Gesundheitsdienst DROB, KJPD, Psychiater
6		Stiefvater	16	Jugendhilfe: Sozialarbeiter, Berater, Erzieher
7	X	Eltern	17	Bewährungshilfe
8		Lebenspartner/in	18	Psychiater
9		Pflegeeltern	19	Sonstiges
10		Großeltern /-teil		

Teil D: MDFT in der Praxis

2. Therapeutische Ziele: Klientenverhalten Was möchten Sie am Ende der Sitzung erreicht haben? Was sollen Klienten in der Sitzung sagen oder tun?
Am Ende der Sitzung sind die jeweiligen erzieherischen Grundhaltungen der Eltern benannt und eventuelle Unterschiede und fehlende Übereinstimmung deutlich. Die Eltern werden sich darüber bewusst, dass sie ihrem Kind nur helfen können, wenn sie an einem Strang ziehen und sich nicht gegenseitig »ausspielen« lassen. Beide sprechen aus, dass sie zukünftig als Team zusammenarbeiten wollen, um etwas bewirken zu können. Damit der dafür notwendige regelmäßige Austausch nicht im arbeitsreichen Alltag untergeht, verabreden die Eltern sich zu festen Gesprächsterminen, um Planungen abzusprechen und elterliche Meinungsverschiedenheiten zu klären.
3. Therapeutische Prozesse/Verfahren/Interventionen: Therapeutenverhalten Wie wollen Sie die Ziele erreichen? Mittels welcher MDFT-Interventionen? (Benutzen Sie die MDFT-Interventions-Checkliste zur Anleitung. Denken Sie in Begriffen der Phasen 1, 2 und 3.)
– dabei helfen, eigenes Denken und Verhalten zu explorieren durch detailliertes Fragen, Unterschiede bewusst machen etc. – Psychoedukation über Erziehungsverhalten in der Adoleszenz (Grenzen und Freiheiten) und über die wichtige emotionale Bedeutung der Eltern auch für jugendliche Kinder – Hoffnung machen bezüglich der Bedeutung und Wirksamkeit des elterlichen Einflusses (Liebe) auch anhand von Beispielreaktionen ihrer Tochter (z. B. ihre Tochter kommt hierher, weil sie es wollen) – helfen, als Team zusammenzuarbeiten, durch praktische Unterstützung – regelmäßige Gespräche zu festgelegten Terminen vorschlagen, um ihr Erziehungsverhalten zu besprechen

Abbildung 6: Beispiel Sitzungsplan, Teil 1

Therapeutin: Das ist ein gutes Stichwort, da müssen wir heute drüber sprechen: Sie sagen, sie braucht auch ihre Freiheiten. Da gebe ich Ihnen recht, das ist zumindest erst mal mein Gefühl und ich bin gespannt, was Sie da für eine Haltung haben von Ihrer Grundeinstellung her. Aber ich habe so das Gefühl, sagten Sie ja, dass das in den letzten Wochen und Monaten so aus der Hand gelaufen ist durch ihr Weglaufen, und sie hält die Regeln nicht ein, kommt viel später als abgemacht, dass es eigentlich auch darum geht, sie mehr zu begrenzen. Sie hat sich mehr Freiheiten herausgenommen, als es ihrem Alter entspricht. Sie ist ja gerade erst 15 geworden und jetzt wollt ich mal hören, was ist so Ihre Grundeinstellung? Also wo sagen Sie: »Ja, das ist in Ordnung«, und wo: »Nein, das ist nicht mehr in Ordnung.« Darum wird's jetzt dann gehen.
Vater: Also für mich sind ein paar Dinge von grundsätzlicher Bedeutung und da muss ich aufpassen, dass es nicht zum Machtkampf wird. Aber wo ich einfach, sagen wir so, das wäre mir sehr, sehr wichtig: Sie hat ein Handy, das hat sie von mir bekommen, damit sie für mich erreichbar ist. Also ist das Ding an, wenn ich anrufe, soll sie rangehen. Punkt! Also Punkt. Das muss ich sagen, ganz klar.
Therapeutin: Da bestehen Sie drauf!
Vater: Ja, ich bestehe da drauf.

Therapeutin: Okay.
Mutter: Was sie jetzt trotzdem nicht einhält.
Therapeutin: Ja, das ist was anderes, es geht jetzt um Ihre Haltung (zum Vater). Wo Sie sagen, da möchte ich nicht von ab.
Vater: So, und da sehe ich auch keine Möglichkeiten. Da fehlt es mir an Einsicht, davon abzurücken.
Therapeutin: Und warum möchten Sie das?
Vater: Hilfestellung zu geben, das Leben ist eh ... dass sie Hilfe holen kann, wenn was ist, mein Gott: Ich brauch abends kein Bier trinken, da setze ich mich ins Auto und hole meine Tochter ab, das wäre für mich kein Problem. Das mache ich für meine andere Tochter doch auch, und die ist schon 22.
Therapeutin: Okay, wann darf Ihre jüngste Tochter jetzt weg und wie lange? Was ist da so Ihre Grenze?
Vater: Also im Grunde, es tut mir leid, also es ist richtig, wenn es heißt, da ist 'ne Veranstaltung um 22 Uhr zu Ende, dann kann sie um 23 hier sein. Weil es ist ja am Arsch der Welt hier. Gut, wenn es dann 23.30 ist, find ich, dass wir nicht sterben deshalb.
Therapeutin: In der Woche oder am Wochenende?
Vater: Wochenende.
Therapeutin: Was heißt Wochenende? Ich muss ganz konkret nachfragen.
Vater: Samstag, Sonntag.
Mutter: Sonntag?

An dieser Stelle wird deutlich, wie wichtig es ist, sehr genau nachzufragen und eventuelle Unterschiede zu benennen und Gemeinsamkeiten zu unterstreichen.

Vater: Samstagabend 23 Uhr zuhause und Sonntag wäre mir lieb, wenn sie zuhause wäre. Damit wir als Familie was machen. Sonst denke ich gerade, sehe ich die Gefahr einer Entfremdung.
Therapeutin: Also Samstag ist so Ausgehabend.
Vater: Ja, ich rede jetzt nur mal für mich ...
Therapeutin: Ja, natürlich, ich frage auch gleich Ihre Frau. Und Freitag, was ist damit?
Vater: Also mir wäre eigentlich lieber, ich möchte sie in die Pflicht nehmen, dass sie Freitagabend zuhause ist. Auch wenn wir beide nicht immer zuhause sind. Der Tag ist auch lang und da ist es gut, wenn sie abends um sieben zuhause ist.
Therapeutin: Okay, erst mal soweit von Ihnen. Frau M., wie ist Ihre Position?
Vater: Wobei, halt: Wenn's darum geht, Abfeiern, möchte ich gern wissen: Mit wem? Und wo? Also meine Frau hat mir vor kurzem einen Artikel zugeschoben aus der Zeitung. Kokainhöhle in Berlin Mitte! Da bin ich nicht so scharf drauf ...

Therapeutin: Okay, also Sie möchten wissen, wo sie ist, mit wem sie zusammen ist. Dass sie am Samstag gegen 23.30 zuhause ist. Und Freitag und Sonntag abends zuhause bleibt. Gut. (wendet sich zur Mutter) So, jetzt möchte ich Sie gern hören: Weil, es ist ja wichtig, wo jeder steht. Ob es da Übereinstimmung gibt oder ob es darum geht, 'ne gemeinsame Grundlage zu finden.
Mutter: Es gibt eigentlich keine Übereinstimmung, außer, dass Anna in der Woche zuhause schlafen sollte, weil ...
Vater: Zwischen dir und mir?
Mutter: Ja, weil Anna uns in den letzten Wochen gut ausgetrickst hat.

Die Therapeutin geht hier sequenziell vor und exploriert sehr detailliert zunächst die Haltung/Einstellung des Vaters, bevor sie im nächsten Schritt die Mutter zu Wort kommen lässt. Dabei achtet sie darauf, möglichst klare und konkrete Details des Alltags zu erfahren. Diese Details werden später bedeutsam, a) wenn es um die Erforschung der gemeinsamen Basis bzw. der bestehenden Unterschiede der Eltern geht, und b) im weiteren Therapieverlauf als »Verhandlungsposition« der Eltern ihrer Tochter gegenüber. Mit der Hinwendung zur Mutter wird bereits deutlich, dass mangelnde Übereinstimmung vorherrscht und die Mutter dies bereits als Erziehungsproblem definiert. Hiermit eröffnet sich ein wesentlicher Ansatzpunkt in der Arbeit mit den Eltern: die Zusammenarbeit als Elternteam zu verbessern.

Gerade bei Jugendlichen, die wie Anna im Laufe der Zeit alle Regeln eigenständig aufgehoben haben, geht es um (erneute) Begrenzung. Es ist erfahrungsgemäß sehr schwer, »die Uhr zurückzudrehen«. Doch Eltern, die versuchen, ihren Einfluss wieder geltend zu machen, können wirksame Veränderungen herbeiführen. Voraussetzung dafür ist aber, dass klare gemeinsame Absprachen getroffen werden können, die zuvor ausgesprochen und diskutiert wurden. Die Therapeutin unterstützt die Eltern bei dem Versuch, eigene Positionen (wieder) zu entwickeln und später auch gemeinsam zu vertreten (siehe Abbildung 7).

MDFT–Sitzungsplan, Teil 2			
Klient(in) Code	**Anna**	Therapeut(in) Code	
Datum – Plan		Datum – Sitzung, Ort	
(Nach der Sitzung werden die Ergebnisse in einem Ergebnisprotokoll festgehalten. Eventuelle geplante oder ungeplante Abweichungen oder Veränderungen werden notiert und, soweit notwendig, erläutert.)			
II. Ergebnisse der Sitzung (erreichte Ziele/Fortschritte)			
1. Therapeutische Ziele Welche therapeutischen Ziele (geplant oder ungeplant) haben Sie am Ende der Sitzung erreicht? Was sagten oder taten die Klienten während der Sitzung?			
Eltern legen (unterschiedliche) Erziehungshaltungen dar. Den Eltern wurde deutlich, dass sie als Team arbeiten müssen, um Veränderungen erreichen zu können. Die Eltern spürten, dass die Tochter sie noch braucht, und wurden sich ihrer Bedeutung und ihres Einflusses bewusst. Haben festen Termin verabredet, um sich regelmäßig auszutauschen. Eltern sagten, dass sie es unterschätzt haben, wie wichtig sie noch für ihre Tochter sind, und dass sie an ihrer Erziehungsmüdigkeit arbeiten wollen. »Durch die anderen älteren Geschwister haben wir uns nicht mehr genug bewusst gemacht, wie ›klein‹ unsere Tochter eigentlich noch ist.« »Wir sollten an einem Strang ziehen, uns stärken.«			
2. Prozesse/Abläufe/Interventionen Welche MDFT-Interventionen (geplant oder ungeplant) haben Sie verwendet?			
Zusätzlich war es nötig, den Eltern zu verdeutlichen, wie sehr ihre Tochter sie noch braucht. Um die Eltern emotional zu motivieren, wurden sie aufgefordert, über den Stress in der Pubertät mit den wesentlich älteren Geschwistern zu berichten. Verständnis für die Erschöpfung der Eltern und Angebot der Unterstützung dabei, ihre Erziehungsmüdigkeit zu überwinden.			
III. Zusätzliche Bemerkungen/Notizen			
Eltern werden wahrscheinlich immer wieder einen Anschub brauchen, da sie beruflich und zeitlich sehr eingespannt sind (Erinnerungen).			

Abbildung 7: Beispiel Sitzungsplan, Teil 2

2.5 Die Arbeit im Subsystem Familie

2.5.1 Ziele

In der ersten Therapiephase geht es vor allem darum, einen Eindruck von der familiären Situation zu gewinnen, das heißt zu beobachten, wie die Kommunikation läuft, welche Rollen die einzelnen Beteiligten übernehmen. Dabei ist es wichtig, von Beginn an zu forcieren, dass das Gespräch nicht nur zwischen dem Therapeuten und den Einzelnen stattfindet, sondern dass die Familienmitglieder vor allem direkt miteinander sprechen. Die Familie soll möglichst schnell ein Gefühl dafür bekommen, dass in den Therapiesitzungen nicht nur »über etwas« gesprochen wird, sondern Schwierigkeiten und Konflikte direkt besprochen und bearbeitet werden mit dem Ziel, neue Kommunikationsformen und Lösungswege kennen zu lernen und auszuprobieren.

Ebenfalls wichtig ist es bei Therapiebeginn, sich einen Überblick zu verschaffen, wer zur Familie gehört bzw. wer in der Familie einflussreich und wichtig ist, wer also perspektivisch in die Therapie einbezogen werden soll, um an positiven Veränderungen mitzuwirken, wie Großeltern, andere Familienmitglieder, aber auch wichtige Bezugspersonen außerhalb der Familie.

2.5.2 Interventionsangebote

Beobachten Sie die Interaktionsmuster zwischen den Familienmitgliedern!
- Beobachten Sie, wie die Familienmitglieder sich untereinander in Gesprächen verhalten. Diese Gespräche können spontan oder stimuliert stattfinden (zu Enactment siehe Kapitel 3 in Teil C).
- Gibt es Konflikte? Gibt es Spannungen? Wie sprechen sie miteinander (oberflächlich oder über wichtige Fragen)? Werden Lösungen gesucht? Nähern sie sich einander an oder vermeiden sie einander? Gibt es ein Gefühl der Wärme, der Wertschätzung und Liebe zwischen den Familienmitgliedern?

Explorieren der Vorgeschichte der Familie!
- Was ist in der Vergangenheit passiert? Was ist bis jetzt gut/schlecht gelaufen?
- Suchen Sie nach typischen Geschichten, in denen sich zeigt, dass schwierige Situationen gemeistert wurden (was sich z. B. in Erfolgen mit anderen Kindern zeigt).
- Suchen Sie aber auch nach schwierigen Themen in der Vergangenheit (Verletzungen, Brüche, Krisen, Verrat, Verwahrlosung), die in Phase 2 behandelt werden müssen.
- Hat sich die Zusammensetzung, das Einkommen oder die Wohnsituation der Familie geändert? Mit welchen Auswirkungen? Hat sich etwas an der Wohnumgebung geändert?

Manche Dinge, die hier auftauchen, müssen als Thema in Phase 2 der MDFT behandelt werden.

Initiieren Sie erste Verbesserungen in der Kommunikation der Familie!
- Helfen Sie dabei, von Beziehungsproblemen zu Beziehungssorgen, vom Verhalten zur Emotion, von der Vergangenheit zur Gegenwart oder umgekehrt zu gelangen.
- Machen Sie von Anfang an so häufig wie möglich Gebrauch von Enactment.

- Lassen Sie die Familienmitglieder nach Problemlösungen suchen. Lassen Sie sie (neue) Beziehungskompetenzen üben, Konflikte angehen und die Beziehungen untereinander stärken.
- Nehmen Sie alltägliche Ereignisse als Beispiel, um sie dazu zu bringen, einander besser zuzuhören und aufeinander zu reagieren, ohne dass sie gleich in Kritik oder Vorwürfe verfallen.
- Sorgen Sie dafür, dass jedes Familienmitglied ausreden kann.
- Die Vergangenheit der Familie verdient Aufmerksamkeit, jedoch auf eine Art und Weise, bei der einander keine Vorwürfe gemacht werden. Negative Gefühle müssen durch positive ersetzt werden.
- Konzentrieren Sie sich auf die positiven und emotionalen Komponenten ihrer Beziehung.
- Die Gespräche müssen die Verbundenheit und Zuneigung der Familienmitglieder untereinander zum Ausdruck bringen. Heben Sie diese Gefühle hervor.

»Wir haben das Gelaber satt«

Fallskizze: Ben, 16 Jahre

Ben (siehe auch Kapitel 2.3.2) kam mit seinen leiblichen Eltern zum Gespräch. Die Eltern hatten sich vor vielen Jahren getrennt, es besteht aber eine grundsätzlich wertschätzende Grundhaltung zwischen den Eltern. Ben wohnte seit einigen Monaten bei seinem Vater, da er bei Mutter und Stiefvater keine Regeln mehr eingehalten hatte. Auch der Vater war nahe davor, aufzugeben.

Die Eltern hatten sich eigentlich entschieden, Ben in eine stationäre Drogentherapie zu schicken, bevor sie kurzfristig einen MDFT-Therapieplatz bekamen. In zahlreichen vorausgegangenen Familien- und Beratungsgesprächen war es nicht zu einer Veränderung der Problematik gekommen. Die Gespräche liefen alle nach einem ähnlichen Muster ab. Ben zeigte sich einsichtig und versprach Besserung. Es blieb allerdings nur bei Lippenbekenntnissen. Auf der Handlungsebene änderte sich nichts. Wirkliche Auseinandersetzungen konnten nicht geführt werden, Ben zeigte sich immer nur einsichtig und reumütig, änderte aber nichts. Er konsumierte täglich Cannabis und trank am Wochenende exzessiv Alkohol, besuchte die Schule nur sehr unregelmäßig und erzählte »Lügengeschichten«.

In der ersten MDFT-Sitzung betonen alle Familienmitglieder unabhängig voneinander, wie wichtig es ihnen ist, nicht nur zu reden, sondern auch zu handeln: »Wir haben das Gelaber satt.« Diese Maxime gilt für die Therapeutin als richtungsweisend für die erste Sitzung. Damit die Familie an eine Veränderung der problematischen Situation glaubt und daran weiterarbeitet, ist es notwendig, so früh wie möglich (ab der ersten Sitzung) kleine, für alle spürbare Veränderungen anzustoßen. Am Ende der ersten Sitzung, in der alle Familienmitglieder nach Veränderungswünschen gefragt werden, findet die Therapeutin den geeigneten Anhaltspunkt für erste kleine, konkrete Veränderungsschritte: Ben, aber auch die Eltern wünschen sich mehr Engagement bei Bens Bewerbungen. Er soll/will/muss endlich anfangen, sich ernsthaft zu bewerben, da die Schule bald zu Ende ist und er bisher noch keinerlei Perspektive entwickelt hat. Den gemeinsamen Wunsch nach einem Ausbildungsplatz für Ben greift die Therapeutin auf und unterstützt die Familie bei der Entwicklung praktischer (kleiner) Schritte in Richtung Ziel. Ben verabredet sich mit der Mutter direkt nach der Sitzung zum Schreiben von Lebenslauf und Bewerbung und mit dem Vater zur Abgabe der Bewerbung in einem Ausbildungsbetrieb. Um zeitnah über den Verlauf sprechen zu können, wird das folgende Familiengespräch bereits in drei Tagen stattfinden. Sollte sich das alte Muster (leere Versprechungen) wiederholen, können der daraus resultierende Konflikt und die damit in Zusammenhang stehenden Themen in den nachfolgenden Familiensitzungen zum Thema gemacht werden.

»Mama will nicht mehr streiten«

Therapieausschnitt: Sabrina, 16 Jahre

In diesem Ausschnitt begegnet uns wieder Sabrina mit ihrer Mutter. An dieser Sitzung nimmt außerdem zum ersten Mal die jüngere Schwester Maja teil. Nach ihrer Einschätzung der Situation von Sabrina und dem Drogenthema befragt, sagt sie, dass es ihr schon lieber wäre, wenn Sabrina damit aufhören würde, denn sie fände schon, dass Sabrina süchtig sei. Andererseits sei es ja »nur« Cannabis, das sei nicht so schlimm wie andere Drogen. Auch wenn sie selbst ganz schön neugierig sei, Drogen auszuprobieren, wolle sie niemals süchtig werden wie ihre Schwester. Dies alles nimmt Sabrina erstaunt zur Kenntnis, denn so deutlich hatte sie es von ihrer kleinen Schwester noch nie gehört. Etwas später im Gespräch geht es um die Situation zuhause und die Tatsache, dass Sabrina ja auch zuhause raucht und kifft, allerdings nur in ihrem Zimmer.

Therapeutin: Maja, was weißt du darüber, wie deine Mutter über das Kiffen von Sabrina denkt?
Maja: Dass es sie nervt, denn da geht ja öfter der Geruch über den ganzen Flur, wenn sie dann von der Arbeit kommt, dass dann so husch, der ganze Rauch kommt ...Und auch, weil es schlecht für Sabrina ist.
Therapeutin: Aha, sie ist also dagegen, einmal wegen des Rauchs und auch, weil es schlecht für Sabrina ist?

Maja: Ja.
Therapeutin: Und hat es denn darüber schon mal Auseinandersetzungen gegeben zuhause? War das schon mal Thema?
Maja: Thema schon, aber es war jetzt nicht so ... Also, sie hat's schon mal angesprochen.
Therapeutin: Und hatte das Folgen, war danach etwas anders?
Maja: Weiß nicht.
Therapeutin: Nichts, was dir aufgefallen ist?
Maja: Naja, danach hat Sabrina ja nicht mehr so viel gekifft.
Therapeutin: Aha, nachdem deine Mutter also gesagt hat, dass es sie stört, dass zuhause gekifft wird, ist es weniger geworden?
Maja: Naja, sie machts wahrscheinlich mehr woanders, aber zuhause ist es weniger geworden.
Therapeutin: Das heißt, es hatte unmittelbare Auswirkungen, dass deine Mutter etwas gesagt hat zu dem Rauch.
Maja: Ja.
Therapeutin: Wie findest du das denn eigentlich, dass immer so viel Qualm in der Bude ist?
Maja: Ich riech es gar nicht mehr so doll.
Therapeutin: Heißt das, du hast dich schon dran gewöhnt? Ist deine Nase schon ein bisschen abgestumpft?
Maja: Ja.
Therapeutin: Mir scheint, du bist sehr großzügig mit deiner Schwester, die darf sich 'ne ganze Menge erlauben, zum Beispiel qualmen zuhause, obwohl du und deine Mutter nicht rauchen.
Sabrina: Ich rauch ja nur in meinem Zimmer ... Und in meinem Zimmer, das ist mein Reich, da sollte ich schon meine Freiheiten haben. Klar, wenns draußen stinkt, dann mach ich schon das Fenster auf ...
Therapeutin: Da staune ich ja wirklich, wie viel Toleranz (zur Mutter) Sie da aufbringen zuhause, (zu Maja) du da aufbringst.
Mutter: Nein, das hab ich jetzt echt gemerkt, ich hab das sehr unterdrückt. Eigentlich bin ich da nicht tolerant, was das angeht. Muss ich echt sagen. (zu Sabrina) Das hab ich dir ja auch gesagt, dass mich das stört und ich das überhaupt nicht möchte. Als du mir erzählt hast, du hast mit dem Rauchen aufgehört. Das war für mich der richtige Zeitpunkt. Ich hatte das ja eh vor, dir zu sagen, aber das war dann wie eine Einladung. Da fiel es mir leichter. (zu Sabrina) Aber dich stört's trotzdem, oder?
Sabrina: Ja, das war genau für mich ein Grund, warum ich es dir nicht sagen wollte, dass ich aufhören will, weil ich schon dachte, dass du es dann ganz verbietest, und das seh ich irgendwie gar nicht ein. Das klingt jetzt vielleicht eklig. Aber das ist mein Zimmer, das ist da, wo ich wohne.
Mutter: Ich wohn da auch.

Sabrina: Ja, aber du wohnst ein Zimmer weiter.
Mutter: Aber wir hatten es ja grade mit dem Rauch, der überall hinzieht.
Sabrina: Aber wenn es so ist wie jetzt, wo dann mal 'ne Zigarette da drin geraucht wird oder ein Joint, dann lüfte ich eben. Seh ich nicht ein.

Die Diskussion geht freundlich weiter, das Für und Wider wird abgewogen. Es wird deutlich, dass das Gespräch sehr gleichberechtigt läuft, wie in einer WG. Die Therapeutin weist darauf hin, dass es ja nicht um eine Frage geht von der Art, ob Schwarz- oder Weißbrot gekauft wird, sondern um etwas, was richtig schädlich ist.

Therapeutin: Ich häng noch an dem Punkt, Frau B., dass Sie eben gesagt haben, Sie haben da ein bisschen die Augen zu gemacht. Können Sie das noch ein bisschen erklären, damit auch die beiden das besser verstehen. Oder ist euch das klar, was Mutter meint, dass sie das so ausgeblendet hat.
Sabrina und Mutter: Ja!!
Therapeutin: Aha, beide sagen Ja im Chor, erklärts mir!
Sabrina: Naja, sie hat halt die Augen zugemacht und es akzeptiert.
Mutter: Nicht akzeptiert!
Sabrina: Ja, nicht akzeptiert, aber ausgeblendet, Augen zugemacht.
Therapeutin: Und was hast du für eine Idee, Sabrina, warum sie das gemacht hat? Ist sie jemand, der öfter mal Dinge ausblendet?
Sabrina: Nee, eigentlich nicht.
Therapeutin: Eigentlich nicht, ne. Eigentlich steht sie mit beiden Beinen auf dem Boden und guckt, was los ist, oder? Warum hat sie es an dieser Stelle ausgeblendet?
Sabrina: Weiß ich nicht (lacht).
Maja: Na, vielleicht, weil sie keinen Streit anfangen wollte.
Mutter: Da ist was dran, ja.
Maja: Und weil du früher selber geraucht hast, und Sabrina gut verstehen kannst.

Danach erläutert die Mutter, wie sie es früher gemacht hat, als sie noch geraucht hat. Die kleine Schwester benennt in diesem Gespräch sehr deutlich zwei zentrale Kommunikations- und Beziehungsmuster innerhalb der Familie: dass die Mutter dazu neigt, konflikthafte Auseinandersetzungen zu vermeiden, und dass sie sich innerlich oft mit ihren Töchtern auf eine Stufe stellt.

Therapeutin: Du sagst, Maja, vielleicht hat Mutter das ausgeblendet, weil sie Streit vermeiden wollte. (zur Mutter) Ja?
Mutter: Ja, ich denke, das ist ein großer Anteil daran.
Therapeutin: Und ging es Ihnen damit gut, Frau B.?

Mutter: Nicht wirklich, das hab ich ja auch so weggedrückt. Denn jedes Mal, wenn ich das wieder bemerkt habe, kam es mir so hoch: Aaaach, eigentlich möchte ich das nicht... Das hat mich irgendwie – ja, ich fühlte mich irgendwie ausgenutzt in meiner Gutmütigkeit. Ich hatte auch das Gefühl, alle kommen zu uns zum Kiffen. Da dürfen wir nicht, dort dürfen wir nicht, aber bei Sabrina. Die Mutter ist ja tolerant. Ich fühlte mich – übergangen kann ich ja gar nicht sagen, denn ich hab ja nie was gesagt. Aber eigentlich schon. Ich fühlte mich übergangen.

An späterer Stelle erzählt Maja, dass sie sich zwar wünschen würde, dass Mutter mal ein deutliches Wort wegen des Rauchens zu Sabrina gesagt hätte, aber dass sie auf keinen Fall möchte, dass die beiden streiten. Zu ihren Befürchtungen befragt, berichtet sie von sehr heftigen und sie ängstigenden Streits zwischen der Mutter und dem Ex-Partner der Mutter und auch zwischen Mutter und Sabrina in der Zeit. Und Sabrina ergänzt, dass die Mutter in dieser Zeit manchmal kaum noch etwas von den beiden Kindern mitbekommen hat, und beide Angst hatten, sie zu verlieren, bis die Mutter sich vor einem Jahr endgültig getrennt hat.

Sabrina: Und siehste, sobald der Mann weg ist, ist wieder alles gut. Jetzt sind wir wieder ein Dreierteam, ne.

Mutter und Maja bestätigen das.

Aus diesem Familiengespräch, in das die Schwester ihre ganz eigene Sicht der Dinge einbringt, wird sehr deutlich, wie die Situation in der Familie jetzt aussieht und wie es dazu kommen konnte, dass die Mutter bei einer so wichtigen Frage wie der des Rauchverbots die Auseinandersetzung scheut: Nach einer offenbar langen schwierigen Phase in der Familie mit vielen, heftigen und ängstigenden Streits und einem schlechten Gewissen der Mutter, weil sie ihren Kindern so viel zugemutet hat in dieser Zeit, haben alle drei den starken Wunsch nach friedlichem und harmonischem Miteinander.

Diese Themen werden sich als roter Faden durch den Therapieprozess ziehen. Es werden Konflikte in den Familiensitzungen ausgetragen mit dem Ziel, die Mutter darin zu stärken, wieder das Ruder zu übernehmen und auch mal Konflikte zu riskieren, wenn sie weiß, dass es gut für ihre Töchter ist, was sie durchsetzen möchte. Parallel entwickelte Sabrina wieder mehr Vertrauen in ihre Mutter als Mutter.

Die kleine Schwester wurde indirekt nochmals Thema, als die Mutter besorgt berichtete, dass Maja – bei der schon früher mal ADHS diagnostiziert worden war – häufiger die Schule geschwänzt und ihr das verschwiegen hatte. Die Mutter erhielt in dieser Situation Rat und Unterstützung von der Therapeutin und eine Vermittlung in weiterführende Hilfen für die jüngere Tochter.

»Das eigentliche Problem hat mein Bruder«

Fallskizze: Pierre und Tim, 16 und 18 Jahre

Wie wichtig es sein kann, zu versuchen, auch unmotivierte (relevante) Familienmitglieder »mit ins Boot« zu holen und möglichst in der Anfangsphase der Therapie einzuladen, zeigt auch die folgende Skizze.

Ursprünglich war es nicht Tim, sondern der fast 16-jährige Bruder Pierre, der mit seinen seit Jahren getrennt lebenden Eltern zum ersten MDFT-Gespräch kam. Pierre wohnte gemeinsam mit seinem Bruder Tim bei seiner Mutter. Zu seinem Vater hatte Pierre aktuell nur sporadisch Kontakt. Seit einiger Zeit hatte es heftige Auseinandersetzungen zwischen Mutter und Sohn gegeben, denn Pierre machte weitgehend, was er wollte. Die Mutter war beruflich sehr oft unterwegs und regelmäßig für mehrere Tage auch über Nacht nicht zuhause. Pierre blieb dann mit seinem zwei Jahre älteren Bruder allein in der Wohnung zurück. Beide Eltern bemühten sich, Absprachen zu treffen bezüglich der Beaufsichtigung in dieser Zeit, die aber aus verschiedenen Gründen oft nicht gelangen. Es kam immer wieder zu Partys und »Gelagen«, wenn die Mutter nicht da war. Die Jungen gingen nicht zur Schule und genossen die »sturmfreie« Bude. Da beide Söhne regelmäßig täglich zusammen kifften, konnte sich niemand vorstellen, dass Pierre sein Konsumverhalten verändern würde, wenn Tim weiter kiffte und trank. Es war klar, dass der ältere Bruder nicht nur in die Therapie einbezogen werden musste, sondern, falls er dazu motiviert werden konnte, selbst als Klient von der Therapie würde profitieren können. Die Therapeutin lud deshalb Pierres Bruder Tim bereits zur zweiten Familiensitzung mit ein. Hier wurde bald deutlich, dass Tim neben seiner Cannabisabhängigkeit bereits ausgeprägte depressive Symptome entwickelt hatte und außerdem fast täglich Alkohol trank. Die Eltern waren ihm gegenüber ratlos und resigniert, er selbst wirkte völlig hilflos und ohne Perspektive. Tim ging, wie sich im Gespräch herausstellte, schon seit Monaten nicht mehr zur Schule, die ihm zwischenzeitlich bereits »gekündigt« hatte, ohne die Eltern zu benachrichtigen (er war bereits volljährig). Die Therapeutin reagierte – typisch für MDFT – schnell und flexibel und lud ihn gleich für den nächsten Tag zu einem Einzelgespräch ein. Tim reagierte zunächst abweisend und machte als überzeugter Kiffer keinen Hehl aus seiner Einstellung gegenüber der Therapie, aber er kam zum Termin. Sein Ziel war es zunächst, die Therapeutin davon zu überzeugen, dass es ein Unding sei, Cannabis nicht zu legalisieren. Tim diskutierte und argumentierte, die Therapeutin ließ sich auf einen (spannenden) Diskurs mit ihm ein, ohne zu bewerten. In der Folge entwickelte sich Tim vom regelmäßigen Besucher zum eigentlichen Klienten. Er entschied sich nach einem intensiven und langen Prozess zur Entgiftung und dem Besuch von Selbsthilfegruppen und wurde abstinent. Um Abstand von seiner Clique und der Familie zu bekommen, ging er in eine andere Stadt und machte dort eine Suchttherapie. Pierre, der nie gedacht hätte, dass sein älterer Bruder aufhören würde, Drogen zu nehmen, war tief beeindruckt. Er zog zu seinem Vater, der nun wieder mehr praktische Elternverantwortung übernehmen musste. Auch Pierres Konsum verringerte sich deutlich und er ging wieder regelmäßig zur Schule.

Dieses Beispiel zeigt, dass manchmal der bloße Einbezug von Angehörigen nicht ausreicht, sondern, wie in diesem Fall, der Angehörige selbst zum Klienten wird. Da es sich bei Tim um einen jugendlichen Cannabiskonsumenten handelte, der in seiner Familie lebte, erfolgte selbstverständlich die Behandlung im Rahmen der MDFT gemeinsam mit seinen Eltern und seinem Bruder. Das zweigleisige Vorgehen der Therapeutin (2 Indexpatienten in einer Familie) ermöglichte Synergieeffekte, die für die gesamte Familie eine positive Entwicklung voranbrachten.

2.6 Die Arbeit im außerfamiliären Subsystem in der MDFT

2.6.1 Ziele

Vorbemerkung: Um Wiederholungen zu vermeiden, wird die Arbeit im sozialen Kontext nicht getrennt nach Phase 1 und 2, sondern zusammenhängend beschrieben (siehe ergänzend auch Kapitel 3.6.4).

Bei Therapiebeginn wird immer exploriert, welche außerfamiliären Personen oder Institutionen im Kontakt mit der Familie bzw. dem Jugendlichen aktuell relevant sind. Dann wird möglichst bald Kontakt aufgenommen, sofern es sinnvoll oder notwendig erscheint, die entsprechenden Kontaktpersonen in den therapeutischen Prozess einzubeziehen.

Dabei sind folgende Aspekte zu berücksichtigen: Wenn der Jugendliche bereits in weitere pädagogische, juristische oder medizinische Maßnahmen oder Prozesse involviert ist, sollte in jedem Fall Kontakt aufgenommen werden, um die unterstützenden Einflüsse zu bündeln, aufeinander abzustimmen und zu verhindern, dass die Familie in die Situation gerät, mit konfligierenden Hilfsangeboten konfrontiert zu sein.

Typische Kontaktpersonen sind hier:
- Mitarbeiter(innen) der Jugend- und Jugendgesundheitshilfe (Jugendamt, KJPD, Jugendhilfebetreuer),
- Mitarbeiter(innen) aus dem Kontext der Justiz wie Bewährungshilfe, Jugendgerichtshilfe etc.

Hier ist es wichtig, der Familie gleich bei Therapiebeginn zu vermitteln, dass eine enge Zusammenarbeit und Abstimmung der Hilfen gewünscht ist und sich Entbindungen von der Schweigepflicht unterzeichnen zu lassen.

Zu weiteren Institutionen wie Schule, Ausbildungseinrichtung, Praktikumsstelle, Jobcenter etc. sollte vor allem dann von der Therapeutin Kontakt aufgenommen werden, wenn die Eltern Unterstützung bei der Nutzung dieser Ressourcen für ihr Kind brauchen bzw. die Situation akut krisenhaft zugespitzt ist, zum Beispiel ein Abbruch droht. Die Grundhaltung der MDFT-Therapeuten ist hier die Förderung der Elternkompetenz bzw. Unterstützung des elterlichen Einflusses: Alle Aufgaben, die von den Eltern gut bewältigt werden, werden nicht von Therapeuten übernommen.

Wenn sich allerdings im Zusammenhang mit einer der beteiligten Institutionen Risikofaktoren zeigen, sollte in jedem Fall ein therapeutischer Kontakt hergestellt werden. Beispiele dafür sind eine den Drogenkonsum Jugendlicher tolerierende Haltung an einer Schule, fehlende Rückmeldung an die Eltern bei Schulschwänzen oder häufiger Verspätung des Jugendlichen, Konkurrenz bzw. Konflikte zwischen Schule und Elternhaus etc.

Bei allen Kontakten, die innerhalb des Therapieprozesses zu Bezugspersonen außerhalb der Familie aufgenommen werden, sollte immer zu Beginn Aufgabe und Funktion der Therapie kurz skizziert werden und die betreffenden Personen »um unterstützende Mitwirkung« gebeten werden. Keinesfalls kann es hier um Belehrungen oder Kritik gehen, weil dies nur unnötige Konkurrenz und andere Barrieren aufbauen würde. Dies gilt für Lehrer, Ärzte, Bewährungshelfer etc. Ziel der MDFT ist immer, die Kompetenz und Erfahrung der Kollegen im Sinne einer Verbesserung der familiären Situation zu nutzen.

In der Arbeit mit dem außerfamiliären System sieht sich der MDFT-Therapeut in erster Linie als Unterstützung für die Eltern, die die Angebote und Möglichkeiten nicht immer in vollem Umfang ausschöpfen können. Ziel ist, sich so bald wie möglich wieder aus dem Prozess herauszuziehen und den Eltern diese Aufgaben wieder zu überlassen. In Familien mit ressourcenreichen Eltern ist die Kooperation mit dem extrafamilialen Subsystem oft auf ein Minimum beschränkt.

Die Arbeit mit Bezugspersonen außerhalb der Familie soll anhand einiger Fallskizzen verdeutlicht werden:

»Wenn Marcus' Lehrerin anruft, krieg ich Bauchweh!«

Fallskizze: Marcus, 15 Jahre

In diesem Beispiel wurde bereits bei Therapiebeginn deutlich, dass die seit langem anhaltenden Schulschwierigkeiten des Jungen bisher nicht diagnostisch abgeklärt worden waren, und dieser Aspekt wurde als ein Ziel in die Fallkonzeption aufgenommen. Durch die schnelle Verschlechterung der psychischen Verfassung des Jungen wurde dann kurzfristig eine Klinikeinweisung erforderlich, die die Therapeutin nach kurzer telefonischer Rücksprache mit dem Vater direkt noch in der Einzelsitzung mit dem Jugendlichen vorbereitete und veranlasste. In engem Kontakt mit der Stationsärztin der Klinik wurde das Therapieprogramm vorgestellt und für Marcus' Aufenthalt der Rahmen einer ambulanten Krisenintervention und Diagnostik abgesteckt. Zur Planung des weiteren Vorgehens und weiteren Motivierung der Eltern, aber auch des Jungen, fand ein gemeinsames Gespräch in der Klinik statt (zu Marcus siehe auch Kapitel 1.1, 3.5.4 und 3.6.3).

Parallel nahm die Therapeutin Kontakt zur Schule des Jungen auf und initiierte ein gemeinsames Gespräch mit den wichtigsten Lehrern und beiden Eltern. Ziel war dabei vor allem, den Kontakt zwischen Schule und Eltern zu verbessern. Der Vater hatte bis dahin vor Terminen in der Schule »immer Bauchweh bekommen«, weil es immer darum ging, dass sein Sohn etwas ausgefressen hatte. Folgerichtig hatte er diesen Kontakt eher vermieden. Außerdem hatte er selbst – infolge eigener Konzentrations- und Aufmerksamkeitsstörungen – überwiegend negative Erinnerungen an seine eigene Schulzeit. Gleichzeitig ging es darum, die Einschätzung der Schule einzuholen hinsichtlich Marcus' Schwierigkeiten und die Perspektive der Versetzung zu klären, die ohnehin gefährdet, nun wegen des längeren Klinikaufenthalts ganz unmöglich schien. Es wurden Vereinbarungen hinsichtlich spezieller Arbeitsaufgaben für die Zeit in der Klinik getroffen, deren Ausführung in die Obhut der Eltern gegeben wurde. Nach Abschluss der Diagnostik in der Klinik erfolgte eine enge Rücksprache mit der engagierten Klassenlehrerin hinsichtlich einer gezielteren Förderung bzw. einer Erklärung der Funktion des Drogenkonsums im Kontext von ADHS.

»Ich will nicht stationär!«

Fallskizze: Anna, 15 Jahre

Anna und ihre Eltern meldeten sich zum MDFT-Programm an, weil der Verbleib an der Schule ursprünglich an die Bedingung geknüpft war, eine vollstationäre Langzeit-Drogentherapie machen zu müssen. Anna war dazu nicht bereit und konnte sich mit viel Mühe allenfalls ein ambulantes Therapieangebot vorstellen, weil ihr die Schule doch irgendwie wichtig war. Aus fachlicher Sicht war nichts gegen einen ambulanten Versuch einzuwenden.

In diesem Fall musste die Therapeutin bereits mit Beginn der Therapie Kontakt zur Schule aufnehmen, um das MDFT-Programm vorzustellen. Ziel war es, die Schule davon zu überzeugen, zunächst einen ambulanten Therapieversuch zu starten, um Annas Teilmotivation zu nutzen. Nach der prinzipiellen Einwilligung der Schule mussten genaue Bedingungen und Vereinbarungen besprochen und festgelegt werden, unter denen Anna zunächst wieder am regulären Schulunterricht teilnehmen konnte (Urinkontrollen, Anwesenheitspflicht in der Schule, Eltern-Lehrer-Gespräche und sofortige Rückmeldung der Schule an die Eltern bei Abwesenheit von Anna, regelmäßiger Austausch zwischen Klassenlehrer und Therapeutin etc.). Zwar löste die enge Kooperation zwischen Schule, Eltern und der Therapeutin bei Anna zunächst Skepsis aus, sie erlebte aber gleich ab Beginn der Therapie, dass die Therapeutin an ihrer Seite stand und sich für ihren Wunsch nach ambulanter Therapie einsetzte. Die Bildung einer guten Allianz zwischen Anna und der Therapeutin konnte so sehr schnell hergestellt werden.

Die enge Zusammenarbeit im Verlauf der erfolgreichen Therapie bestand aus wöchentlichen Rückmeldungen zwischen Schule und Therapeutin, Urinkontrollen und mehreren Gesprächen mit Anna, Klassenlehrer, Eltern und Therapeutin in unterschiedlichen Konstellationen und Settings. Das Verhältnis zwischen Eltern und Lehrern, das in der Vergangenheit von gegenseitiger Abwertung gekennzeichnet war, begann sich durch vermittelnde und vorbereitende Gespräche zu normalisieren.

Die zu Beginn häufigen Gespräche und Telefonate zwischen Schule und Therapeutin wurden nach und nach wieder mehr von den Eltern übernommen, die Schritt für Schritt ihre verantwortliche Funktion zurückeroberten.

2.6.2 Die therapeutische Arbeit mit Jugendlichen, die außerhalb der Familie leben und professionell betreut werden

Jugendliche, die nicht mehr bei ihren Eltern wohnen, sondern professionell betreut werden (»Hilfe zur Erziehung«), befinden sich in einer besonderen Erziehungssituation. Sie hatten oder haben eine familiäre Krise zu bewältigen, in der professionelle Betreuer bzw. Institutionen einen Teil der elterlichen Erziehungsfunktionen im Rahmen einer Hilfeplanung übernommen haben. Dies stellt MDFT-Therapeuten vor zusätzliche Herausforderungen hinsichtlich der Therapieziele, der therapeutischen Settings und der Kooperation mit dem Jugendhilfesystem.

Nicht selten geht von den Betreuern der Impuls aus, für die Jugendlichen therapeutische Unterstützung zu suchen. Hier ist es genau wie bei Familienmitgliedern sehr wichtig, für eine konstruktive Zusammenarbeit zu werben. Bei professionellen Bezugspersonen sollte außerdem von Beginn an deutlich gemacht werden, dass keine Konkurrenz zu den bereits laufenden Hilfen entstehen soll, sondern es in der Therapie auch um Unterstützung und Entlastung für sie in ihrer beruflichen Situation geht.

Ergänzend zum Leitfaden für Erstgespräche sind neben den Fragen an Eltern und Jugendliche hier noch weitere Fragen von Bedeutung, die in der ersten Therapiephase, eventuell schon im ersten Gespräch zu klären sind:
1. *Wie schätzen die Betreuer die Situation ein bezüglich* Drogenproblematik, Schul- und Ausbildung, persönlich-emotionaler Verfassung des Jugendlichen, der Familie des Jugendlichen?
2. *Fragen zum Anlass und Betreuungsumfang:* Anlass der Betreuung (Wer hat die Fremdunterbringung veranlasst?), Dauer der aktuellen Betreuung. Welchen (Stunden-)Umfang hat die Betreuung (offiziell und faktisch)? Welchen zeitlichen Gesamtrahmen hat die Betreuung (befristet oder unbefristet)? Wie viele Personen sind an der Betreuung beteiligt, welche Berufsqualifikation mit welchen Zuständigkeiten?
3. *Ziele der Betreuung:* Welche Ziele hat die Betreuung? Was ist im Hilfeplan festgelegt? Welches konzeptionelle Selbstverständnis haben die Betreuer? Ist eine Rückführung in die Familie geplant?
4. *Bewertung der Betreuung:* Wie läuft die Betreuung, was läuft gut, was nicht? Welches sind die wichtigsten Regeln, Vereinbarungen? Was passiert bei Regelverstößen, Sanktionen? Hier sollte neben der Sichtweise der Betreuer immer auch die des Jugendlichen und der Eltern erfragt werden.
5. *Besonders wichtig: Wie sieht es an der Schnittstelle Betreuung – Familienzugehörigkeit aus?* Wie ist die Aufgabenverteilung zwischen Betreuern und Eltern? Was im konkreten Alltag der Jugendlichen unterliegt noch der Kontrolle der Eltern bzw. wie viel Erziehungsfunktion haben Eltern noch? Wie häufig ist der Kontakt zwischen Eltern und Jugendlichen? Wie häufig besteht Kontakt zwischen Betreuern und Eltern? Welche offiziellen Vereinbarungen gibt es zwischen Betreuern und Eltern?

MDFT-Grundhaltung ist es prinzipiell auch hier, den Eltern und den Mitarbeitern im Jugendhilfesystem deutlich zu machen, dass Eltern weiterhin für ihre Kinder unverzichtbar und die emotional wichtigsten Bezugspersonen sind. Bedeutsam ist natürlich die Vorgeschichte und der Anlass der Fremdunterbringung, um abzuklären, in welchem Ausmaß und mit welchem Ziel familiäre Unterstützung stattfinden kann. Dass und aus welchen Gründen eine Fremdunterbringung erforderlich wurde, macht in der Regel deutlich, in welcher Hinsicht die Eltern ihre Erziehungsfunktion nicht (ausreichend) wahrnehmen konnten.

Aufgabe der MDFT ist auch hier, die Beziehung zwischen Eltern und Jugendlichen so weit wie möglich zu klären und zu verbessern. Dabei ist zu beachten, dass es ausdrücklich Aufgabe der Jugendhilfe ist, im Sinne einer »Hilfe zur Erziehung« die Eltern dabei zu unterstützen, ihre Erziehungsaufgaben besser als vorher wahrzunehmen. Die professionelle Betreuung soll demnach nur so wenig wie nötig elterliche Erziehungsaufgaben ersetzen. Diese Grundhaltung, die im KJHG verankert ist, sollte auch von den MDFT-Therapeuten in der Arbeit mit professionellen Betreuern betont und gegebenenfalls wiederbelebt werden, so dass mit den Eltern bezüglich der konkreten Erziehungsaufgaben für ihren Jugendlichen eventuell neu verhandelt werden kann. Nach unserer Beobachtung weichen die Ziele/Hilfepläne der Betreuer/Jugendhilfe davon allerdings häufig ab, hier wird der Schwerpunkt eher auf Ablösung und Verselbständigung der Jugendlichen gelegt und die Kooperation mit den Eltern vernachlässigt bzw. nur am Rande thematisiert.

Die Antworten auf folgende Fragen liefern die Grundlage für die Einschätzung des MDFT-Therapeuten, inwieweit auch Art und Inhalte der Betreuung in den therapeutischen Veränderungsprozess einbezogen werden sollten:

- Wo sind die Ressourcen der Betreuung, was läuft gut, ist für das Erreichen der therapeutischen Ziele hilfreich und nützlich?
- Wo sind Diskrepanzen, Hemmnisse, Risiken, die die Erreichung der therapeutischen Ziele erschweren? Wo gibt etwa zu viel Druck oder zu wenig Kontrolle, zu viel Eigenverantwortung des Jugendlichen oder eine in anderer Hinsicht ungünstige Form der Betreuung? Läuft die Zusammenarbeit mit den Eltern im Sinne von MDFT?
- Wo gibt es eine ungünstige Haltung der Betreuer gegenüber problematischem Verhalten der Jugendlichen (Einschätzung des Drogenkonsums)?

MDFT mit Jugendlichen, die außerhalb der Familie betreut werden, erfordert deshalb ein differenziertes Konzept im Umgang mit dem außerfamiliären System. Im Einzelfall bedeutet dies zunächst eine wesentlich höhere Frequenz in diesem Bereich und eventuell eine geringere Frequenz im familiären System.

Wichtige Aufgabe von MDFT-Therapeuten ist es, nach Therapiebeginn und Analyse der Risiko- und Schutzfaktoren die Betreuer für die aus Sicht von MDFT sinnvolle und nützliche Zielrichtung zu gewinnen und davon zu überzeugen, dass eine vielleicht notwendige Kursveränderung sinnvoll ist. Dies erfordert Respekt und Fingerspitzengefühl.

Grundsätzlich sind die *Möglichkeiten und Grenzen der MDFT* zu klären: Es muss verdeutlicht werden, dass die Behandlung kurz und intensiv ist und vor allem die Aufgabe hat, im Sinne eines Überblicks Konfliktherde zu erkennen und zu minimieren und sämtliche Hilfemöglichkeiten zu koordinieren mit dem Ziel einer positiven Entwicklung des Jugendlichen.

Der Therapeut stellt sich als *zusätzliches Hilfsangebot mit spezifischem Auftrag* zur Verfügung. Hierfür braucht es die Einsicht und Akzeptanz des Betreuers. Um dies zu erreichen, sollte Konkurrenz vermieden und strukturelle Bedingungen der Hilfemaßnahme und Konzeptionen der Einrichtungen berücksichtigt werden. Dabei sollten die Therapeuten den Betreuern mit respektvoller Wertschätzung als Experten im System begegnen: »Sie kennen X ja viel besser als ich.«

Nach einer Abstimmung über die Grundlagen der Zusammenarbeit sollte geklärt werden, wie weit die *Möglichkeiten der Zusammenarbeit reichen bzw. wo es Grenzen der Kooperation* gibt (Vereinbarungen und Absprachen über die Kooperation). Es muss eventuell geklärt werden, ob nur im Beisein des Jugendlichen oder auch allein gesprochen werden darf, was besprochen werden kann und was nicht.

Hauptaufgabe des Therapeuten wird dann sein, neue Sichtweisen auf die Situation vorzuschlagen, zu begründen und die Betreuer davon zu überzeugen, dass sich lohnt, die Situation anders als bisher anzugehen.

Falls eine Abstimmung der Zielrichtungen nicht gelingt, sollten eventuell die Eltern mobilisiert werden, eine Veränderung pädagogischer Strategien einzufordern, gegebenenfalls über das Jugendamt.

»Die Jugendlichen sind doch meistens froh, wenn sie Ruhe vor den Eltern haben«

Fallskizze: Johann, 17 Jahre

Johann konsumierte täglich mehrere Gramm Marihuana. Er kam auf Initiative seiner Mutter in das MDFT-Programm. Seit ungefähr einem Jahr wohnte er allerdings nicht mehr zu Hause. Aufgrund seines massiven Cannabiskonsums, Schulschwänzens und vieler Auseinandersetzungen mit der Mutter und dem Stiefvater war er ins betreute Einzelwohnen gezogen. Seine Wohnung lag weit entfernt vom Elternhaus, die Familienmitglieder sahen sich nur noch selten. Zum leiblichen Vater bestand seit Jahren nur unregelmäßiger Kontakt.

Dem Auszug war ein kurzer Klinikaufenthalt vorangegangen. Die Mutter hatte ihren Sohn eines Abends in die Psychiatrie gebracht, weil sie nicht mehr weiter wusste und Johann im bekifften Zustand völlig verwirrt und verzweifelt nach Hause gekommen war. In der Klinik ist er jedoch nicht lange geblieben. Johann lehnte Kliniken und Medikamente strikt ab, auch die Mutter hatte Vorbehalte gegenüber der Psychiatrie und eine ablehnende Haltung gegenüber der klassischen Medizin und Psychopharmaka. Die Diagnostik in der Klinik konnte deshalb damals nicht abgeschlossen werden.

Der Jugendliche wurde im Rahmen des betreuten Einzelwohnens von zwei Betreuern abwechselnd dabei unterstützt, seinen Alltag zu bewältigen und sich weiter zu verselbständigen. Abgesehen von einigen Praktika, die er nie ordentlich zu Ende gebracht hatte, konnte er weder kurz- noch längerfristige Perspektiven für sein Leben entwickeln. Außer den regelmäßigen Terminen mit seinen Betreuern gab es keine Alltagsstruktur. Am Wochenende zog er sich oft zurück und blieb allein, nur selten traf er sich mit Bekannten zum Kiffen. Freunde gab es nicht (mehr), seine Mutter besuchte er allerdings relativ regelmäßig.

Bei Therapiebeginn zeigte sich, dass es bisher kaum Austausch oder Zusammenarbeit zwischen den Eltern und den Betreuern gab. Lediglich kurz nach dem Einzug fand ein Treffen im Jugendamt statt, danach wurden notwendige Formalitäten meist am Telefon bzw. schriftlich erledigt. Den Vater kannten die Betreuer gar nicht. Alle Beteiligten hatten sich in der Situation eingerichtet. Die Mutter fühlte sich eher erleichtert, nicht mehr »hauptamtlich« für ihren Sohn verantwortlich zu sein, die Betreuer hatten wenig Interesse an einer engen Zusammenarbeit mit den Eltern. Sie sahen aus ihrem Verständnis heraus keinen Anlass, mit den Eltern eines 17-jährigen Jugendlichen regelmäßigen Kontakt zu halten, der ja von zu Hause ausgezogen war, weil die Familie nicht mehr miteinander klar kam. Für sie war Johann fast erwachsen und daher eher eigenverantwortlich und unabhängig von den Eltern.

Bereits nach den ersten MDFT-Familien- und Einzelsitzungen wurde deutlich, welch große emotionale Bedeutung die Eltern für Johann hatten und wie sehr er sich von ihnen Interesse und Zuwendung wünschte. In mehreren Gesprächen gelang es der Therapeutin, die Betreuer davon zu überzeugen, dass es sich lohnen könnte, den Einfluss der Eltern als Ressource zu nutzen. Trotz bestehender Skepsis, auch von Seiten der Mutter, die sich nur langsam daran gewöhnen konnte, wieder mehr Kraft und Zeit für ihren Sohn aufzubringen, begann die Zusammenarbeit. Der Vater, der beruflich viel unterwegs war, freute sich auf den Kontakt mit den Betreuern, musste aber lernen, Kompromisse zu machen, wenn es um die Termingestaltung ging. Es begann ein langsamer Veränderungsprozess, in dem festgefahrene Bilder voneinander korrigiert, Vorurteile und Bewertungen zurechtgerückt und Geschichten neu erzählt werden mussten. Die Therapeutin schätzte die aufrechten Bemühungen beider Seiten wert und betonte immer wieder, wie wichtig eine gute Zusammenarbeit für eine positive Entwicklung von Johann sei. Dieser, das sei nur am Rande bemerkt, war zunächst natürlich nicht nur erfreut über die gute Zusammenarbeit, denn seitdem Eltern und Betreuer an einem Strang zogen, wurde er auch mehr in die Verantwortung genommen. Wie sehr es sich lohnt, gleich von Beginn der Phase 1 zu allen wichtigen familiären und außerfamiliären Bezugspersonen eine gutes Bündnis herzustellen, um auf dieser Basis in Phase 2 wichtige Probleme gemeinsam lösen zu können, zeigt eine Fortsetzung der Fallskizze Johann in Kapitel 3.5.4.

»Frau S. von der Bewährungshilfe zieht mich jetzt aus der Scheiße«

Therapieausschnitt: Justin, 18 Jahre

Justin wurde im Rahmen einer ambulanten Jugendhilfebetreuung aufgrund der bestehenden Drogenproblematik und einer Bewährungsauflage in das MDFT-Programm vermittelt. Neben der Abhängigkeitsproblematik (Cannabisabhängigkeit, Alkohol- und Kokainmissbrauch) war Justin schon früh durch dissoziales Verhalten auffällig geworden und hatte in der Vergangenheit wegen Dealens, Sachbeschädigung durch Graffiti und Körperverletzung bereits zahlreiche Strafverfahren mit Jugendarrest und verschiedene gerichtliche Auflagen hinter sich. Auf der familiären Ebene lag eine deutliche Vernachlässigung insbesondere im Zusammenhang mit der schweren Alkoholabhängigkeit des Vaters vor. Stationäre Heimunterbringungen in der frühen Pubertät waren abgebrochen worden bzw. blieben ohne Erfolg. Justin hatte vom Jugendamt und der Bewährungshilfe die Auflage, drogenfrei zu werden, und erhielt die Chance, mit der Therapie einen drohenden Haftantritt zu vermeiden. Justin lebte zu Therapiebeginn bereits seit neun Monaten im »Betreuten Wohnen«. Von der dortigen Jugendeinrichtung wurde ihm eine ambulante oder stationäre suchtspezifische Therapie zur Bedingung für die Fortsetzung der Betreuung gemacht. Justin hatte noch regelmäßig Kontakt zu seinen Eltern und seiner Schwester, welche er meistens am Wochenende besuchte.

Die folgende Gesprächssequenz aus der Anfangsphase beschreibt das außerfamiliäre Netzwerk, mit dem es Justin zu tun hatte.

Therapeut: Das Programm, was man dir so vorschlägt, momentan ist es ja schwierig für dich ...
Justin: Hm, ist schon schwer, aber da muss ich durch.
Therapeut: Ja, aber momentan geht's ja nicht so gut ...
Justin: Ja, das mit der Wohnung klären, dann die Arbeitsmaßnahmen, dann die Bewährungshilfetermine.
Therapeut: Ja, wann hast du den nächsten Termin?
Justin: Da muss ich nachsehen (holt Zettel aus der Geldbörse). Am 19.1. ...
Therapeut: Stimmt, hat sie (die Bewährungshelferin) mir gesagt. Ich hab jetzt Kontakt aufgenommen, mit wem du es so alles zu tun hast: Das ist ja ein recht umfassendes Netzwerk, was da so dran hängt, ja.
Justin: Ja, kann man sagen.
Therapeut: Frau S., die Bewährungshelferin, Herr B., dein Jugendwohnbetreuer, das Jugendamt, Frau V. vom Arbeitsprojekt, dann Herr H. vom Jobcenter, hab ich noch jemand vergessen? Jugendgerichtshilfe?
Justin: Nö. Jugendgerichtshilfe, da geh ich nicht mehr hin, die sind mir in den Rücken gefallen, dass ich in den Arrest gehen durfte und Sozialstunden bekommen habe,

zweimal, deshalb geh ich da nicht mehr hin. Frau S. von der Bewährungshilfe zieht mich jetzt aus der Scheiße, die setzt sich für mich ein. Und ich hab meinen Anwalt, der ist gut, der hat mich bei der Sache ... 27 Anzeigen waren vor Gericht, 25 habe ich zugegeben. Der Staatsanwalt hat ein Jahr und zwei Monate vorgeschlagen, ohne Bewährung! Ich dachte schon: Das war's. Aber mein Anwalt hat noch mal ein gutes Wort für mich eingelegt und ich habe meine Bewährung gekriegt, zwar 'ne ziemlich lange, drei Jahre, aber ich habe sie bekommen. Besser als im Knast zu sitzen für ein Jahr.

Die therapeutische Arbeit mit Justin erforderte von Anfang an eine intensive Zusammenarbeit mit dem außerfamiliären Betreuungssystem. Hierzu zählten:
- Freier Träger der Jugendhilfe (Betreutes Wohnen),
- Bewährungshilfe,
- Jugendamt,
- Arbeitsamt/Jobcenter,
- Freier Träger/Arbeitsprojekt,
- Rechtsanwalt.

Aus der Fülle der außerfamiliär relevanten Personen/Institutionen wurde ein Schwerpunkt auf die Zusammenarbeit mit dem Jugendbetreuer des »Betreuten Wohnens« und mit der zuständigen Bewährungshelferin gelegt. Dabei wurde deutlich, dass sich das Betreuungsverhältnis zwischen Justin und seinem Jugendbetreuer sehr negativ entwickelt hatte und von beiderseitiger Enttäuschung und Resignation geprägt war. In einer gemeinsamen Sitzung mit Betreuer und Justin musste zunächst geklärt werden, ob und unter welchen Umständen eine weitere Jugendhilfebetreuung in dieser Konstellation überhaupt möglich war. Nicht selten zeigt sich in diesen Beziehungen eine gewisse »Isomorphie« zwischen der Arbeit mit der Familie und der Arbeit mit professionellen Bezugspersonen mit »erzieherischem Auftrag«.

Erschwerend kommt dabei aus unserer Sicht gelegentlich die Schweigepflicht der Betreuer gegenüber anderen Bezugspersonen dazu. So hatten sich in diesem Beispiel auch Justins Eltern beklagt, zu wenig informiert zu werden. Justins Betreuer vermerkte in diesem Zusammenhang, das er eben »nur« für Justin zuständig sei, Schweigepflicht habe und diese auch einhalten müsse, um das Vertrauen nicht zu verlieren. Dies verstärkt unter Umständen die Gefahr einer einseitigen Parteilichkeit mit dem Jugendlichen und der damit verbundenen Verstrickung. (In diesem Fall geriet der Betreuer in die »väterliche Position« und erlebte eine ähnliche Enttäuschung und Hilflosigkeit wie die Eltern.)

In der Arbeit mit dem Betreuer wurde dieser unterstützt, seine emotionale Verstrickung und Nähe zum Klienten zu lösen, sowie die Option eines Betreuerwechsels, welchen der Klient sich wünschte, zu prüfen. Im Weiteren wurde die Bewährungshelferin in die »außerfamiliäre Ersatzfamilie« mit einbezogen. Diese hatte, wohl auch aufgrund ihrer Erfahrung mit delinquenten Jugendlichen, eine wohlwollende Haltung zu Justin aufrechterhalten und eine größere Distanz.

In mehreren Einzelgesprächen vor Ort und telefonisch mit beiden Betreuern wurde im Anschluss eine »kleine Hilfekonferenz« mit Justin und beiden Betreuern durchgeführt. In dieser Sitzung wurde Justin eine klare und transparente Vorgabe über das weitere Vorgehen vermittelt. Justin konnte erleben, dass hier seine »Helfer« mit allen persönlichen Unterschieden an einem Strang ziehen, zeitnah Informationen austauschen und sich nicht ausspielen lassen. Darüber hinaus hatte der Therapeut bereits in den Einzelsitzungen mit Justin dessen Zustimmung eingeholt, die Eltern über alle wesentlichen Aspekte und Details der weiteren Schritte und Maßnahmen zu informieren (zu Justin siehe auch Kapitel 3.5.3 und 3.6.1).

Ein weiteres Fallbeispiel (Robbie) zur Arbeit mit Jugendhilfebetreuern in Elternfunktion findet sich in Kapitel 3.6.4.

2.6.3 Exkurs: Tipps für die Kooperation mit der Bewährungshilfe

Der Therapeut sollte dem Bewährungshelfer zeigen, dass er gut vorbereitet ist und ihn als möglichen Verbündeten betrachtet. Im Idealfall werden Informationen, zum Beispiel ob der Jugendliche Verabredungen einhält, ausgetauscht und Gerichtsverhandlungen in Absprache vorbereitet.

- Verabreden Sie untereinander eine Rollenaufteilung. Die Hauptaufgabe des Bewährungshelfers ist die Aufsicht über den justiziablen Jugendlichen (Kontrolle). Eine Nebenaufgabe ist, Wiederholungsfälle zu vermeiden, und gerade an dieser Stelle ist eine gemeinsame Abstimmung wünschenswert.

Machen Sie den Familienmitgliedern eines justiziablen Jugendlichen deutlich, dass Sie zwar kein verlängerter Arm der Justiz, aber trotzdem verpflichtet sind, den Bewährungshelfer über zweierlei Dinge zu informieren: ob der Jugendliche erscheint und ob er mitarbeitet. Der Jugendliche gibt zu Beginn der Behandlung sein schriftliches Einverständnis zu diesem Informationsaustausch.

- Rufen Sie den Bewährungshelfer einmal pro Woche oder alle zwei Wochen an, um ihn auf dem Laufenden zu halten.
- Wenn die Behandlung nicht gut läuft, verabreden Sie dann mit dem Bewährungshelfer ein »good cop, bad cop«-Szenario. Der Bewährungshelfer erzählt dem Jugendlichen, dass es nicht gut läuft und dass er dem Richter Bescheid geben wird, sagt aber gleichzeitig, dass der MDFT-Therapeut ihm mitgeteilt habe, dass er dem Jugendlichen noch eine letzte Chance geben will. Der Bewährungshelfer gibt hierfür deutlich sein Einverständnis.

- Um den Druck zu erhöhen, können Sie den Bewährungshelfer darum bitten, den Staatsanwalt ein letztes Verwarnungsgespräch mit dem Jugendlichen führen zu lassen.

Seien Sie der Fürsprecher des Jugendlichen bei Kontakten mit der Jugendbewährungshilfe, der Polizei und dem Gericht. Begleiten Sie ihn bei Verhandlungen oder Gesprächen.

3 Phase 2: Arbeit an den zentralen Themen und an der Problemlösung

Die Unterteilung des MDFT-Prozesses in Phasen bezeichnet weniger eine zeitliche Abfolge als eine Unterscheidung in inhaltliche Schwerpunkte der Arbeit. Wenn man den MDFT-Therapieprozess darstellen will, stellt sich das Problem, vieles, das gleichzeitig geschieht, nacheinander beschreiben zu müssen.

Während es in der ersten Phase darum geht, Kontakt zu den einzelnen Familienmitgliedern herzustellen, ihre Therapiemotivation zu stärken, eine therapeutische Allianz zu entwickeln sowie eine Fallkonzeption mit konkreten Therapiezielen zu entwickeln, steht in der zweiten Phase die Arbeit an den Veränderungen im Mittelpunkt, die zur Erreichung der Therapieziele erforderlich ist.

Im Einzelfall kann es passieren, dass bei einer gut motivierten Familie bereits in der ersten Sitzung Phase 1 und Phase 2 Interventionen eingesetzt werden können (siehe Beispiel Ben, Kapitel 2.5.2).

Bei der Arbeit an den wichtigen Themen in der zweiten Phase unterscheidet sich das therapeutische Vorgehen insofern nicht von dem in der ersten Phase, als hier ebenso Familiensitzungen sowie Einzelsitzungen mit dem Jugendlichen und den Eltern sowie mit außerfamiliären Bezugspersonen geführt werden.

Dabei ist es jedoch nicht selten der Fall, dass die Therapeutin eventuell mit den Eltern ein gutes Arbeitsbündnis entwickelt hat und bereits intensiv in die inhaltliche Arbeit einsteigen kann, während der Jugendliche noch wenig Motivation entwickelt hat, sich an der Therapie zu beteiligen, nur zu den Terminen zusammen mit seinen Eltern erscheint und seine Einzeltermine versäumt. Dann wird die Therapeutin sich bei dem Jugendlichen weiterhin auf die Frage der Motivierung konzentrieren, das heißt mit großem Interesse und Verständnis für seine Situation – auch seinen Widerstand – versuchen, ihm Aufträge zu entlocken, also zu erfahren, wer er ist, was ihn bewegt, was er in einem Leben verändern möchte, zum Beispiel im Zusammenleben mit seinen Eltern, um zu verdeutlichen, dass die Therapie auch zu seinem Nutzen sein soll.

Wenn der Jugendliche allmählich erfährt, dass die Therapeutin auch Anwältin seiner Interessen ist, indem sie ihm beispielsweise hilft, den Eltern gegenüber seine Wünsche und Ziele zu vertreten, kann sie auch mit ihm einsteigen, inhaltlich intensiver an den Themen zu arbeiten, die zur Erreichung des übergeordneten Zieles führen, die Situation des Jugendlichen zu verbessern. In manchen Fällen bleibt das Arbeitsbündnis mit dem Jugendlichen fragil: Die Therapeutin wird dann weiterhin versuchen, mit ihm im therapeutischen Kontakt zu bleiben und parallel so intensiv wie möglich mit den Eltern arbeiten. In den meisten Fällen gelingt es, die Jugendlichen einzubinden, dabei können auch Hausbesuche oder Treffen außerhalb des Therapiezentrums hilfreich und notwendig sein.

3.1 Übergeordnete Ziele und Interventionen

Generell werden in der zweiten Phase *positive Veränderung in vier Kernbereichen* angestrebt:
- *Jugendlicher*: Förderung von Selbstexploration zur Klärung von Hoffnungen/Wünschen; Unterstützung dabei, seine Sicht der Dinge zu äußern; Verbesserung der Kommunikation mit Eltern.
- *Eltern*: Reduzierung von Stress und Belastung; Stärkung von Selbstfürsorge und elterlichem Einfluss; Verringerung von zwischenelterlichen Konflikten und Stärkung der Eltern als Team; Verbesserung der elterlichen Erziehungspraktiken.
- *Familie*: Stärkung von Liebe und Bindung; Verbesserung der Kommunikation und des Aushandelns von Problemlösungen.
- *Sozialer Kontext*: Veränderung in Richtung von mehr Unterstützung als Stress durch Gericht, Schule, Freizeit, Ausbildung etc.

3.2 Die Verbesserung des familiären Klimas

Therapeutische Ziele und inhaltliche Schwerpunkte der zweiten Phase ergeben sich aus Einschätzungen auf zwei Ebenen.

Eine Ebene ist das verfügbare entwicklungspsycho(patho)logische Wissen um »Gesetzmäßigkeiten« jugendlicher Entwicklung bzw. Fehlentwicklung wie Entwicklungsaufgaben je nach Alter und Reife, Auswirkungen elterlicher Erziehungsstile und familiärer Interaktionsmuster etc.

Die zweite Ebene sind die konkreten individuellen Umstände, Lebensereignisse, Geschichten der jeweiligen Jugendlichen und ihrer Familie (idiosynkratische Aspekte). Der Therapeut nutzt sein Wissen als Orientierungsrahmen für die Einschätzung von Entwicklungsstand, Ausmaß des jugendlichen Problemverhaltens sowie der Angemessenheit der elterlichen Erziehungsstile und der familiären

Bewältigungsmuster und erarbeitet auf dieser Grundlage in Abstimmung mit der Familie die je fallspezifischen Ziele und Inhalte für die Therapie.

Dabei gilt eine wichtige Regel: Verhaltensänderungen gelingen häufig erst dann, wenn die emotionale Basis der Beziehung ausreichend entspannt und positiv ist. Damit wird die Arbeit am familiären Klima zu einem wichtigen Anliegen von MDFT, weil nur auf dieser Grundlage die später in Kapitel 3.4 behandelten Themenkomplexe sinnvoll bearbeitet werden können.

Auch hier ist nicht eine zeitliche Abfolge im eigentlichen Sinne gemeint, sondern wird der Tatsache Rechnung geschuldet, dass es meist nicht gelingt, Vereinbarungen zu treffen, das heißt Verhaltensänderungen zu fordern, wenn die Stimmung zwischen den Beteiligten stark von negativen Emotionen bestimmt ist.

Bereits ab Therapiebeginn werden familiäre Schwierigkeiten erkennbar, indem sie sich in negativen Sichtweisen einzelner Beteiligter zeigen. Typische Äußerungen sind:

Seitens der Eltern:
- elterliche Frustration (»Wir sind am Ende.«).
- elterliche Hilflosigkeit (»Wir können nichts mehr tun.«).
- elterliche Angst vor Erwartungen Dritter (»Ich will keinen Ärger mehr.«).
- elterliche Vernachlässigung (»Wir haben aufgegeben.«).
- elterliche Autorität, Einfluss und Kontrolle, Liebe und Verbindlichkeit (»Wir haben gar keinen Einfluss mehr. Ich kann ihn/sie nicht erreichen.«).

Seitens des Jugendlichen:
- jugendliche Reaktanz (»Mir kann niemand sagen, was ich tun soll.«).
- jugendliche Missachtung elterlicher Autorität und Hierarchie (»Wir sind alle gleich.«).
- jugendliche und elterliche Hoffnungslosigkeit (»Nichts wird sich verändern«, »Es ist zu spät.«).
- negative jugendliche Annahmen (»Ich schaffe den Ausstieg nicht.«).
- jugendliche Ambivalenz gegenüber Veränderung (»gute Seiten vs. schlechte Seiten«).

In der Folge herrscht oft mehr oder weniger offenes Misstrauen zwischen den Familienmitgliedern.

Ergebnisse der Therapieprozessforschung zeigen den hohen Stellenwert und die Effektivität einer aktiven Bearbeitung negativer Emotionen (Diamond u. Liddle, 1999). Negative Emotionen, resultierend aus belastenden Ereignissen in der Vergangenheit, bilden oft die größte Hürde für gelingende Problemlösungen in der Gegenwart.

Bei der systematischen Bearbeitung der Einstellungen und Emotionen, die die Beziehung zwischen Eltern und Jugendlichen belasten, steht daher im Vorder-

3 Phase 2: Arbeit an den zentralen Themen und an der Problemlösung

grund, deren Entstehung in der Vorgeschichte so weit zu erfassen, dass sie einer Klärung zugänglich werden. Ziel ist dabei immer, die Qualität der Beziehungen zwischen Eltern und Jugendlichen zu verbessern und so den positiven Einfluss der Eltern auf die Entwicklung der Jugendlichen zu stärken.

Das Sprechen über belastende Emotionen und deren Entstehungsgeschichte kann den Dialog und die Problemlösungskompetenzen in der Gegenwart entscheidend verbessern bzw. bildet eine wichtige Grundlage für ein besseres emotionales Klima innerhalb der Familie.

Ziel ist letztlich, die positive Bindung zwischen den Familienmitgliedern zu verstärken. Dabei ist klar, dass Bindungsmuster vor allem von frühen emotionalen Erfahrungen bestimmt und recht stabil, das heißt zeit- und situationsüberdauernd sind, aber es sind kleine Entwicklungsschritte in Richtung einer guten, sicheren Bindung möglich und wünschenswert. Denn in dieser Hinsicht ist die Adoleszenzphase mit ihren Umbrüchen, Konflikten und Entwicklungskrisen sehr wohl als »zweite Chance« zu verstehen.

Allerdings stellt die Bearbeitung und die Veränderung von negativen Emotionen innerhalb der Familie für alle Beteiligten und für die Therapeuten eine besondere Herausforderung dar. In der Regel, vor allem aber bei schwerwiegenden Verletzungen oder Konflikten, werden Jugendliche und Eltern gezielt in Einzelsitzungen darauf vorbereitet, diese Themen in Familiensitzungen konstruktiv bearbeiten zu können. Parallel werden Eltern und Jugendliche dabei unterstützt, sich an gute Zeiten bzw. Erfahrungen in der Vergangenheit zu erinnern, um eine positive Veränderung des emotionalen Klimas in der Familie zu antizipieren.

Indem Sie den Familienmitgliedern den Raum bieten, miteinander zu kommunizieren, bekommen Sie die Gelegenheit, viel zu erfahren und wichtige Einblicke zu gewinnen in familiäre Beziehungs- und Kommunikationsmuster:

- die innerfamiliären Beziehungen: Autorität, Hierarchie, Flexibilität oder Starre in den Beziehungen miteinander, Schlüsselpersonen;
- »Verletzungen« aus der Vergangenheit: Abwesenheit der Eltern, Verwahrlosung, Scheidung, neue Partner, verletzte Gefühle;
- die Art und Weise, wie Familienmitglieder mit Trauer, Kummer, dem Streben des Jugendlichen nach mehr Selbständigkeit und dem Lösen von Krisen umgehen;
- negative (innerfamiliäre) Emotionen wie Aggressivität oder Verbitterung.

Negative Emotionen hängen stark mit sogenannten Kernkognitionen zusammen: Denkbilder, die sich vor langer Zeit eingenistet haben und tief verwurzelt sind. Diese Denkbilder müssen offengelegt werden. Enactment ist hierfür ein ausgezeichnetes Mittel.

Nur wenn Kernkognitionen explizit werden, bietet sich die Möglichkeit – auf dem Weg über das Enactment – einer kognitiven Umstrukturierung, wobei die

Familie lernt, einander und Situationen anders zu betrachten. Hierzu gehört auch das Umformulieren der Problematik als etwas, das alle betrifft und für alle eine Herausforderung darstellt (Reframing).

Auch wenn bereits in Phase 1 von Belastungen und Enttäuschungen berichtet wird, das Herausfordern und Verändern negativer Emotionen geschieht vor allem in Phase 2. Das Ziel ist es, den Familienmitgliedern die Möglichkeit zu geben, eine neue Erfahrung in der Kommunikation miteinander zu machen.

»Sprich deinen Vater ruhig mit Du an ...«

Therapieausschnitt: Pierre und Tim, 16 und 18 Jahre

Tim wohnt mit seinem ebenfalls kiffenden Bruder Pierre bei der Mutter, die Eltern sind seit Jahren getrennt. In den letzten drei Jahren nahm der Kontakt zwischen Vater und Sohn immer mehr ab. Seit mehr als einem Jahr gab es keine gemeinsamen Gespräche oder Aktivitäten zwischen Vater und Sohn (zu Pierre und Tim siehe auch Kapitel 2.5.2).

Es folgt ein Therapieausschnitt aus einer Sitzung mit Vater und Sohn. Die Therapeutin unterstützte den Jugendlichen bei dem Versuch, seinem Vater von sich und seinen Gefühlen und Gedanken ihm gegenüber zu erzählen. Zuvor wurde die Therapiestunde in jeweiligen Einzelsitzungen mit dem Vater und dem Jugendlichen vorbereitet. Dem Vater schlug sie vor, zunächst zuzuhören, ohne gleich zu kommentieren. Mit dem Jugendlichen sprach die Therapeutin in der Einzelsitzung darüber, wie wichtig es für das zukünftige Verhältnis sei, seinem Vater von sich und seinen Gefühlen und Gedanken zu erzählen. Sie entwickelten gemeinsam ein Drehbuch für die Sitzung mit dem Vater. Dabei wurde Tim ermutigt, seine Gefühle wie Wut und Enttäuschung auf den Tisch zu packen.

Therapeutin: *Ich würde jetzt gerne drum bitten, dass* (zu Tim gewandt) *du jetzt zu Wort kommst.* (nachdem der Vater begonnen hatte, zu reden)
Vater: *Ja, ach so, klar.* (Mit dem Vater war zuvor besprochen worden, dass er sich möglichst zurückhalten solle.)
Therapeutin: *Denn das ist ja jetzt, glaub ich, eher etwas Typisches. Dass, wenn es überhaupt Kontakt gibt, dass es dann so ist, dass es oft so ist, dass Sie hauptsächlich dann reden, oder?*
Vater: *Ja, ja, das stimmt. Hatten wir ja besprochen* (lacht).
Tim: *Ja, ja. Aber zu was soll ich jetzt genau was sagen?*
Therapeutin: *Hm, also du sollst gar nicht. Du sollst gar nicht was sagen, was du nicht sagen willst oder so* (lacht).
Tim: *Ja, ich weiß gar nicht, was ich sagen soll* (lacht), *ja ...*

Therapeutin: Ja, ich helf dir auch dabei, das hab ich ja versprochen ...

Tim: Ja, das ist die Sache, ja, denn das, ja die Tatsache, dass, wenn wir hier, und dass, wenn Probleme da sind, äh, das ändert ja noch nichts daran, dass wir plötzlich reden können und ... (lacht). Hab ich ja gesagt, das wird schwer.

Therapeutin: Ja genau, das stimmt, das ist so, deshalb habe ich dir gesagt, klar, ja ich helfe dir, dafür bin ich ja auch da, um zu helfen, wieder ins Gespräch zu kommen. Und darum seid ihr ja auch hier.

Tim: Ja genau, vielleicht etwas Hilfe, es braucht Fragen oder so ...

Therapeutin: Ja, die kriegst du auch von mir. Ich weiß, dass es total schwer ist, da plötzlich so ins ... Aber ich spür auch, dass es da ein großes Bedürfnis gibt, da hat sich ja auch letztlich einiges angestaut an Gedanken und Gefühlen, an vielen Sachen. Wut und Enttäuschung und Kränkung, wir haben ja gesprochen. Und ich glaube, es wäre sehr gut, wenn du versuchst, darüber zu reden. Ich helfe dir und bin an deiner Seite. Und wenn du vielleicht damit anfangen willst, als dein Vater nicht mehr da war, als er die Familie verlassen hat, wie es dir da ging, so wie du mir erzählt hast, wie das für dich war. Dann fang damit an vielleicht. Versuche zu sagen, wie es dir ging, von dir zu sprechen, was du ihm auch mal gerne sagen wolltest. Wir haben darüber ja gesprochen. Erinnerst du dich?

Tim: Ja, ja. Okay ...

Therapeutin: Wie alt warst du, als deine Eltern sich getrennt haben?

Tim: (überlegt) Ja äh, so sieben so, nee, neun oder acht Jahre?

Vater: Bisschen älter schon.

Tim: Ja, älter als neun.

Therapeutin: Ist das der Anfang?

Tim: Wieso, von was?

Therapeutin: Na, dass sich das veränderte zwischen dir und deinem Vater?

Tim: Ja, nee, ich fange später an. Pubertät, ja. Was ist Pubertät, vielleicht diese Phase so, wo man einfach so auf andere Sachen Lust hat. Ich würde sagen, am Anfang hat sich das ... Da ging's los mit anders sein und so. Kleine Sachen, Klamotten und so, war alles noch normal. Später mit den Freiheiten, da ging's dann los. Meine Mutter ist lockerer, die will auch, dass wir Spaß haben, aber mein Vater, der war so streng, vielleicht auch richtiger, aber das hat total ...

Therapeutin: Versuche es deinem Vater direkt zu sagen. Sprich ihn ruhig mit Du an, versuche ihn mal anzuschauen.

Tim: Ja, ach, na ja, du bist halt ... Nein, ach nee, ist doch, hab doch schon, nee (lacht). Puhh! Also du bist strenger, eh konsequenter als Mama. Ich habe einfach keine Lust, vernünftig zu sein, das hat mich total genervt und nervt mich immer noch.

Therapeutin: Ja, ist komisch, ihn so direkt anzusprechen, wenn man es nicht gewohnt ist, und versteh ich, ja. Aber es ist gut, du kannst es, es geht sehr gut.

Tim: (lacht verschämt und spricht weiter)

Die Therapeutin ermutigt und unterstützt den Jugendlichen in der ungewohnten Situation, sich erstmals seinem Vater gegenüber zu öffnen. Dabei zeigt sich, wie wichtig die vorbereitenden Gespräche waren, auf die sich die Therapeutin wiederholt bezieht.

Ebenso wird deutlich, dass trotz Vorbereitung in den Einzelsitzungen erhebliche Unsicherheiten bei Enactment in Familiensitzungen auftauchen. Die Therapeutin steuert diesen schwierigen Prozess zunächst aktiv und direktiv, kommentiert die Unsicherheiten kurz, ermutigt den Jugendlichen und verstärkt den ersten direkten (Blick-)Kontakt zwischen Vater und Sohn.

Im weiteren Verlauf gelingt es dem Jugendlichen immer besser, seinen Vater direkt anzusprechen und ihm von seinen damaligen und jetzigen Gefühlen zu erzählen.

Er schildert, wie es ihm erging, als sein Vater plötzlich, aufgrund seines massiven Alkoholkonsums, den erfolgreichen Job aufgeben musste und nichts mehr von seinem bisherigen (fast idealisierten) Bild des Vaters übrig blieb:

Tim: *Du warst einfach der Beste, keiner konnte dir was vormachen und mir nichts, dir nichts, es war, es war einfach wie ein Schlag ins Gesicht und ich hab es nicht verstanden, dass sie dich einfach entlassen konnten, du warst der Beste, und dass du dich nicht wehrst! Ich hab es nicht verstanden, wie du plötzlich so zusammengesackt bist, da war ja nichts mehr übrig von dem ..., mein Vater, der erfolgreiche Typ, auf Hartz IV und Therapie ... Ich fands zum Kotzen. Völlig übertriebene Reaktion. Alles war plötzlich anders. Ich habe dich gehasst in dieser Zeit, wie kann man sich so was einreden lassen, völlig übertrieben ...*

Im weiteren Verlauf erzählt der Sohn von seiner Wut und Enttäuschung. Er schaut seinen Vater immer wieder kurz an und ist deutlich auf ihn bezogen. Dem Vater gelingt es, ruhig zu sein und zuzuhören. Beide sind sichtlich bewegt. Die Therapeutin verstärkt diese positiven Emotionen, indem sie darüber spricht, wie berührend sie dieses Gespräch erlebt.

Mit Enactment können Sie den Jugendlichen und die Eltern in gemeinsamen Diskussionen dazu bringen, Konflikte und die damit verbundenen Emotionen offenzulegen und an deren Lösungen zu arbeiten.

- Motivieren Sie den Jugendlichen dazu, Meinungen, Beschwerden, Sorgen und Wünsche zu äußern.
- Motivieren Sie die Eltern, ihm zuzuhören, ohne ihn zu unterbrechen, zu verurteilen oder zu protestieren. Ziel ist, dass sie konstruktiv reagieren und zu erkennen geben, dass sie dem Jugendlichen bei dem, was er zu erzählen hat, zuhören.
- Bringen Sie den Familienmitgliedern bei, eine Fragestellung auch aus der Perspektive des Anderen zu betrachten, und nicht jedes Mal einander die Schuld in die Schuhe zu schieben.

- Bringen Sie den Eltern bei, mit ihrem Kind auf eine Art und Weise zu verhandeln, die dem Lebensalter des Jugendlichen angemessen ist.
- Sorgen Sie dafür, dass in Familiensitzungen das Problemverhalten des Jugendlichen (Abhängigkeitsproblematik, Deliktverhalten usw.) angesprochen werden kann. Mobilisieren Sie die Familie zu der Frage: »Wie kann es anders gehen?«
- Es sollte nicht nur um Problemverhalten gehen, sondern auch um Zuneigung. Unterstützen Sie die Familie darin, Liebe und Fürsorge zu zeigen und auszudrücken.

Bereiten Sie den Jugendlichen und die Eltern individuell in getrennten Sitzungen auf die Familiensitzungen vor. Bringen Sie ihnen bei, einander aufbauende Botschaften zu geben, und helfen Sie bzw. üben mit ihnen, den richtigen Ton und die richtige Formulierung zu finden.

»Es ist nur wichtig, dass es bald auf den Tisch kommt«

Therapieausschnitt: Anna, 15 Jahre

Anna wird zunächst von der Therapeutin für die folgende Familiensitzung vorbereitet. Die Therapeutin versucht, Anna zu vermitteln, dass es jetzt wichtig sei, das ganze Ausmaß ihres Konsums offenzulegen. Anna scheint dazu noch nicht bereit und es bleibt unklar, ob es bereits in dieser Familiensitzung möglich ist (zu Anna siehe auch Kapitel 1.2, 2.6.1 und 3.6.3).

Therapeutin: Es ist ja eigentlich schon ganz gut gelaufen bisher, mit der Schule, das hat sich ein bisschen beruhigt. Ich habe mich dafür eingesetzt, dass du nicht stationär musst: Das war ja so deren Idee, und auch deine Eltern dachten: stationär. Ich glaube, dass wir durch das Gespräch gestern weiter gekommen sind und deine Eltern das ambulant versuchen wollen und jetzt das Gefühl haben, das könnte was werden hier. Und dafür ist es heute notwendig, darüber zu sprechen, was dazu nötig ist. Also, wie ihr euch mit den Regeln, was Kontakte und was Weggehen betrifft, einigen könnt, damit deine Eltern wieder das Gefühl bekommen, das geht auch so. Dafür ist es wichtig, dass du alles dafür tust, clean zu bleiben, also auf dem Weg zu bleiben, den du jetzt einschlagen wolltest. Das hast du ja auch in der Schule gesagt, damit du da auch bleiben kannst, ja?
Anna: Ja, mhm.
Therapeutin: Und ja, vielleicht noch ein Wort zu deinem Heroinkonsum. Das wissen ja deine Eltern noch nicht und ich werde es ihnen ja auch nicht sagen ohne dein Einverständnis. Es geht darum, dass du es ihnen selber sagst. Du musst mal

schauen, ob du das heute schaffst, weil, das macht es offener. Wenn nicht, dann muss es klar sein, dass es in nächster Zeit dazu kommen muss. Weil es auf Dauer nicht gut ist, wenn ich was weiß, was deine Eltern nicht wissen, oder wenn dein Lehrer was weiß und deine Eltern es nicht wissen.

Anna: Der wird's auch nicht erfahren.

Therapeutin: Ich sag's dir nur, dass das wichtig und hilfreich ist, das hier zu sagen. Weil ich bin dabei und ich werde dafür sorgen, dass deine Eltern so reagieren, dass es für dich hilfreich ist. Sonst habe ich die Befürchtung, dass deine Eltern irgendwann Panik kriegen und alles den Bach runtergeht.

Anna: Aber sie müssen es doch gar nicht erfahren.

Therapeutin: Doch, Anna, das glaube ich schon, weil, hier geht es auch darum, zwischen euch die gestörte Vertrauensbasis wieder ein Stück weit herzustellen.

Anna: Das kann man doch auch so.

Therapeutin: Ja, da kommt man weit mit, aber ich denke, deine Eltern sollen ruhig wissen, wie riskant das alles ist, und zwar nicht, damit sie Panik kriegen, sondern sie sollen wissen, dass du ihnen auch vertraust und das, was passiert ist, ihnen auf den Tisch legst. Sie müssen ja auch ein Stück weit sich auf dich verlassen können, weil sie haben Verantwortung.

Anna: Ja, und? Ahhm, erzählen Sie es ihnen wenigstens?

Therapeutin: Das würdest du dir wünschen, was ist der Unterschied?

Anna: Weil ich nicht mal weiß, wie ich es formulieren sollte.

Therapeutin: Ich bin an deiner Seite.

Anna: Aber ich will es gar nicht sagen ...

Therapeutin: Du willst lieber, dass ich das sage, weil du die Worte nicht findest? Du wärst ja trotzdem dabei. Wir werden schauen, ob das heute schon geht, es ist nur wichtig, dass es bald auf den Tisch kommt, Und ich kann gerne anfangen und dir eine Brücke bauen.

Es folgte der nächste Teil der Sitzung mit Anna und Eltern. Ziel dieser Familiensitzung war, Vereinbarungen über Ausgehzeiten zu treffen. Dabei wollte die Therapeutin sehen, inwiefern einerseits die Eltern in der Lage sind, ihre Position klar zum Ausdruck zu bringen, andererseits war Anna aufgefordert, eventuell in dieser Sitzung schon mehr über ihren zurückliegenden Drogenkonsum zu offenbaren. Anna konnte sich, das zeigte sich im Verlauf der Sitzung, doch noch nicht dazu durchringen, den Eltern von ihrer kurzen Phase des Heroinkonsums zu berichten. Die Therapeutin entschied sich dafür, Anna noch etwas Zeit zu geben und den Druck auf Anna in dieser Stunde nicht zu erhöhen. Stattdessen arbeitete sie zunächst daran, wie der folgende Sitzungsausschnitt zeigt, die Interaktionen zwischen Tochter und Eltern so zu verändern, dass eine wirkliche emotionale Begegnung möglich werden konnte (Enactment). In dieser Sitzung veränderte sich das emotionale Familienklima spürbar und nachhaltig. Einige Tage später gelang es Anna in einer kurzfristig vereinbarten weiteren Familientherapiesitzung, ihren Eltern über den zurückliegenden Opiatkonsum zu berichten. Diese Information war auch für die Eltern von großer Bedeutung, die so eine noch größere Motivation entwickelten, ihren gewohnten Erziehungsstil zu verändern, um ihrer Tochter Halt zu geben und notwendige, bisher fehlende Grenzen zu setzen.

Der folgende Gesprächsausschnitt zeigt, wie die emotionale Bezogenheit initiiert werden kann.

»Wissen Sie, warum Ihre Tochter so gereizt ist?«

Therapieausschnitt: Anna, 15 Jahre, und ihre Eltern

Therapeutin: Ja, was haben Sie vereinbart: Wie soll es werden in den nächsten Tagen?
Vater: Viel gesprochen haben wir leider nicht, das wäre vielleicht sinnvoll gewesen ...
Therapeutin: Anna, vielleicht könntest du mal anfangen, worüber wir hier gesprochen haben und worüber du dich mit deinen Eltern auseinandersetzen möchtest, nämlich um die Frage auch, wie das mit den Kontakten ist. Du hattest ja den Wunsch geäußert, dich wieder mit Pia zu treffen.
Anna: Ja, ich hab mich mit ihr auch für morgen verabredet.
Mutter: Kannst du mir mal sagen, damit ich im Bilde bin, was dein Programm für morgen ist? Zuerst bist du mit Pia verabredet, und dann gehst du noch in die Schauspielgruppe?
Anna: Morgen ist Freitag!
Mutter: Ach so, morgen ist Freitag, morgen bist du mit Pia verabredet?
Vater: Das wäre aber gut, du würdest das vorher mit uns abklären und uns nicht einfach vor vollendete Tatsachen stellen, so: Friss, Vogel, oder stirb.
Anna: Tschuldigung ...
Vater: Weil, wir wollen hier genau diese Fragen klären, wie unter welchen Bedingungen was geht, und uns vor vollendete Tatsachen zu stellen, ist schwierig.
Mutter: Und ich glaube, wir wollen eigentlich das klären, wie wir Anna unterstützen können, dass sie das schafft, was sie sich vorgenommen hat, nämlich von den Drogen wegzubleiben ...
Anna: Bin ich doch!
Mutter: Das ist aber nicht Schalter an, Schalter aus, das ist ein Prozess.
Therapeutin: Gut, Anna, es ist noch mal wichtig, was du sagst. Heute ist Donnerstag, es ist schon eine gute Woche her, dass wir hier gemeinsam gesessen haben und du dann von dir aus mit deinen Eltern nach Hause gegangen bist. Und ich

muss sagen, ich finde es beeindruckend, dass du dich auch bisher an das gehalten hast, was abgemacht war, die Schule jeden Tag besucht hast, mitgemacht hast, soweit es dir möglich war und, das ist mein Stand, keine Drogen genommen hast, und was ich von ihnen höre, ist, ja, wie kann es jetzt weitergehen. Beides ist wichtig zu erwähnen. Es ist noch ein langer Weg und noch nicht überstanden, aber es ist auch wichtig zu sehen, was du bisher schon hingekriegt hast.

Mutter: Ja, ich denke, dass du dich schnell überschätzt, wenn du wieder in deinen Freundeskreis eintauchst, als wäre nichts gewesen, dass da die Gefahr groß ist, dass du wieder abrutschst.

Anna: Ich werd doch wohl noch meine Freunde treffen können, bitte!

Mutter: Ja, du kannst deine Freunde treffen.

Anna: Ja klar, seht ihr da Gefahren drin, aber ich lass mir nicht verbieten, meine Freunde zu treffen.

Mutter: Es geht jetzt im Moment nicht ums Verbieten, es geht jetzt darum, was ist gut für dich. Ich kann verstehen, dass du deine Freunde treffen willst, aber ich denke, das muss fein dosiert sein. Du kannst gern ein, zwei Freunde mit nach Hause bringen.

Anna: Ich bring keine Freunde mit nach Hause, nein. Ihr wollt Pia nicht mehr zuhause sehen und dann sagst du, ich soll sie mit nach Hause bringen. Ihr widerspricht euch, aber ganz gewaltig!

Vater: Auf der anderen Seite hat Mama mit Recht gesagt: Die Geschichte ist nicht ganz ohne. Und ähm, in einer solchen Situation klarzukommen, da braucht man 'ne ganz große Stärke und 'ne ganz große Sicherheit, und da ist sich Mama und auch ich nicht sicher, ob du diese Stärke schon hast.

Anna: Na und! Leute aus meiner Klasse kiffen auch, und? Ich muss deshalb nicht gleich abstürzen, ich kann woanders bei kiffenden Leuten sitzen, ohne abzurutschen, doch, das kann ich. Ich kann das bis jetzt, und ich kann das noch immer können wollen, (wird laut und heftig) ja, ich konnte es manchmal nicht, aber jetzt ...

Vater: Anna, warum schreist du eigentlich so, hör mal auf zu schreien.

Anna: Ich schreie nicht, ich erhebe meine Stimme! Ich bin gerade extrem gereizt einfach.

Mutter: Anna, rede doch nicht um den heißen Brei herum!

Anna: Ich rede nicht um den heißen Brei herum: Ihr wollt mir hier irgendwelche Sachen rein ...

Therapeutin: Darf ich mal kurz unterbrechen? (zur Mutter) Wissen Sie, warum Ihre Tochter so gereizt ist?

Mutter: Ja.

Therapeutin: Fragen Sie sie trotzdem mal!

Mutter: Warum bist du so gereizt?

Anna: Weiß ich das? Ich bin einfach gereizt.

Mutter: Nee, nee, nee. Du kamst gutgelaunt hier an und als ich reingekommen bin und du vorher das Gespräch hattest, habe ich gemerkt, es geht dir was total gegen den Strich und entsprechend reagierst du jetzt, vorher warst du nicht so drauf.

Anna: Kann sein, und?

Mutter: Warum bist du so gereizt?

Anna: Will ich nicht sagen, nee, ich will's gar nicht wissen.

Mutter: Ja, so kommen wir aber nicht weiter...

Anna: Das ist doch jetzt völlig unwichtig!

Mutter: Nö, es geht doch auch um deine Gefühle, was hat dich hier so aufgebracht?

Fünf Minuten später nach einem schnellen Schlagabtausch zwischen Tochter und Mutter:

Therapeutin: Ich möchte das hier noch mal unterbrechen: (an Mutter) Sie lächeln sie so an und man merkt, das ist kein richtiges Lächeln: Auch du lächelst deine Mutter so an. Eigentlich ist doch hier gar nichts zum Lächeln, oder? Eigentlich bist du doch stinksauer, dann schreist du zwischendurch mal, und wie ist es mit Ihnen: Sie sitzen da und lächeln und ich merke, das ist kein richtiges Lächeln, was ist das?

Mutter: Das war ein Spiegel gerade. Anna wird so herausfordernd, zum Spiel heraus angelächelt, da habe ich zurückgelächelt. Es geht hier auch um Punkte. Es geht nicht nur um die Sache. Das sind Sachen, die zwischen uns schon ziemlich oft laufen. (an Anna gerichtet) Du bist gar nicht so richtig mit deinem Herzen in der Diskussion so drin. Du machst hier dieses und diese Finte, mal diese Strategie, um die Sache geht's nicht, da mache ich sowieso, was ich will.

Anna: (lacht)

Mutter: Ja, ist doch so!

Anna: (lacht) Scheiße. Du bist gemein ...

Therapeutin: Könnte was dran sein, so klingt das ...

Mutter: Das Schlimme ist, Anna, ich war schon mal so alt, wie du bist, aber du bist noch nicht so alt, wie ich bin.

Anna: Ja, aber das war in einer ganz anderen Zeit ...

Mutter: Ja, aber ich erinnere mich gut, das ist zwar schon lange her ...

Anna: In deiner Zeit wurde gerade mal durchgesetzt, dass Frauen arbeiten konnten!

Therapeutin: Aber bleiben Sie mal noch einen Moment, wo Sie sagen, hier geht's um andere Punkte, was war denn da?

Mutter: Warum hast du gelacht?

Anna: (schweigt)

Therapeutin: Da war was Wahres dran. Was stimmte dran?

Anna: Eigentlich alles. Ich kämpfe hier, um meine Maske aufzubehalten.

Mutter: Wer tut dir denn hier was?
Anna: Doch, ihr greift mich an.
Mutter: Also, ich glaube, du kannst uns erst mal unterstellen, dass wir dir nichts Böses wollen, dass wir versuchen, dir zu helfen, und dass wir dich lieb haben.

Die Therapeutin beginnt zunächst, wie geplant, mit dem verabredeten Thema Ausgehzeiten. (In mehreren Telefonaten zwischen den Sitzungen berichteten die Eltern von Auseinandersetzungen mit der Tochter über dieses Thema. Auch die Tochter wünschte sich Verhandlungen.) Während der Sitzung wird jedoch bald deutlich, dass die Art und Weise, wie darüber gesprochen wird, kein Ergebnis von Bestand bringen wird. Die Therapeutin unterbricht deshalb die eingespielte »Kampfinteraktion« zwischen Mutter und Tochter und greift direktiv in das Geschehen ein. Dabei konfrontiert sie die Beteiligten mit der widersprüchlichen Körpersprache (Lächeln) und ermöglicht so einen Wechsel auf eine andere Ebene der Interaktion. Die veränderten Transaktionsmuster eröffnen eine andere Qualität der Begegnung.

3.3 Exkurs: Arbeiten in »schwierigen Sitzungen«

Manchmal kann es passieren, dass die Kommunikation zwischen den Beteiligten sehr negativ wird: aggressiv, abwertend, verletzend, in der Tendenz also eher destruktiv als konstruktiv verläuft.

Solche Entwicklungen sollten möglichst frühzeitig gestoppt werden. Dabei ist es wichtig, sich nicht von den wichtigen Inhalten verführen und das Gespräch zu lange laufen zu lassen und zuzuhören, um zu verstehen, worum es geht. Lieber gleich unterbrechen, damit es sich nicht hochschaukelt.

Priorität hat die Vermeidung von weiteren Verletzungen! Wichtig ist hier auch der Selbstschutz des Therapeuten, weil es belastend ist, aggressiver Energie ausgesetzt zu sein, auch wenn man selbst nicht Ziel der Aggression ist.

Daher sollten Sie das Streitgespräch früh unterbrechen und zunächst versuchen, das Geäußerte in positiver, konstruktiver Weise zu reframen, zum Beispiel: »Ihr Ärger verdeutlicht, dass Sie sich eigentlich wünschen, von X ernst genommen, gehört, gemocht etc. zu werden. Lassen Sie uns über Ihre Wünsche an X sprechen.«

Erklären Sie, dass es hier darum geht, Formen des Miteinandersprechens zu entwickeln, mit denen es allen Beteiligten gut geht, und dass es nicht zu weiteren Enttäuschungen und Verletzungen kommen soll.

Wenn das nicht ausreicht, um den »Dampf herauszunehmen«, ist es gut, das gemeinsame Gespräch zu unterbrechen und zunächst mit einem Familienmitglied allein zu sprechen, um ihm zu helfen, in ein seinen Zielen dienlicheres Fahrwasser zu kommen.

Sitzungen, bei denen heikle Themen anstehen, sollte man eher nicht aufsuchend machen, weil es dann häufig noch schwieriger ist, den Verlauf zu steuern.

Die Familienmitglieder werden nach und nach den Nutzen dieser Art des Dialogs erfahren:
- Sie realisieren, dass es möglich ist, mit Emotionen umzugehen.
- Sie stellen fest, dass extreme Emotionen verändert werden können und dass einer Eskalation vorgebeugt werden kann.

Diese Perspektive verstärkt sich immer weiter, in dem Maße, wie alternative Transaktionen vermittelt werden.

Auf der Grundlage einer durch Klärung schwelender oder offener Konflikte etwas entspannteren, etwas vertrauensvolleren Beziehung können dann spezifische Themen bearbeitet werden, bei denen eine Verhaltensänderung angestrebt wird.

3.4 Typische Themen von Jugendlichen und Eltern

In diesem Kapitel soll es um typische Problemkonstellationen gehen, mit denen Jugendliche und ihre Familien in eine Behandlung mit MDFT kommen. Daran soll aufgezeigt werden, wie MDFT-Prozesse verlaufen können. Es ist wichtig, daran zu erinnern, dass es sich bei MDFT letztlich um ein Therapiesystem handelt: Die Gefahr, einen Teilausschnitt für das Ganze zu halten, ist groß. Deshalb sollen hier spezielle Themen eingehender erläutert und anhand verschiedener Fallbeispiele dargestellt werden, um die Spannbreite anzudeuten, innerhalb der mit MDFT sinnvoll gearbeitet werden kann.

Dabei haben wir bewusst verschiedene Störungsformen bzw. Problemkonstellationen ausgewählt. Dies mag zunächst ungewöhnlich erscheinen, sind doch Diagnosen in der systemischen Therapiefamilie tendenziell und aus historisch gut nachvollziehbaren Gründen »umstritten«.

Wie bereits an anderer Stelle erläutert, versteht sich MDFT als systemischer Therapieansatz ohne »Scheu«, störungsspezifische, entwicklungspsychopathologische Erkenntnisse einzubeziehen und diese ausdrücklich für die therapeutische Arbeit zu nutzen. Neben der Arbeit an der Verbesserung des familiären Klimas und der Kommunikations- und Beziehungsmuster steht also immer auch die gezielte Behandlung von Störungen bzw. Symptomen im Fokus. Dies gilt vor allem für die therapeutische Arbeit mit den Jugendlichen, aber auch für die mit den Eltern.

Es werden daher zunächst typische Störungsformen behandelt, mit denen Jugendliche in eine MDFT kommen:
- Drogenkonsum,
- externalisierte Störungen,
- internalisierte Störungen.

Danach werden typische Problemkonstellationen auf der Elternseite behandelt:
- Eltern, die in ihrer Erziehungsfunktion durch starke persönliche Belastungen geschwächt sind;
- Eltern, deren Kooperation durch Konflikte und Spannungen geschwächt ist;
- außerfamiliäre Erziehung: Kooperation von Eltern mit Betreuern des Jugendhilfesystems.

3.5 Interventionen zur Förderung der Entwicklung des Jugendlichen

In der *Einzelarbeit mit den Jugendlichen in Phase 2* geht es vor allem darum, dem Jugendlichen zu helfen, mit seinen Wünschen und Interessen, aber auch mit seinen Enttäuschungen und Verletzungen von den Eltern gehört und ernst genommen zu werden. Außerdem soll der Jugendliche darin unterstützt werden, sich mit den Hindernissen auf dem Weg zu seinen persönlichen Zielen auseinanderzusetzen und neue Perspektiven zu entwickeln.

Hilfreiche Interventionen in Einzelsitzungen mit dem Jugendlichen sind:
- Helfen Sie dem Jugendlichen dabei, Träume, Ziele, positive Perspektiven zu entwerfen.
- Fragen Sie nach den Hürden, diese Ziele zu erreichen.
- Entwickeln Sie mit ihm gemeinsam Ideen für konkrete Schritte, diesen Zielen näherzukommen.
- Vertiefen Sie das Thema Drogenkonsum, -muster, -motive.
- Machen Sie keinen Druck, den sollen die Eltern machen.
- Stellen Sie einen Bezug zwischen dem Konsum und den Zielen und Idealen des Jugendlichen her.
- Arbeiten Sie Diskrepanzen heraus (im Sinne der Motivierenden Gesprächsführung).
- Bereiten Sie den Jugendlichen darauf vor, den Eltern »seine Geschichte« zu erzählen (Gefühle, Gedanken, Sorgen, Enttäuschungen).
- Helfen Sie dem Jugendlichen, die Schlüsselthemen zu identifizieren und zu kommunizieren, und versprechen Sie, ihn dabei zu unterstützen.

- Helfen Sie dem Jugendlichen, effektive Wege der Kommunikation mit Eltern, Lehrern und anderen Erwachsenen zu finden.
- Verbessern Sie Bewältigungsstrategien des Jugendlichen in wichtigen Bereichen: Gewaltmanagement, Impulskontrolle, negative Gedanken, Selbstwert, Hoffnungslosigkeit.

3.5.1 Therapeutische Arbeit am Thema Drogenkonsum

Drogenkonsum ist in der Regel der Hauptauslöser dafür, dass die Familie therapeutische Hilfe gesucht hat.

Dabei ist es meistens nicht so, dass die Jugendlichen selbst einen Veränderungswunsch hinsichtlich ihres Drogenkonsums haben, sondern eher ihre Eltern oder Betreuer. Trotzdem sind sie häufig bereit, sich auf eine Reduzierung oder gar einen Verzicht als Therapieziel einzulassen, zunächst vielleicht nur den Eltern zuliebe, manchmal nicht einmal das. Wichtig ist, dass von Anfang an so offen wie möglich über den Konsum gesprochen wird. Dabei sind Urinkontrollen als fester Bestandteil des Therapieprogramms eine wichtige Hilfe (siehe unten).

Das komplexe Thema Drogenkonsum erfordert multiple Strategien, um auf eine Veränderung hinzuwirken. Grob bedeutet dies: Die Haltung des MDFT-Therapeuten in der Arbeit mit dem Jugendlichen ist bestimmt von Verständnis und Interesse für ihn als Person, seine Sichtweisen und Interessen, aber auch an seinem Konsumverhalten, seinen Konsummotiven etc. Vor allem in der ersten Therapiephase, in der es um Anbindung und Motivierung des Jugendlichen geht, wird der Therapeut zunächst nur Interesse zeigen und im Sinne der Motivierenden Gesprächsführung herausarbeiten, wo der Jugendliche bereits selbst Schwierigkeiten mit dem Drogenkonsum erlebt oder die Auswirkungen des Konsums im Widerspruch zu den Zielen und Wünschen des Jugendlichen stehen wie Führerschein machen, Schulabschluss erreichen etc.

Es wird seitens des Therapeuten kein Druck auf den Jugendlichen ausgeübt, auf seinen Konsum zu verzichten. Vielmehr werden die Eltern darin unterstützt, eine klar ablehnende Haltung gegenüber dem Drogenkonsum deutlich zu machen und ihr Kind dahin zu bringen, Abstand vom Konsum zu nehmen. Dazu gehört, dass sie klare Vorstellungen davon haben, was an dem Konsum problematisch und schädlich für die Entwicklung ihres Kindes ist, aber auch, zu welchem Zweck und in welcher Funktion Drogen benutzt werden, um eine gezielte Unterstützung anbieten zu können.

Manchmal liegt auch die Situation vor, dass von einer Institution außerhalb der Familie Druck erzeugt, also eine Reduzierung oder das Einstellen des Drogenkonsums gefordert wird. Das kann die Schule sein, ein Ausbildungsprojekt oder eine Wohneinrichtung der Jugendhilfe. Dieser Druck wird in der MDFT konstruktiv genutzt, indem im Sinne der Pendeldiplomatie alle beteiligten Seiten und Positionen ernst genommen, gleichzeitig jedoch die Positionen unterstützt werden, die für die Entwicklung des Jugendlichen förderlich ist.

So werden beispielsweise Jugendhilfebetreuer, die sich unklar oder gar gewährend zum Konsum der Jugendlichen verhalten, respektvoll, aber nachdrücklich dahingehend beraten, dem Jugendlichen klare Grenzen zu setzen. Denn je länger sich das selbstschädigende Verhalten der Jugendlichen einschleift, umso gravierender sind die Folgen.

In der Arbeit zum Thema Drogenkonsum wird das multidimensionale Arbeiten in MDFT besonders deutlich: Alle wichtigen Beteiligten sollen sich von Therapeuten gehört, ernst genommen und verstanden fühlen und alle Beteiligten werden vom Therapeuten in kleinen Schritten in die Richtung beeinflusst, die dem Jugendlichen dabei hilft, Abstand vom Konsum zu gewinnen.

Am Beispiel von Sabrina soll das Vorgehen exemplarisch verdeutlicht werden.

»Ich kann jetzt nicht mehr zugucken«

Therapieausschnitt: Sabrina, 16 Jahre

Wie bereits im Erstgespräch deutlich wurde (siehe Kapitel 2.2.1, 2.2.2 und 2.5.2), hatte Sabrina keine eigene Motivation, etwas an ihrem Drogenkonsum zu verändern. Sie hatte bereits etwas reduziert und spürte nur wenig negative Auswirkungen, gelegentlich auftretende Ängste war sie bereit, in Kauf zu nehmen.

Die Mutter hingegen sorgte sich sehr um ihre 16-jährige Tochter, obwohl sie längst nicht das ganze Ausmaß des Konsums kannte, wie sich herausstellte. Die Therapeutin ermutigte Sabrina immer wieder, der Mutter gegenüber mit offenen Karten zu spielen.

Sabrinas Schulabschluss lag bei Therapiebeginn bereits ein halbes Jahr zurück, sie hatte seitdem nur ein Praktikum gemacht und kurz gejobbt und keinerlei Vorstellungen, was sie beruflich machen wollte. Sie genoss die freie Zeit, wünschte sich, für ein halbes Jahr ins Ausland zu gehen, zeigte jedoch keinerlei Aktivitäten, sich um einen Platz für ein Freiwilliges Soziales Jahr (FSJ) zu bemühen. Die Mutter, die ja selbst eine Vorgeschichte mit heftigem Drogenkonsum hatte, den sie wegen einer psychischen Krise unfreiwillig aufgegeben hatte, war in ihrer Haltung zum Konsum bei Therapiebeginn noch unklar und ambivalent: Sie sah die Risiken, brachte jedoch auch viel Verständnis für den damit verbundenen Spaß und das lockere Leben auf.

In Familiengesprächen wurden die »Altlasten« der vorangegangenen Jahre Stück für Stück besprochen. Es wurde – vor allem durch das gemeinsame

Gespräch mit der jüngeren Schwester, siehe oben – deutlich, dass Mutter und Tochter eher wie Freundinnen miteinander umgingen, nachdem die Mutter sich in einer langen Trennungskrise vom letzten Partner viel Unterstützung bei Sabrina geholt hatte. Nun war in der Familie endlich Ruhe eingekehrt und die Mutter scheute sich – auch aus Schuldgefühlen wegen der Krisenzeit und der damit verbundenen Vernachlässigung – davor, ihrer Tochter klare Ansagen zu machen, die zu Konflikten führen würden. Sie fürchtete außerdem, dass sie gar keinen elterlichen Einfluss auf Sabrina mehr habe. Tatsächlich signalisierte ihr Sabrina bei allen heiklen Themen, dass sie nach dem langen Stress nun endlich ausruhen wolle und sich von ihr nicht mehr reinreden lassen würde.

Nachdem die damit verbundenen Gefühle ausgesprochen werden konnten, wurde die Kommunikation insgesamt ehrlicher und konfliktfreudiger, aber auch näher.

Parallel konnte Sabrina in Einzelgesprächen mit der Therapeutin allmählich mehr Problembewusstsein für die Auswirkungen des nach wie vor übermäßigen Drogenkonsums entwickelt werden. Ihr wurde vorgeschlagen, doch mal eine Konsumpause einzulegen, um zu prüfen, wie es ihr damit gehe. Dabei stellte sie fest, dass ihr das nicht gelang, was bedeutete, dass sie abhängiger davon war, als zuvor angenommen. Sie wurde ermutigt, dies ihrer Mutter zu sagen und sie um Hilfe zu bitten.

Mit der Mutter wurde daran gearbeitet, ihre Befürchtungen ernst zu nehmen, ihre eigene Haltung zum Drogenkonsum zu klären und sich wieder mehr in die Mutterrolle zu begeben, da ihre Tochter offenkundig ihre Unterstützung brauchte, auch, wenn sie das so nicht formulieren würde, weil sie schon lange gelernt hatte, mit ihren Themen ohne die Mutter fertig zu werden.

Therapeutin: Was haben Sie sich vorgenommen für das Gespräch morgen? Wie geht es Ihnen damit?
Mutter: Ich hab gemerkt, wie das noch so arbeitet in mir, das Thema Sucht, Sabrina da an die Hand zu nehmen, um sie da rauszuziehen und wie ich das am besten anstellen kann ...
Gestern hatten wir so ein Gespräch, ob sie vielleicht Hilfe möchte. Weil ich das Gefühl habe, sie ist da in so 'nem Kreislauf.
Sie sagte auch, sie will aufhören. Ich habe dann auch nachgefragt. Sie sagte aber, dass es doch schwer ist, und hat ein bisschen erzählt. Da war sie recht offen. Und sie fragte auch: »Hilfe, ja, wie denn?« ... (Die Mutter berichtete ihr dann von Entzugsbehandlung und stationärer Therapie, diese Informationen waren ihr von der Therapeutin im Elterngespräch vermittelt worden.)
Ich glaube, langsam kommt es bei ihr an, dass es eben doch mehr ist, als man so zugibt. Es wird ja immer noch sehr verharmlost, Alkohol ist viel schlimmer und so ...

Therapeutin: Ich höre, dass Sie schon sehr an dem Punkt sind, wie kann ich Sabrina da raus helfen, und nach dem Gespräch gestern haben Sie auch den Eindruck, dass sie da offener ist für Hilfe.

Mutter: Ja, ja.

Therapeutin: Auch mehr sieht, dass sie da Hilfe braucht und auch offener dafür ist, Hilfe anzunehmen.

Mutter: Ja, ja. Sie will es auch sehr gern hier in diesem Rahmen machen (während der MDFT), also, sie will das hier nutzen.

Therapeutin: Ja, schön. Das ist ja genau die Richtung, wo wir hin wollten. Ich erinnere mich noch, wie Sie gekommen sind: Das war ja Ihr Wunsch, dass Sabrina da ein Stück mehr Problembewusstsein entwickelt ... Und dass Sie Ihren Einfluss nutzen können, um sie da auf einen guten Weg zu bringen. Und da geht's offensichtlich hin.

Mutter: Ja. Ja.

Therapeutin: ... und ich sehe, dass auch Sie jetzt dran bleiben und sagen, diesmal lass ich nicht locker.

Mutter: Ja, sie sagt zwar: Ich schaff das schon allein. Aber ich trau dem nicht.

Therapeutin: Gut!! Trauen Sie dem nicht. Ich trau dem auch überhaupt nicht. (lachen beide)

Mutter: Ja, aber ich kann schon auch nachvollziehen, wie das in ihrem Kopf so entsteht, dieses »Ich will das allein schaffen«. Ich hab ja auch 'ne Zeit lang so gedacht. Aber ich hab ihr auch gesagt, ich war ja auch nicht allein, ich war in Gruppen, man braucht auch andere ... ich war nicht in Therapie, aber ich habe viel Selbsthilfegruppen genutzt.

Therapeutin: Naja, und sie sagt ja immer erst mal noch: Ich schaff das schon allein. Das ist ja immer wieder auch Thema zwischen Ihnen beiden. Das ist ja auch noch mal die alte Familiengeschichte in diesem Thema, was jetzt hier ist: Sabrina braucht Hilfe, sie hängt in einem Suchtzyklus drin, ganz klar und ganz offensichtlich. Sie kommt da allein nicht raus. Aber die alte Familiengeschichte war ja: Ich schaff schon alles allein, wie willst du mir denn da jetzt helfen.

Mutter: Hm, hm. Ja, ja. Ja, mit konkreten Sachen. Das wär ja jetzt wichtig. Was kann man ihr anbieten.

Therapeutin: Ja, das ist ja auch ein Punkt, wo wir noch mal überlegen können, auch in Vorbereitung für das Gespräch morgen. Was Sie da für Ideen haben.

Beide erörtern zusammen nochmals Möglichkeiten von Entgiftung, praktischer Hilfe in Situationen mit Suchtdruck etc.

Therapeutin: Bei Sabrina ist es natürlich so, dass sie sagt: »Was, ich hab dich so oft trösten müssen, und ich hab gesagt, wo es langgeht, jetzt in dieser schwierigen Situation, in der ich stecke, soll ich das Vertrauen haben, dass du mir hier raushilfst?

Und da ist es wirklich auch gut, wenn Sie deutlich werden. Sie sind ja manchmal eher sanft und vorsichtig. Hier dürfen Sie dem wirklich emotionalen Nachdruck verleihen, so dass es wirklich ankommt! »Hey, Sabrina, bitte aufwachen. Jetzt will ich nicht mehr, dass du dir etwas vormachst. Ich hab Verständnis dafür, ich kenne es selbst. Ich bin heute meiner Mutter dankbar dafür, dass sie mich gestoppt hat. Auch wenn ich damals stinksauer auf sie war. Und selbst wenn du mich jetzt dafür hassen würdest, ich bin sicher, dass es richtig ist. Ich will, dass du jetzt aus dem Konsum aussteigst. Und ich bin an deiner Seite, wenn du das willst.«

Mutter: *Ja, das ist der nächste Schritt.*

Therapeutin: *Und schaffen Sie das, Frau B., wie fühlt sich das an?*

Mutter: *Nicht so einfach, aber ich glaube doch.*

Therapeutin: *Ja, ich glaube das. Denn Sie sind so klar. Das, worum es jetzt geht, ist genau das, weswegen Sie hier her gekommen sind. Sie wissen das schon ganz lange.*

Mutter: *Ja, das stimmt.*

Therapeutin: *Ja, das war das Grund, weswegen Sie gekommen sind. Ich möchte nicht, dass es mit Sabrina so weitergeht. Ich mach mir Sorgen, es läuft nicht gut, ich weiß nicht, wie ich Einfluss nehmen soll. Aber ich will Einfluss nehmen, deshalb hole ich jetzt Hilfe. Das ist genau der Punkt.*

Mutter: *Ja!*

Therapeutin: *Und ich glaube, Sabrina ist offen. Die wird nicht aus allen Wolken fallen, Sie haben gestern ja auch schon gesprochen in die Richtung. Im Grunde passiert morgen nichts Neues. Sie sind längst auf dem Weg miteinander. Morgen ist es nur noch mal die Gelegenheit, es klar und mit Nachdruck ...*

Mutter: *So, es gibt keine andere Möglichkeit, es wird jetzt gemacht.*

Therapeutin: *Ja.*

Mutter: *Ja.*

Therapeutin: *Ich bin ganz zuversichtlich, denn ich sehe, dass Sie die Situation klar sehen, inzwischen auch viel klarer sehen, wie schwierig das ist, wo Sabrina da drin hängt, denn gespürt haben Sie es schon lange. Aber, wie Sie selbst gesagt haben, durch Ihr eigenes ambivalentes Verhältnis zu Cannabis war es vielleicht nicht so klar.*

Mutter: *Ja, auch, wenn ich noch mal an S. denke (früherer Partner), meine Güte. Ich habe jetzt ein ganz anderes Verständnis dafür. Da war ich nicht in der Rolle, ihn da wegzuziehen. Aber hier bin ich in der Rolle.*

Therapeutin: *Ja. Und gerade, weil Sie sagen, Sie haben da manchmal auch noch so ein schlechtes Gewissen, wie es damals gelaufen ist. Jetzt haben Sie die Chance, einiges wieder gutzumachen.*

Mutter: *Ja, das sehe ich auch so. Jetzt noch mal das Ruder rumreißen. Ja, das sehe ich auch so.*

Therapeutin: Und gerade, wo Sabrina Ihnen so deutlich zeigt, ich brauch Hilfe, das zeigt sie ganz deutlich durch ihr Verhalten, auch wenn sie es so nicht sagt.

Das Gespräch mit Mutter und Sabrina am Tag danach eröffnet die Therapeutin in MDFT-typischer Weise, indem sie den Stand der Dinge wertschätzend zusammenfasst und skizziert, um welche Themen es heute aus ihrer Sicht gehen soll.

Therapeutin: Ja, steigen wir gleich ein. Ich habe nochmal überlegt, an welchem Punkt der Prozess aus meiner Sicht im Moment so steht. In den letzten gemeinsamen Sitzungen ist ja deutlich geworden, dass es eine Tendenz gab, aufgrund der schwierigen Familiengeschichte, denke ich, schwierige Punkte zwischen Ihnen und dir so wegzuhalten und eher so »Uns geht's gut, wir sehen die Dinge ähnlich«, aus so einer alten Solidarität heraus. Aber in den letzten Sitzungen ja auch deutlich wurde: Nee, es gibt ein paar Punkte, da gibt es ganz klar unterschiedliche Auffassungen, da gibt es Konfliktpotenzial, da ist auch Spannung. Und dass das auch mal auf den Tisch kommen darf. Und das ist etwas sehr Gesundes und Gutes und Klärendes und Reinigendes. Und natürlich ist ein wichtiges Thema, wo es unterschiedliche Auffassungen gibt, das Kiffen, und alles, was da so dranhängt. Da könnte es heute weitergehen. Hat sich da noch etwas entwickelt, hat sich etwas verändert. Wie soll es da weitergehen?

Mutter: (zur Tochter) Willst du anfangen?

Sabrina: Nee, fang du mal an, und sag, was du sagen willst ...

Mutter: (beginnt mit Lob dafür, dass Sabrina auch schon mal tageweise nicht gekifft hat, und dass sie ihr gern helfen möchte, das jetzt ganz zu schaffen, und auch schon Infos eingeholt hat über das 10-Tage-Ausstiegsprogramm)
  Ich denke, das wäre der passende Moment, jetzt packen wir es an. Was meinst du?

Sabrina: (gereizt) Na, ich weiß da ja noch gar nix drüber. Aber ich kann mir eigentlich nicht vorstellen, da jetzt zehn Tage hinzugehen. Weiß ich aber noch nicht genau, hab ich mir noch nicht überlegt.

Mutter: Was mir auch noch auf der Seele brennt, ist, wenn ich in drei Wochen wegfahre zur Weiterbildung. Und wenn ich dann denke, dass du noch kiffst, und bist allein mit deiner Schwester zuhause ... Nee. Das möchte ich nicht, ich möchte, dass du dann schon klar bist und nüchtern und nicht mehr kiffst. Ansonsten hab ich kein gutes Gefühl.

Sabrina: Okay, aha. Warum?

Mutter: Warum?

Sabrina: Nee, naja, ist schon klar.

Therapeutin: Ist das klar?

Sabrina: Naja, weil meine Mama sich Sorgen um mich macht. (lacht)

Mutter: Ja, und deswegen fänd ich es toll, wo es sich jetzt so zuspitzt mit dem Jobcenter-Termin, dann kommt diese Möglichkeit mit diesem 10-Tages-Programm, das

finde ich so maßgeschneidert und das könnte ja vielleicht recht schnell vonstatten gehen, oder? (zur Therapeutin)
Therapeutin: (erklärt das Aufnahmeprozedere des Entzugshauses)
Das klingt ja so, Frau B., dass Sie auch so das Gefühl haben: jetzt!!
Mutter: *Ja, ich hab das Gefühl, ich möcht jetzt nicht mehr, ich kann jetzt nicht mehr zugucken. Ich merke, du willst da auch raus. Und aber, gut, jetzt hast du gestern einen Tag geschafft, aber du hast auch gesagt, du hast Angst, dass du jetzt in so'n Ersatzding reinrutscht.*
Sabrina: (genervt) *Das hab ich doch gar nicht gesagt.*
Mutter: *Ja, so kam es bei mir an. Ich hab gemerkt, ich hab da wie so eine gute Freundin zugeguckt und gedacht, sie macht das schon, aber jetzt merke ich, nee. Jetzt mach ich mir Sorgen, dass du da so drin bleibst, in diesem Kreis, du willst raus, okay, dann schaffst du mal einen Tag, dann wieder nicht. Und ich denke, da werde ich dich jetzt an der Hand packen und dir helfen, da rauszukommen.*
Sabrina: *Gut.* (schmunzelt)
Mutter: *Und ich würde mich freuen, wenn du die Hand nimmst.*
Sabrina: *Ja. Ja. Ja.*
Therapeutin: (zu Sabrina) *Wie kommt das bei dir an?*
Sabrina: *Ja, ist doch gut. Nee, ich will ja aufhören zu kiffen, und wenn mir da Hilfe angeboten wird, ist es ja klug, die zu nehmen.*
Therapeutin: *Wieso denkst du, dass es klug wär?*
Sabrina: *Na, weil ich bisher nicht so die Erfolgserlebnisse auf meiner Seite gemerkt hab. Ich hab dem zwar öfter widerstanden, aber trotzdem hab ich nicht nicht gekifft.*
Therapeutin: (zur Mutter) *Wie klingt das für Sie?*
Mutter: *Gut, ich freu mich, bin auch überrascht, dass du das annimmst.*

In derselben Sitzung erklärte Sabrina sich bereit, für zehn Tage ins Entzugshaus zu gehen. Die Therapeutin nahm sofort telefonisch Kontakt auf, auch Sabrina gab am Telefon ihre Daten durch und es wurde ein Aufnahmetermin vereinbart.

3.5.2 Exkurs: Arbeit mit Urinkontrollen im MDFT-Programm

Urintests gehören zum regulären Repertoire der therapeutischen Arbeit in der MDFT und werden bereits in der ersten Sitzung als notwendiger Bestandteil der Therapie eingeführt. Dabei hat der regelmäßige Einsatz von Urintests verschiedene Ziele und Funktionen.

Übergeordnetes Ziel ist, in Bezug auf Drogenkonsum Transparenz herzustellen und somit überflüssige Diskussionen zu vermeiden. Gleichzeitig ist damit die Möglichkeit eröffnet, ehrlich, offen und ohne Vorwürfe oder Hintergrundgedanken über den Drogenkonsum sprechen zu können.

Bei einem positiven Ergebnis muss der Jugendliche über Drogen sprechen und kann sich dieser Realität nicht entziehen. Damit kann zugleich über die Kontextbedingungen des Konsums gesprochen werden (das Wie, Wann und Wozu und die dazugehörigen Emotionen, Ideen und Verhaltensweisen). Die Arbeit am Konsumthema, an Veränderungswünschen und den damit verbundenen Ambivalenzen kommt damit in Schwung und hat eine konkrete, sichtbare Basis. Eventuellen Vertuschungs- und Verleugnungstendenzen des Jugendlichen kann damit von Anfang an offensiv begegnet werden. Dieses transparente Vorgehen wirkt sich längerfristig entlastend und positiv auf die Kommunikation mit den Eltern oder anderen relevanten Bezugspersonen aus.

Eltern erhalten mit den Urintests ein realistisches Bild vom Verlauf des Drogenkonsums. Dabei dienen die Resultate – ob positiv oder negativ – der weiteren vertiefenden Auseinandersetzung zu einem der wichtigsten Symptome, die zur Therapieaufnahme geführt haben. Für Eltern sind die Tests meist von großer Bedeutung. Sie betrachten Drogenkonsum häufig als die Ursache des Problemverhaltens ihres Kindes und gehen davon aus, dass (komplette) Abstinenz die Lösung aller Schwierigkeiten sei.

Wenngleich die Drogenabstinenz des Jugendlichen natürlich Ziel der elterlichen und therapeutischen Bemühungen sein soll, ist es wichtig zu verdeutlichen, dass die Veränderung des Konsums zwar ein wichtiger, aber nicht ausreichender Schritt für die positive Entwicklung der familiären Situation ist.

MDFT-Therapeuten werden deshalb zum einen die Eltern darauf vorbereiten, dass das Ziel der Abstinenz nicht immer schnell erreicht werden kann, dass es Rückfälle geben kann, bzw. das Erreichen der Abstinenz oder einer deutlichen Konsumreduktion mit anderen therapeutischen Zielen und Zwischenschritten verbunden werden muss.

Bei einem negativen Testergebnis kann der Jugendliche den Eltern und anderen Betroffenen konkret beweisen, dass Fortschritte gemacht wurden. Dies bietet eine Möglichkeit der Anerkennung und des Respekts für den Jugendlichen. Therapeuten achten darauf, diese Momente entsprechend zu würdigen und zu »feiern«.

Die Eltern werden jedoch auch darin unterstützt, angemessen, das heißt nicht abwertend und verurteilend, auf positive Ergebnisse bei der Urinkontrolle zu reagieren, sondern eine verstehende, explorierende (was nicht gleichbedeutend ist mit »akzeptierende«) Haltung einzunehmen. Zum anderen wird ihnen dabei geholfen zu verstehen, dass Drogenkonsum ein multifunktionales Geschehen ist, in dem auch sie selbst eine wichtige Rolle spielen. Dies bedeutet, dass nicht nur der Jugendliche etwas verändern muss, zum Beispiel den Drogenkonsum, sondern auch sie selbst Schritte in Richtung einer Veränderung machen müssen.

Einrichtungen, die MDFT anbieten, sollten die Möglichkeit haben, Tests mit den entsprechenden qualitativen Verfahren vorzuhalten (Urinbecher mit

Multidrogentestverfahren). In Einzelfällen, zum Beispiel auch bei gerichtlichen Auflagen, kann es auch sinnvoll sein, genauere quantitative Verfahren von Labors durchführen zu lassen. So können auch Verlaufsanalysen über die Zeit durchgeführt werden.

Es hat sich bewährt, Jugendliche gleich zu Beginn einer Sitzung zu bitten, seinen ihren Urin abzugeben, denn bei entsprechenden Widerständen sagen die Jugendlichen, dass sie jetzt nicht auf die Toilette gehen können. Es besteht dann die Möglichkeit, während der Sitzung Getränke anzubieten und den Urintest nach der Sitzung durchzuführen zu lassen. »Kann« der Jugendliche erneut nicht, wird die Testung auf die nächste Sitzung verschoben. Mehrmaliges »Nichtkönnen« ist in der Regel ein Hinweis auf aktuellen oder erst kurz zurückliegenden Konsum. Ebenso wird eine Ablehnung des Jugendlichen, seinen Urin abzugeben, als positiver Befund gewertet. Darüber sollte eine offene Auseinandersetzung stattfinden.

Die Frage der Häufigkeit der Tests ist abhängig von der Entwicklung des einzelnen Falles. Während man am Anfang der Therapie wöchentlich oder mindestens 14-tägig Tests durchführen sollte, können im späteren Verlauf die Abstände verlängert werden. Grundsätzlich sollte immer vor jeder Testung der Jugendliche gefragt werden, ob und wann er konsumiert hat. Bei noch bestehendem und offen angesprochenem Konsum kann auch auf eine Urinkontrolle verzichtet werden.

Obwohl anfänglich überrascht und vielleicht auch irritiert, sind doch viele Jugendliche nicht nur bereit, sondern auch überaus motiviert, Urinkontrollen zu machen, weil es sie mit Stolz erfüllt, den Erfolg ihrer Anstrengung so Schwarz auf Weiß zu sehen bzw. zu zeigen.

3.5.3 MDFT bei externalisierten Störungen des Jugendlichen

Unter sogenannten »externalisierten Störungen« werden verschiedene Verhaltensauffälligkeiten beschrieben, die durch wiederholtes dissoziales, aggressives oder aufsässiges Verhalten gekennzeichnet sind. Folgende Diagnosegruppen des ICD-10 können dem Sammelbegriff »Externalisierte Störungen« zugeordnet werden:
- Verhaltensstörungen aufgrund substanzbezogener Einflüsse,
- Hyperkinetische Störung des Sozialverhaltens,
- Anpassungsstörung,
- Störung des Sozialverhaltens,
- Kombinierte Störung des Sozialverhaltens,
- Störung sozialer Funktionen mit Beginn in Kindheit und Jugend,
- Dissoziale Persönlichkeitsstörung.

Zu den verhaltensbezogenen Leitsymptomen zählen ein deutliches Maß an Ungehorsam, Streiten oder Tyrannisieren, ungewöhnlich häufige oder schwere Wutausbrüche, Grausamkeit gegenüber anderen Menschen oder Tieren, erhebliche Destruktivität gegenüber Eigentum, Zündeln, Stehlen, häufiges Lügen, Schule schwänzen, Weglaufen von zu Hause.

Für die Risikobewertung ist bedeutsam zu erfahren, ob die Symptomatik bereits seit früher Kindheit besteht oder erst ab dem zehnten Lebensjahr bzw. mit Eintritt in die Pubertät. Je früher die Symptome begonnen haben, desto größer ist das Risiko für einen chronischen Verlauf in Richtung einer dissozialen Persönlichkeitsstörung im Erwachsenenalter.

Die MDFT-Arbeit mit Jugendlichen mit ausgeprägten Verhaltensstörungen erfordert neben der intensiven Unterstützung der (oftmals eher ressourcenschwachen) Eltern eine zeitintensive Arbeit im außerfamiliären Bereich. Hierzu gehört unter anderem die enge Zusammenarbeit mit dem Jugendamt, der Jugendgerichts- bzw. Bewährungshilfe, der Schule oder dem Jobcenter. Am folgenden Fallbeispiel sollen typische Aspekte der therapeutischen Arbeit mit dissozial auffälligen Jugendlichen veranschaulicht werden.

»Also bereuen tue ich es nicht, aber ich kann gut auf Reue machen«

Therapieausschnitt: Justin, 18 Jahre

Justin wurde bereits in Kapitel 2.6.2 eingeführt. Der folgende Gesprächsauszug aus der Anfangsphase der Therapie mit Justin zeigt, wie der Therapeut zunächst versucht, dissoziales Verhalten und Einstellungen zu explorieren.

Therapeut: Justin, was mich dabei jetzt so interessiert: Ich kann es nicht so richtig einschätzen, aber ich bin einfach neugierig: Wie siehst du das mit der Sachbeschädigung? Du schädigst da ja irgendjemand, dem die Fläche gehört, das weißt du ja. Aber wie ist es so mit deinem Gefühl dazu? Was für ein Gefühl hast du dazu, wenn du jemand anderem einen Schaden zufügst?
Justin: Ich denke nicht daran, dass ich jemand einen Schaden zufüge, ich will einfach nur meinen Namen an der Wand sehen. Ich will meinen Namen verbreiten, ich denke nicht darüber nach.
Therapeut: Aber du weißt es ja, dass du jemand schädigst, und dann vor Gericht musst du es zugeben und dann ist die Frage für den Richter: Bereust du es oder so?
Justin: Also bereuen tue ich es nicht, aber ich kann gut auf Reue machen. (lächelt)
Therapeut: Ja, so habe ich dich bisher auch verstanden, das geht dir im Endeffekt am Arsch vorbei.
Justin: Würde ich es bereuen, hätte ich es nur einmal gemacht, aber ich habe mich dafür entschieden.

Therapeut: Ja, also hier beim Sprayen stehst du zu deiner kriminellen Energie, wenn ich das mal so sagen darf, da hast du kein Empfinden von Reue für den angerichteten Schaden.
Justin: Ja, kann man so sehen.

Zehn Minuten später:

Therapeut: Das ist ja so die Frage, wofür brauchst du eigentlich Hilfe oder Unterstützung? Oder sind es letztendlich nur Kontrollen? Du erlebst es ja in erster Linie als Kontrollen, genau wie das hier, das sind für dich Kontrollen, Überwachung, um Knast zu vermeiden. Das hast du ja von Anfang an klar gemacht, ganz offen, wo ich ja froh drum bin, dass du hier nicht rumsülzt und so tust, als ob, sondern eher klare Worte auf'm Tisch, ja.
Justin: (lacht) Ja, das machen nicht viele.
Therapeut: Wobei, das kannst du nicht überall machen, wenn du mit dem Richter so reden würdest wie hier, na dann Gute Nacht!
Justin: Ja, das war ja 'ne Richterin. Die Schlimmste von allen, die mich in die Scheiße geritten hat, die mir das aufgebrummt hat. Arrest, Anti-Gewaltseminar, Sozialstunden.
Therapeut: Ja, korrekterweise muss man das so sagen: In die Scheiße geritten hast du dich selbst. Es ist so, dass du damals niemand hattest, der dich aus der Scheiße herausgeholt hat und drei Augen zudrückte, ja, nach dem 25. Mal! So rum ist es ja. Aber du erlebst es natürlich anders, ja. Aber du bist ja jemand, der die Scheiße baut.
Justin: Ich weiß ...

Kurze Zeit später:

Justin: Ich will hier (in der Therapie) eigentlich gar nicht sein. Da ich eh nicht aufhören will mit kiffen, frage ich mich, warum ich hier sitze? Ich habe jetzt schon von mir aus drei, vier Tage nicht gekifft, ich brauche das hier nicht. Ich habe schon mal drei, vier Monate geschafft. Aufhören will ich eh nicht, ich will es kontrollieren. Wenn ich zu viel kiffe, bin ich verpeilt. Dann muss ich es mal wieder sein lassen, dafür brauche ich keine Hilfe. Deswegen ist das hier eigentlich für mich nur Zeitverschwendung. Aber ich muss halt.
Therapeut: Ja, und ich muss auch und will es auch. Jetzt ist die Frage, wie wir damit umgehen. Ich habe dich ja nicht hierherbestellt.
Justin: Ich auch nicht, das waren die Leute von der Jugendbetreuung. Es hieß: entweder – oder. Dann habe ich das hier genommen.
Therapeut: Ja, also ist es ja doch deine Entscheidung! Du bist ja hierher gekommen und hast gewählt.

Justin: Die andere Sache wäre stationäre Drogentherapie gewesen. Pff, da wäre ich nicht hingegangen. Wenn ich das nicht selber will, klappt das nicht. Man kann mir nicht den Willen aufzwängen. Das hat noch nie geklappt.

Die Therapieauflage bedeutet zunächst einen weiteren »Stresstermin« für den Klienten. Der Therapeut wagt bereits in dieser Phase eine deutliche Konfrontation, indem er den Jugendlichen darauf aufmerksam macht, dass er durch sein Verhalten dazu beiträgt, mit den verschiedenen Kontrollinstanzen konfrontiert zu sein. Im Weiteren knüpft der Therapeut am Autonomiebedürfnis des Jugendlichen an und eröffnet die Perspektive, dass Justin trotz der Auflage eine eigene Entscheidung getroffen hat (ambulante Therapie als das kleinere Übel). Eine Konfrontation mit seiner mangelnden Veränderungsmotivation bezüglich des Drogenkonsums bzw. seiner Kontrollmöglichkeiten in Bezug auf den Cannabiskonsum wird in dieser Phase bewusst vermieden.

Justins dissoziale Entwicklung hatte bereits in der frühen Pubertät begonnen und war eng mit einer vernachlässigenden familiären Situation, frühem Alkohol- und Drogenmissbrauch sowie einer zugrundeliegenden ADHS-Problematik assoziiert. Während er seine Schullaufbahn frühzeitig abbrach, hatte sich Justin im Drogenmilieu und in der Sprayerszene durch Dealen und riskante Graffitiaktionen Respekt und Anerkennung verschafft.

Justin hatte eine Therapieauflage, aber wenig Motivation, drogenabstinent zu werden. Zwar habe er Verständnis, wenn er aufgrund illegaler Aktivitäten in den Knast käme, Drogenkonsum sei aber seine Privatsache, da er dabei niemanden schädige, außerdem habe er die Möglichkeit, seinen Konsum zu reduzieren bzw. zu kontrollieren. Tatsächlich hatte er jedoch sehr bald nach einer bereits durchgeführten stationären Entgiftung wieder weiterkonsumiert.

Im Fall Justin waren es primär die außerfamiliären Bezugspersonen (Jugendbetreuer, Bewährungshelferin), die für die Umsetzung der angestrebten Therapieziele einbezogen wurden. Es wurde vereinbart, dass Therapie zu machen auch bedeutet, nachweislich abstinent zu werden. Wenn das nicht gelänge, werde eine Vermittlung in stationäre Therapie angestrebt. Wenn sich beides nicht realisieren ließe, wäre Knast die letzte Alternative, da weitere Straftaten zu erwarten wären.

Das konstruktive Arbeiten mit externaler Kontrolle bei gleichzeitiger Anerkennung von Autonomie und Wahlmöglichkeiten des Klienten ist ein wichtiger Aspekt in der Arbeit mit dissozial auffälligen Jugendlichen. Als MDFT-Therapeut besteht die Aufgabe darin, die berechtigten Anliegen der kontrollierenden Instanz für die therapeutische Arbeit zu nutzen und sich dabei gleichzeitig konsequent für die Interessen des Jugendlichen einzusetzen. Im Fall Justin bedeute dies, die Ambivalenzen hinsichtlich seiner Entscheidungen (Konsum ja/nein, Sprayen ja/

nein, Dealen ja/nein) möglichst offen zu thematisieren und in seinen Konsequenzen auszumalen.

Der Einbezug der Eltern gelang bei Justin nur ansatzweise. Es konnte in der Therapie in erster Linie die Mutter therapeutisch unterstützt werden. Diese hatte bereits zwei Trennungsversuche von ihrem alkoholkranken Mann hinter sich. Mit Justins Vater gelang es zwar (zu Justins Erstaunen, dass dies überhaupt möglich war), drei Gespräche (zwei davon mit seiner Frau) zu führen, in denen er motiviert wurde, seine Alkoholabhängigkeit behandeln zu lassen. Die angestrebte intensivere Arbeit mit Vater und Sohn auf der familiären Ebene war im Therapiezeitraum mit dem Vater leider nicht möglich. Stattdessen wurde eine intensive Kooperation mit den beiden Betreuern hergestellt. Im Verlauf der Therapie kam der Klient aufgrund einer »passiven« Beteiligung an einer schweren Körperverletzung in der Sprayerszene nochmals für zwei Wochen in Untersuchungshaft. Diese Situation wurde zum Anlass genommen, Justin für eine stationäre Entwöhnungstherapie zu motivieren und ihn bis zum erfolgreichen Antritt der stationären Therapie zu begleiten.

Fazit: Ein engmaschiger Kontakt zum außerfamiliären Bereich, das heißt zahlreiche Telefonate und Treffen mit den unterschiedlichen am Fall beteiligten Kooperationspartnern, ist notwendig in der Arbeit mit delinquenten bzw. dissozial-auffälligen Jugendlichen. Dabei ist ein klarer, schonungsloser, aber respektvoller Kommunikationsstil gegenüber dem Klienten sehr wichtig. Ebenso notwendig ist ein ständiges Eintreten für die Interessen des Jugendlichen gegenüber den Instanzen/Personen, die den Fall vielleicht schon »aufgegeben« haben bzw. sich ähnlich wie die Eltern frustriert oder hilflos zurückziehen und delinquentes Verhalten damit dulden.

3.5.4 MDFT bei internalisierten Störungen des Jugendlichen

»Internalisierte Störungen« ist ein Sammelbegriff für verschiedene Arten von psychischen Belastungen, deren Beginn im Kindes- und Jugendalter liegt.

Dazu zählen Angststörungen, depressive Störungen, Essstörungen, Zwangsstörungen, Tics und Psychosen, Entwicklungsstörungen wie Lese-Rechtschreib-Schwäche und psychosomatische Störungen. Die größte Gruppe bilden dabei zweifellos Angststörungen und Depressionen.

In der therapeutischen Arbeit geht es darum, Störungen zu erkennen, den Jugendlichen und die Eltern zu sensibilisieren und zu informieren sowie, falls erforderlich, in weitere spezifische Behandlungsmaßnahmen zu vermitteln.

Anhand von Beispielen soll verdeutlicht werden, wie MDFT-Therapeuten arbeiten, wenn die Drogenproblematik von Jugendlichen mit weiteren Störungen einhergeht.

»Ich halte das nicht mehr aus«

Fallskizze: Marcus, 15 Jahre

Marcus kam bei Therapiebeginn zwar pünktlich und zuverlässig zum verabredeten Einzeltermin, zeigte sich auch kooperativ, doch zugleich sehr wortkarg und bedrückt. Er schilderte, dass es ihm sehr schlecht gehe, konnte Genaueres jedoch kaum beschreiben. Auf vorsichtiges, doch hartnäckiges Nachfragen der Therapeutin kam heraus, dass es ihm seit dem Moment, als er mit dem Kiffen aufgehört hatte, zunehmend schlecht ging, dass er antriebslos sei, in sehr schlechter Stimmung und sogar schon der Wunsch aufgetaucht war, nicht mehr weiterleben zu wollen. Bisher sei er trotz aller Schwierigkeiten in der Schule immer regelmäßig hingegangen, am heutigen Tag habe er das jedoch nicht mehr geschafft. Seine Eltern wüssten nicht detailliert, wie es bei ihm aussehe.

Die Therapeutin lobte ihn für sein Kommen und für seine Offenheit und fragte nach dem Plan für die nächsten Tage, um die Versorgungssituation abzuklären. Dabei stellte sich heraus, dass er über das bevorstehende Wochenende vermutlich allein zuhause wäre, weil der Vater eine Kurzreise geplant hatte, zu der Marcus ihn aber nicht begleiten wollte. Eindringliches Nachfragen ergab, dass es Marcus nicht wohl war bei dem Gedanken, allein zuhause zu bleiben. Anknüpfend an Marcus' Therapieziel, eine Besserung seiner schlechten Verfassung zu erreichen, schlug die Therapeutin vor, ihn zunächst für einige Tage in eine Klinik zu bringen, damit seine starken Beschwerden diagnostisch abgeklärt und er wirksame Hilfe erhalten könne. Als der Junge zustimmte, wurde umso deutlicher, wie dringlich es war, Hilfsmaßnahmen einzuleiten.

Noch innerhalb der Einzelsitzung rief die Therapeutin den Vater an und schilderte knapp die Situation und ihr Vorhaben. Der Vater erschrak sehr, weil er die Schwere der Symptomatik vorher überhaupt nicht erfasst hatte, und stimmte einer sofortigen Behandlung zu. Im telefonischen Kontakt mit einer kinder- und jugendpsychiatrischen Klinik wurde die Aufnahme von Marcus vorbereitet und vereinbart, dass er vom Vater dorthin begleitet würde. Am späteren Abend holte die Therapeutin telefonisch die Rückmeldung ein, dass Marcus gut in der Klinik angekommen war.

Für die nächsten zwei Wochen blieb Marcus zur Krisenintervention und Diagnostik in der Klinik, parallel fand ein regelmäßiger Austausch mit der Stationsärztin statt: Ihr wurde das Therapieprogramm vorgestellt, das weitere Vorgehen abgestimmt, zum Beispiel ein gemeinsames Gespräch mit der Therapeutin und den Eltern in der Klinik vorbereitet.

Währenddessen fanden Sitzungen mit den Eltern statt, bei denen beide, aber vor allem der Vater feststellen musste, dass er von der Lebenssituation seines Sohnes viel zu wenig wusste. Ohne Kritik zu üben, unterstützte die Therapeutin die Eltern dahingehend, aus der Notwendigkeit dieser Krisenintervention eine starke Motivation zu entwickeln, ihrem Sohn aktiv zu helfen und ihn dabei zu unterstützen, ohne Drogenkonsum gut zu leben. Die Eltern erhielten außerdem Informationen zu depressiven Störungen und ADHS sowie zu Selbstmedikation durch Cannabis, nachdem beide Störungen bei Marcus diagnostiziert worden waren.

Die Klinik leitete eine medikamentöse Behandlung der Depression sowie des ADHS ein und entließ Marcus nach 14 Tagen zurück nach Hause und in die ambulante Therapie. Dort blieb die depressive Problematik weiterhin Thema, auch in dem Sinne, dass der Vater mehr Aufmerksamkeit und Interesse für das Befinden seines Sohnes entwickelte, um Krisen frühzeitiger erkennen und Unterstützung holen zu können.

3.5.5 Exkurs: Drogen und ADHS bei Jugendlichen

Die Komorbidität von Drogen-, insbesondere Cannabismissbrauch und eines Aufmerksamkeitsdefizitsyndroms mit und ohne Hyperaktivität, eines AD(H)S, ist sehr häufig. Man geht bei jedem dritten bis vierten Menschen mit einer Suchtstörung von einem gleichzeitigen Vorliegen eines ADHS aus.

Ein ADHS ist gekennzeichnet von
- *Unaufmerksamkeit* (eingeschränkte Konzentrationsfähigkeit, eingeschränkte Daueraufmerksamkeit, erhöhte Ablenkbarkeit),
- *Hyperaktivität* (allgemeine grob- und feinmotorische Unruhe) und
- *Impulsivität* (mangelnde kognitive/emotionale Impulskontrolle).

Genetische Faktoren spielen wahrscheinlich die größte Rolle bei der Entstehung der Störung (ADHS eines Elternteils erhöht das Risiko für ADHS des Kindes bis zu 55 %). Erworbene biologische Faktoren, zum Beispiel durch Komplikationen in der Schwangerschaft und bei der Geburt, können ebenfalls einen Einfluss haben und ungünstige psychosoziale Bedingungen verschärfen die Symptomatik vermutlich.

Jugendliche und Erwachsene mit ADHS zeichnen sich aus durch Kreativität, Lebendigkeit und Spontaneität. Andererseits gelten sie als unberechenbar und unzuverlässig und leiden oft unter Stimmungsschwankungen, Impulsivität (Ausraster, Zerstörung) und Ablenkbarkeit. Dies wirkt sich in der Regel negativ auf ihr Selbstbild und auf ihre sozialen Beziehungen aus. Sehr verbreitet sind auch untypische depressive Symptome, gravierende Probleme in der Schule bzw. später auf der Arbeit.

Trotz erhöhter Aufmerksamkeit in den letzten Jahren – vor allem für die Persistenz der Symptomatik im Erwachsenenalter dieser früher vor allem dem Kindes- und Jugendalter zugeordneten Störung – leiden immer noch viele Jugendliche darunter, ohne davon zu wissen.

Typisch sind negative Selbstattribuierungen wie »Ich bin schon immer faul gewesen«, »Ich könnte, wenn ich nur wollte« etc. Drogen- vor allem Cannabiskonsum übernimmt hier sehr häufig die Form einer Selbstmedikation, denn die Betroffenen erleben sich nach dem Kiffen häufig ausgeglichener und entspannter und damit auch subjektiv leistungsfähiger. Zugleich nehmen die Reibungspunkte im sozialen Alltag ab, der Cannabiskonsum »macht pflegeleichter« im Umgang. Auffälligkeiten werden daher von der Umgebung häufig als Folge des Drogenkonsums angesehen, auch weil die Schnittmenge der Symptome groß ist: Das Erscheinungsbild eines »typischen Kiffers« weist hohe Übereinstimmungen mit einem ADHS auf (verpeilt, vergesslich, unpünktlich, unzuverlässig).

Falls bei einem Cannabisentzug auffällig starke Symptome auftreten oder auch nach längerer Abstinenz noch immer Schlaf-, Konzentrationsstörungen oder starke Stimmungsschwankungen auftreten, wird der MDFT-Therapeut bei Verdacht auf das Vorliegen eines ADHS zunächst explorieren, ob in der Vergangenheit bereits eine entsprechende Diagnostik durchgeführt wurde und eventuell selbst eine solche durchführen bzw. veranlassen (Schulzeugnisse, Eigen- und Fremdanamnese etc.).

Sollte sich die Vermutung bestätigen, wird der Therapeut psychoedukativ mit dem Jugendlichen, den Eltern und der Schule bzw. den Ausbildern arbeiten, da dies zu einem verständnisvolleren und unterstützenderen Umgang mit dem Jugendlichen beitragen kann.

Dabei ist es wichtig, das Vorliegen des ADHS weniger als Krankheit, sondern vielmehr als eine angeborene »neurobiologisch bedingte« Besonderheit zu begreifen, die jedoch bei starker Ausprägung und unter ungünstigen Umständen sehr wohl krankheitswertige Formen annehmen kann. Das Wissen um und das Verständnis für diese Besonderheit (auch bei den familiären und schulischen Bezugspersonen) wirkt deshalb in aller Regel eher erleichternd und trägt zur Entspannung der Situation bei. Nicht selten erkennen sich auch Eltern in dem beschriebenen Bild wieder.

Zusätzlich kann manchmal eine Medikation die Schul- und Gesamtsituation deutlich verbessern. Wichtig ist hier sicherzustellen, dass die Eltern gut informiert mit den Besonderheiten ihres Kindes umgehen können und sich auch selbst eventuell spezielle Unterstützung holen, da dies eine hohe Anforderung darstellen kann (vgl. Döpfner, Frölich u. Wolff Metternich, 2008; Colla, Heel u. Nitz, 2006; Krause u. Krause, 2009).

»Psychiater und Medikamente machen alles noch schlimmer«

Fallskizze: Johann, 17 Jahre

Bevor Johann vor einem Jahr ins betreute Einzelwohnen gezogen war, hatte er einige Tage auf einer psychiatrischen Station verbracht. Dieser Aufenthalt war sowohl für den Sohn als auch für die Mutter sehr negativ in Erinnerung geblieben und hatte ihre zahlreichen Vorurteile und Vorbehalte gegenüber Psychopharmaka und klassischer Medizin bestärkt. Johann hatte den Klinikaufenthalt abgebrochen, die Diagnostik konnte deshalb nicht abgeschlossen werden (zu Johann siehe auch Kapitel 2.6.2).

Bereits bei Therapiebeginn spürte man, dass es Johann psychisch nicht gut ging. Er zeigte depressive Symptome, war überaus misstrauisch und fühlte sich phasenweise beobachtet (insbesondere vom Nachbarn). Unklar war, inwiefern es sich um Auswirkungen bzw. Nachwirkungen des massiven Cannabiskonsums, also um drogeninduzierte Symptome, oder ob es sich um eine beginnende schizophrene Erkrankung handelte. Denn davon muss man ausgehen, wenn die (prä) psychotischen Auffälligkeiten (übermäßiges Misstrauen, Wahn, Halluzinationen, Übererregung, lebhafte Ängste etc.) innerhalb von vier, in seltenen Fällen auch bis zu sechs Wochen nach dem letzten Konsum nicht verschwunden sind. Wichtig ist es deshalb, in einem solchen Fall nach familiären Belastungen zu fragen, um einzuschätzen, ob ein erhöhtes Risiko besteht, aber auch, um den Klienten und seine Familien gegebenenfalls darüber aufzuklären, dass anhaltender Cannabiskonsum eine schizophrene Erkrankung (früher) auslösen kann.

Auch als Johann bereits für einige Wochen abstinent war, waren die Symptome nicht ganz verschwunden. So fühlte er sich nach wie vor von den Nachbarn beobachtet und »abgehört«. Die notwendige fachärztliche Überweisung lehnte die Familie, aber auch der Betreuer zunächst ab, weil sie nichts von Psychiatern und solchen Medikamenten hielten, die die Persönlichkeit verändern.

Bevor es zu einer Überweisung zur ambulanten psychiatrischen Diagnostik kommen konnte, musste die Familie und Johann, aber insbesondere auch der Betreuer, von der Notwendigkeit und Dringlichkeit dieser Maßnahme überzeugt werden. Dies war ein langwieriger Prozess: Es galt, Ängste und Vorurteile gegenüber der Psychiatrie und Psychopharmaka abzubauen und über den möglichen Zusammenhang von Cannabiskonsum und psychiatrischen Auffälligkeiten zu informieren.

Die Therapeutin führte jeweils Einzelgespräche mit den Eltern, Johann und dem Betreuer. Dabei gelang es, die Vorbehalte und Ängste zu reduzieren. In einem gemeinsamen Gespräch mit der Mutter und dem Betreuer konnte Johann von dem Sinn einer solchen Untersuchung überzeugt werden. Die Therapeutin telefonierte im Vorfeld mit der Ambulanz und schilderte die Problematik (nach Entbindung von der Schweigepflicht). Durch diese Art der »anbahnenden« Kontaktaufnahme können Missverständnisse vermindert und Informationen direkter ausgetauscht werden.

Johann nahm Kontakt zu der empfohlenen psychiatrischen Ambulanz auf und erhielt eine neuroleptische (antipsychotische) Medikation. Die Therapeutin konnte nun auf die vorangegangenen Gespräche mit Eltern und dem Betreuer aufbauen und sie erneut zur gemeinsamen Unterstützung motivieren.

Nachdem Johann einheitliche und deutliche Signale seiner Bezugspersonen erhielt, dass er die Medikamente nehmen muss, damit es ihm langfristig wieder besser geht, willigte er ein. Sein Zustand verbesserte sich deutlich: Er war besser »ansprechbar« und deutlich klarer. Auf dieser Grundlage zeigte die therapeutische Arbeit dann auch rasch große Fortschritte.

3.6 Interventionen zur Stärkung der Erziehungsfähigkeit der Eltern

Ein wesentliches Ziel in der MDFT ist es, Eltern in ihrem positiven Einfluss auf ihre Kinder zu stärken. Tatsächlich ist es so, dass viele Eltern bei Therapiebeginn das Gefühl haben, keinen oder kaum noch Einfluss auf ihre Kinder zu haben, und deshalb entweder die Dinge schon lange haben »einfach laufen lassen« oder dass sie mit ungünstigen, teilweise widersprüchlichen Erziehungsmaßnahmen versuchen, den Einfluss zurück zu gewinnen. Manchmal kommt hinzu, dass Eltern infolge persönlicher Belastungen (z. B. durch eigene Sucht- oder andere psychische Erkrankungen, schwierige Lebensumstände) zusätzlich in ihrer Elternfunktion beeinträchtigt sind.

Während in der ersten Phase im Mittelpunkt steht, die Eltern zu motivieren, an der Therapie aktiv teilzunehmen und Schritte zu unternehmen, die ihren Einfluss vergrößern oder verbessern, geht es in der zweiten Phase darum, an den dafür notwendigen Veränderungsschritten zu arbeiten.

Grundlage dafür ist immer die Risiko- und Schutzfaktorenanalyse, die in der Fallkonzeption festgehalten und im Behandlungsplan als übergeordnete Ziele formuliert wurden. Das bedeutet, Hindernisse und Schwierigkeiten aus dem Weg zu räumen bzw. Kompetenzen und Stärken zu fördern und zu erweitern.

Zu den *wichtigsten generellen Zielen* für die therapeutische Arbeit mit den Eltern gehört, die Eltern (wieder) in eine zugewandtere und altersangemessene Haltung gegenüber dem Jugendlichen zu bringen. Positive Veränderungen der Eltern korrelieren mit positiven Veränderungen bei den Jugendlichen, auch wenn bereits gravierende Probleme bestehen.

Die Arbeit mit den Eltern beinhaltet dabei knapp skizziert folgende Aspekte:
- *Stress, Belastung, Selbstfürsorge*: Sind die Eltern persönlich ausreichend stabil oder ist hier eventuell weitere Unterstützung nötig? Sind die Eltern emotional verfügbar für das Kind?
- *Einfluss der Eltern*: Wissen und fühlen die Eltern, dass sie einen wichtigen und weitreichenden Einfluss auf das Verhalten ihrer Jugendlichen haben? Wenn nicht, was steht dem im Wege? Wie können sie ihre Autorität und das Vertrauen ihrer Kinder zurückgewinnen? Ist die Kommunikation in beide Richtungen respektvoll und ernstnehmend? Wissen die Eltern, was ihr Kind belastet/beschäftigt?
- *Eltern als Team*: Ziehen die Eltern an einem Strang oder ist ihre Zusammenarbeit eher konfliktreich, was zu einer Schwächung ihrer Elternfunktion führt?
- *Erziehungspraktiken*: Sind die Erziehungspraktiken altersadäquat? Ist das Verhältnis zwischen Beaufsichtigung/Kontrolle und dem Übertragen von Verantwortung an den Jugendlichen ausgewogen? Setzen die Eltern angemessene Grenzen und setzen sie deren Einhaltung durch? Mit welchen Konsequenzen (positive und negative)?

Später werden spezifische Aspekte anhand von Fallbeispielen erläutert. Vorab sollen knapp zusammengefasst die Interventionen der zweiten Phase im elterlichen Subsystem aufgeführt werden.
- Betonen Sie, dass die Eltern gut für sich sorgen. Helfen Sie Eltern dabei, ihr eigenes Leben zu betrachten und zu klären, was sie für sich selbst wünschen. »Sie müssen sich um sich selbst kümmern. Sie können Ihre Elternrolle nicht gut ausfüllen, wenn Sie sich nicht um sich selber kümmern.« Schätzen Sie ein, ob ausreichend soziale Unterstützung zur Verfügung steht und erschließen Sie gegebenenfalls neue Quellen (z. B. Kirche, erweiterter Familienkreis). Brauchen die Eltern irgendeine zusätzliche psychiatrische Hilfe? Falls ja, veranlassen Sie eine angemessene ärztliche Überweisung und Nachbereitung. Nehmen Sie die Belastungen und Nöte der Eltern sehr ernst und zeigen Sie Möglichkeiten der Stabilisierung auf.
- Sprechen Sie zwischenelterliche Konflikte an (auf der Ebene der Motivation): Teamarbeit ist einer der wichtigsten Aspekte der Elternkompetenzen. Helfen Sie den Eltern, sich bewusst zu werden, dass sie ihre Meinungsverschiedenheiten zur Seite stellen und zusammenkommen müssen, um ihr Kind zu retten, selbst inmitten eines ernsten Konflikts, allgegenwärtiger Schmerzen und gefühlten Verrates. Seien Sie sehr positiv! »Sie können es schaffen – wir haben viele Familien miterlebt, die zusammen gekommen sind und diese schwierige Arbeit getan haben, weil sie ihr Kind lieben.«

- Sprechen Sie zwischenelterliche Konflikte an (auf der Ebene des Verhaltens): Helfen Sie den Eltern, einen Plan auszuarbeiten, wie sie als Team an der Erziehung ihres Kindes arbeiten werden. Halten Sie einen experimentellen Rahmen aufrecht: »Wir versuchen es, und wenn es nicht klappt, werden wir etwas anderes versuchen. Ich weiß, dass es nicht einfach ist.«
- Bereiten Sie die Eltern darauf vor, dem Jugendlichen gut zuzuhören. »Wenn Sie auf Ihr Kind Einfluss haben wollen, ist es wichtig, dass Sie seine Sicht der Dinge wirklich verstehen. Sie sagen, dass Sie sich Sorgen machen, weil er Ihnen nichts von dem erzählt, was in ihm vorgeht, und er sich immer weiter von Ihnen entfernt, und Sie wollen verstehen, was mit ihm los ist. Es kann sein, dass Sie einige Dinge hören werden, die schwierig sind und die Sie vielleicht nicht mögen. Für ihn ist es wichtig, dass Sie von seiner Welt hören. Kinder erzählen ihren Eltern mehr, wenn sie fühlen, dass ihnen zugehört wird und sie verstanden werden.« Helfen Sie den Eltern auch, Ruhe zu bewahren und sich auf das letztendliche Ziel zu konzentrieren: bessere Entwicklungsergebnisse für ihr Kind zu erreichen. Dies wird dann gelingen, wenn sie mehr Einfluss haben. Dieser Einfluss ist das Ergebnis einer veränderten oder verbesserten Beziehung, wobei ein ausschlaggebender Aspekt dieser Beziehung das Verständnis dafür ist, was mit dem Jugendlichen los ist.
- Helfen Sie den Eltern, ihr eigenes Verhalten zu untersuchen, einschließlich des eigenen Alkohol- oder Drogenkonsums oder anderer hochriskanter Verhaltensweisen. Ermutigen Sie die Eltern zu Veränderungen in relevanten Bereichen. Im Idealfall wird das Elternteil/werden die Eltern selbst Hilfe aufsuchen. Der Jugendliche wird beeindruckt sein, wenn er sieht, wie seine Eltern diese Veränderungen durchlaufen.
- Ermutigen Sie die Eltern zu einer starken Anti-Drogen- und Pro-Schule-Einstellung (selbst wenn Eltern selbst Drogen nehmen, ist ihre Einstellung gegenüber dem Jugendlichen entscheidend). Einer der wichtigsten Risikofaktoren für Drogenkonsum von Jugendlichen ist eine unklare bzw. akzeptierende Einstellung ihrer Eltern zu Alkohol- und Drogenkonsum.
- Bieten Sie Psychoedukation zur Erziehung Jugendlicher, Drogenmissbrauch unter Jugendlichen, gesunde Beziehungen zwischen Jugendlichen und Eltern usw. Vermitteln Sie den Eltern die dafür notwendigen Informationen. Meistens brauchen Eltern auch konkrete Tipps und praktische Anleitung, was zu tun ist. Sie können auch empfehlen, dass Eltern sich für diese Themen zusätzliche Unterstützung holen wie beispielsweise beim »Elternkreis suchtgefährdeter und suchtkranker Söhne und Töchter e. V. (BVEK)« (www.bvek.org).
- Helfen Sie den Eltern, sich darüber klar zu werden, was sie für den Jugendlichen und die Familie wollen, und klare Regeln für das Familienleben aufzustellen. Unterstützend können auch hier Elternratgeber empfohlen werden

(z. B. Urs Fuhrer: Erziehungskompetenz. Was Eltern und Familien stark macht. Bern: Huber, 2007).
- Ermutigen Sie zu der Entwicklung und Einübung angemessener erzieherischer Fähigkeiten, vor allem bezüglich Monitoring, Grenzen bestimmen, deren Durchsetzung und positive wie negative Konsequenzen.
- Stärken Sie die Eltern. Es ist entscheidend, dass die Eltern Vertrauen entwickeln, dass sie effektiv und einflussreich sind. Hilfreich ist hierbei, dass sich der Therapeut in die Lage der Eltern versetzt. Wie würden Sie sich fühlen? Was wären Ihre Sorgen? Wie würden Sie sich als Elternteil fühlen, in Anbetracht der Dinge, die geschehen sind?
- Helfen Sie ihnen, Einfluss zu haben und Autorität auszustrahlen. Ermutigen Sie sie und helfen Sie ihnen auf den Weg zu neuen Verhaltensmustern und »kleinen Schritten«. Sollten sie entmutigt sein, helfen Sie ihnen dabei, kleine Schritte in Richtung der Veränderung zu sehen, und heben Sie Anzeichen des Fortschritts hervor. »Kleine Schritte« bezieht sich auf die angestrebten therapeutischen Ziele und Aufgaben, aber auch auf Interventionen. Das Denken in kleinen Schritten und in konkreten Begriffen ist entscheidend für den therapeutischen Erfolg.

Wichtig ist es, Sitzungen mit den einzelnen Elternteilen oder beiden zusammen zu machen, je nachdem, was ihre Bedürfnisse und die familiäre Situation erfordern.

Die MDFT ist für Eltern *keine Einzel- oder Paartherapie*, trotzdem werden Probleme in diesen Bereichen nicht ignoriert. Es können durchaus auch mehrere Sitzungen darauf verwendet werden, an den persönlichen Schwierigkeiten eines Elternteils oder an Konflikten der Eltern untereinander zu arbeiten. Es darf dabei jedoch nicht das Hauptziel aus dem Blick geraten: die Eltern in ihrer Funktion als Eltern zu stärken, um die Situation des Jugendlichen und der ganzen Familie zu verbessern. Wenn sich herausstellt, dass eine vertiefte oder weitergehende Bearbeitung von persönlichen Schwierigkeiten der Eltern notwendig ist, wird vom MDFT-Therapeuten das Aufsuchen weiterer Hilfen empfohlen oder, falls angezeigt, aktiv weitervermittelt.

Häufig geht es jedoch eher darum, Veränderungshindernisse zu erkennen (»Ich kann das nicht.«, »Ich will nicht streng sein.«, »Ich kann nicht streiten.«) und die Gründe für die Ambivalenz von Eltern gegenüber notwendigen Veränderung zu explorieren. Hier ist es vielleicht erforderlich, in Einzelgesprächen an diesen häufig biographisch bedingten Gründen zu arbeiten.

3.6.1 Eltern, die durch starke persönliche Belastungen geschwächt sind

Bereits ab der ersten Sitzung mit den Eltern ist es notwendig, gemeinsam mit ihnen mögliche aktuelle oder chronische persönliche Belastungen (auch unabhängig von ihrer Funktion als Eltern) zu identifizieren. Hierzu zählen körperliche oder psychische Einschränkungen oder Erkrankungen eines oder beider Elternteile. Es können aber auch schwierige sozioökonomische Bedingungen wie Armut, Arbeitslosigkeit oder schwierige Arbeitsverhältnisse persönliche Belastungsfaktoren darstellen. Die je individuellen Belastungen der Eltern können sich als Risikofaktor negativ auf das Erziehungsverhalten auswirken (siehe Kapitel 2.4). Häufig auftauchende Problembereiche sind eigene Suchtprobleme der Eltern (überwiegend Väter) oder andere psychische Störungen wie Depressionen (überwiegend Mütter). MDFT-Therapeuten zielen darauf, Eltern auch bei der Verbesserung ihrer persönlichen Problembereiche behilflich zu sein. Der wichtigste Grund dafür, der auch Eltern überzeugt, ist, dass sie zunächst gut für sich selber sorgen müssen, damit sie als Eltern auch gut für ihr Kind zur Verfügung stehen können.

Erfahrungsgemäß sind die Herausforderungen für diese Arbeit im Subsystem Eltern je nach Schwere und Art der Problemlage sehr unterschiedlich. So fühlen sich manche Eltern erstmals erleichtert und verstanden, wenn auch auf ihre persönliche Stresssituation eingegangen wird. Hier geht es häufig auch um Entlastung von Schuldgefühlen, denn Eltern spüren in der Regel, dass in der Erziehung »etwas schief läuft«. Das Ansprechen persönlicher Probleme kann aber auch auf Widerstände oder Ablehnung bzw. Ängste stoßen. Letzteres ist nicht selten bei der Thematisierung elterlicher Suchtprobleme der Fall. Eine empathisch wertschätzende Haltung ist deshalb von besonderer Bedeutung, wenn es um »wunde Punkte« des elterlichen Funktionierens geht.

In Einzelsitzungen mit den Eltern ist zu klären, ob diese sich eine persönliche Veränderung wünschen und welche Versuche bisher unternommen wurden. Bei geringfügigen Belastungen können eventuell die im MDFT-Programm angebotenen Einzelsitzungen bereits ausreichen, um lösungsorientiert Veränderungsprozesse anzustoßen.

Bei gravierenden psychischen oder psychosozialen Belastungen dienen Elternsitzungen der Motivierung und Vorbereitung für zusätzliche Hilfsangebote. Hierbei kann es sich um die Vermittlung in eine Psychotherapie oder eine Suchtberatung oder auch die Motivierung für eine suchtspezifische Entwöhnungsbehandlung handeln. Für Eltern mit niedrigem sozioökonomischem Status ist auch praktische Unterstützung im Umgang mit Ämtern und Behörden hilfreich (als Bestandteil der Aufgaben im Case Management).

Das MDFT-typische Vorgehen soll auch hier anhand von Fallskizzen erläutert werden.

»Hab ich doch gleich gesagt, mein Vater lässt sich nicht therapieren«

Fallskizze: Justin, 18 Jahre

Zunächst konnte nur Kontakt zu Justins Mutter hergestellt werden, die sich bereit erklärt hatte, an der Therapie (eine Auflage der Jugendhilfe bzw. Bewährungshilfe) mitzuwirken. Bereits in der ersten Sitzung beschrieb die Mutter lang bestehende Konflikte mit Justins Vater wegen seiner chronischen Alkoholprobleme. Sie hatte deshalb bereits mehrmals versucht, sich zu trennen, hatte sich jedoch nicht aus der Beziehung lösen können. Justin berichtete, dass sein Vater, der wie er selbst auch über Heimerfahrung verfüge, sich sicherlich nicht mehr therapieren lasse, der Vater sei in dieser Hinsicht ein Dickkopf wie er selbst. Justin war bemüht, trotz schwerwiegender Vernachlässigungen durch seinen Vater diesen nicht schlecht zu machen. Seine Sorge galt jedoch eher seiner leidenden Mutter. Mit ihr wurde vereinbart, ihren Mann zur nächsten Therapiesitzung mitzubringen, mit dem Hinweis, dass dies ein wichtiges Signal für Justin bedeuten würde. In der Sitzung mit beiden Eltern wurde sowohl der aktuell belastende Paarkonflikt thematisiert als auch die Traditionslinie hinsichtlich der Sucht- und Heimkarriere des »männlichen Zweiges« der Familie. Justins Vater erhielt positive Wertschätzung dafür, dass er immer noch an seinen Sohn »glaubt«, diesen versucht zu unterstützen und hofft, dass Justin doch noch einen Ausweg aus der sich bereits abzeichnenden Drogen- und Knastkarriere findet. Im Weiteren wurde Justins Vater vermittelt, dass es auf seinen Sohn einen großen Eindruck machen würde, wenn er selbst seine Alkoholsucht wieder angehen und diese »gemeinsame« Problematik offen mit seinem Sohn besprechen würde. Im Anschluss konnte noch eine zweite gemeinsame Elternsitzung durchgeführt werden, in der weitere therapiemotivierende, suchtspezifische Interventionen angeboten wurden und familiäre Gesprächsthemen für die erstmalig geplante gemeinsame Familiensitzung mit Vater und Mutter vorbereitet wurden.

Bedauerlicherweise erschien der Vater nicht zu der verabredeten Familiensitzung, was Justin zunächst kurz enttäuscht zur Kenntnis nahm, dann jedoch mit einem triumphierenden Lächeln zum Therapeuten quittierte. Justins Antwort: »Sehen Sie, habe ich doch gleich gesagt, mein Vater lässt sich nicht therapieren.«

Tatsächlich konnte im weiteren Verlauf »nur« noch telefonisch Kontakt zum Vater hergestellt werden. Er betonte, dass er jetzt zunächst aus eigener Kraft abstinent werden wolle und dabei auch schon Fortschritte erzielt habe. Außerdem wolle er jetzt wieder Arbeit aufnehmen und sei deshalb zeitlich total im Stress. Justin erwähnte später, dass er erstaunt gewesen sei, dass sein Vater überhaupt Gespräche mit seinem Therapeuten geführt hätte und dabei eigene Schwächen und Fehler eingestanden habe.

Das geplante Ziel einer Vermittlung des Vaters in Suchttherapie und eine Vertiefung der Vater-Sohn-Problematik in einer Familiensitzung konnte in diesem

Fall nicht erreicht werden. Da Justin ohnehin schon seit einem Jahr nicht mehr bei den Eltern wohnte und bereits das 18. Lebensjahr vollendet hatte, konnte mit ihm die Situation jedoch entsprechend bearbeitet werden. Aus Justins Sicht, bestätigt durch die Einschätzung der Mutter, hatte sich dennoch eine qualitative Veränderung (mehr Kontakt und »entspanntere Gespräche«) als zuvor in der Beziehung zu seinem Vater ergeben.

»Die ist durchgeknallt!«

Fallskizze: Sven, 16 Jahre

Wenn ein Elternteil psychisch erkrankt ist, so stellt dies immer eine hohe psychosoziale Belastung für Kinder und Partner dar. Bei Sven lebte die psychisch und körperlich schwerkranke Mutter im gemeinsamen Haushalt mit dem Vater. Sie war aus Sicht von Sven unberechenbar und er konnte das Zusammenleben mit ihr kaum noch ertragen. Die Mutter nahm ihre Medikamente nur unregelmäßig und neigte zu Gewaltverhalten (plötzliches Schlagen und Treten) und wahnhaften Beschimpfungen der Familie, sie konnte aber auch plötzlich freundlich sein und Geldgeschenke verteilen. Sven stand unter permanenter Anspannung und schwankte zwischen Gefühlen von Verachtung und Hass bis hin zu Mitleid und Schuldgefühlen gegenüber seiner Mutter. Er war deshalb so wenig wie möglich zu Hause und ertrug die häusliche Situation nur noch im dauerbekifften Zustand. Der Vater litt ebenfalls unter der Erkrankung seiner Frau und fühlte sich hilflos ausgeliefert. Dennoch hatte er sich bisher keine Unterstützung für die Versorgung und Betreuung seiner Partnerin geholt.

Aufgrund der schweren psychiatrischen Erkrankung konnte die Therapeutin mit der Mutter selbst nicht ins Gespräch kommen. In Einzelgesprächen mit dem Vater wurde sein Leid in dieser Situation ausführlich besprochen. Die Therapeutin half ihm bei der Suche nach professioneller Unterstützung (Tagesstätte, WGs, Vermittlung einer Betreuerin) und entlastete den Vater von Schuldgefühlen. Der Sohn reagierte sehr erleichtert auf die veränderte Haltung des Vaters und konnte auf seine kranke Mutter, die dann in einem betreuten Wohnprojekt untergebracht wurde, langsam wieder zugehen. Der Vater fand auf Initiative der Therapeutin Anschluss an eine Selbsthilfegruppe für Angehörige psychisch Kranker.

3.6.2 Alleinerziehende Eltern

Eine besondere Herausforderung stellt auch die Situation alleinerziehender Eltern dar. Wann immer möglich, versuchen MDFT-Therapeuten, »abhandengekommene« Elternteile zu engagieren und um Unterstützung für die Therapie zu bitten. In manchen Fällen ist jedoch so wenig Verbindung und damit Grundlage für eine Kontaktaufnahme vorhanden, dass dieser Weg nicht sinnvoll erscheint. In diesem Fall ist es wichtig, die Alleinerziehenden dahingehend zu ermutigen, sich möglichst viel Unterstützung und andere »Verbündete« zu suchen, auch und gerade dann, wenn die familiäre Situation schwierig ist. Oftmals ist hier eine Entlastung von Schuldgefühlen wichtig, denn die verbleibenden Elternteile fühlen sich häufig unzulänglich und haben obendrein noch die Verantwortung für die gescheiterte Elternbeziehung im Hintergrund.

Ein besonderes Risiko stellt für alleinerziehende Eltern die sogenannte Parentifizierung der Kinder dar. Damit ist gemeint, dass Kinder ersatzweise Funktionen des fehlenden Elternteils übernehmen, zum Beispiel in elterliche Sorgen stark einbezogen werden oder Verantwortung für jüngere Geschwister übernehmen.

»Sobald der Mann weg ist, ist wieder alles gut«

Fallskizze: Sabrina, 16 Jahre

Sabrina hatte viel Enttäuschung mit Vaterfiguren erlebt: Ihren Vater kannte sie so gut wie gar nicht, zum Vater ihrer jüngeren Schwester hatte sie eine enge Beziehung aufgebaut, die jedoch nach der Trennung der Mutter vom Stiefvater keine Fortführung erfuhr, da dieser auch zu seiner kleinen Tochter nur sporadischen Kontakt hielt. Aus Mitgefühl für ihre vom Vater verlassene Schwester und aus genauer Kenntnis dieser Situation heraus hatte sie dem Stiefvater einen anklagenden Brief geschrieben, was jedoch ohne Folgen geblieben war.

In der letzten längeren Beziehung der Mutter hatte es sehr viel Streit und Konflikte gegeben. In dieser Situation waren Sabrina und ihre kleinere Schwester häufiger sich selbst überlassen geblieben, manchmal hatten sie auch Ängste ausgestanden. In dieser Zeit hatten sich bei Sabrina zusammen mit einer sehr verantwortlichen Haltung gegenüber der Schwester weitere »erwachsene«, selbständige Verhaltensweisen ausgebildet. In der Folge hatte sie ihrer Mutter signalisiert, dass sie ihr jetzt nichts mehr zu sagen habe. Um endlich wieder Ruhe in der Familie zu haben, war die Mutter diesem Signal auch oberflächlich gern gefolgt, hatte sich jedoch innerlich sehr unwohl damit gefühlt, dem Drogenkonsum ihrer Tochter, dem Nichtengagement für eine berufliche Perspektive etc. tatenlos zusehen zu müssen, weshalb sie therapeutische Hilfe gesucht hatte.

Ein wichtiger Teil der therapeutischen Arbeit bestand daher darin, die Mutter zu ermutigen, Versäumtes nachzuholen, ohne die Uhr zurückdrehen zu können. Sie wurde aufgefordert, um das Vertrauen ihrer Tochter in sie als Mutter zu werben, um die von ihr deutlich wahrgenommenen Fehlentwicklungen beeinflussen zu können. Dafür waren einige schwierige Familiensitzungen erforderlich, in denen die Therapeutin beide aktiv aufforderte, die Vergangenheit noch einmal so weit aufzurollen, wie es für das Verständnis der aktuellen Schwierigkeiten erforderlich war. Dies bedeutete für die Mutter, sich genau die Vorwürfe anhören zu müssen, die sie sich heimlich selbst schon gemacht hatte:

Sabrina: (zur Mutter) *Ich musste ja damals nicht nur auf Maja aufpassen, sondern auch oft genug auf dich!*

Die Mutter gestand ihrer Tochter zu, zeitweilig als Mutter kaum verfügbar gewesen zu sein, und äußerte ihr Bedauern darüber. Gleichzeitig formulierte sie den deutlichen Wunsch, es diesmal besser zu machen. Sabrina musste lernen, von ihrer Mutter zu hören und zu erleben, dass sie nicht mehr alles geschehen lassen will, sondern nun entschlossen war, aktiv als Mutter die Entwicklung ihrer Tochter zu beeinflussen, damit Sabrina aus dem selbstschädigenden Verhaltensmuster herausfinden konnte.

Dies alles ging selbstverständlich nicht ohne Konflikt ab, denn für Sabrina war es nicht leicht, ihrer Mutter nun wieder ein »Mitspracherecht« zuzugestehen. Die Mutter wurde in dieser Phase von der MDFT-Therapeutin dicht gecoacht und ermutigt, sich Unterstützung bei Freundinnen zu holen. Je klarer sie ihre Wünsche und Entscheidungen an ihre Tochter formulieren konnte, umso leichter fiel es Sabrina, die Hilfe ihrer Mutter anzunehmen (vgl. auch den Therapieausschnitt in Kapitel 3.5.1, außerdem zu Sabrina 2.2.2, 2.2.3 und 2.5.2).

3.6.3 Eltern, deren Kooperation durch Konflikte und Spannungen geschwächt ist

Es ist ein sehr häufiges Problem in der therapeutischen Arbeit mit Jugendlichen, dass ihre Eltern deutlich miteinander im Konflikt sind und hinsichtlich der Erziehung, der häuslichen Regeln, der Erwartungen etc. nicht an einem Strang ziehen. Dies gilt sowohl für zusammen als auch getrennt lebende Eltern sowie ebenfalls am Erziehungsprozess beteiligte Stiefeltern.

Aus dieser Spannungssituation resultiert zum einen eine Belastung der Beziehung zwischen den Jugendlichen und ihren Eltern, sowohl zu den einzelnen Eltern als auch zu beiden als Elternpaar, weil sie in Loyalitätskonflikte geraten. Zum anderen führt dies grundsätzlich zu einer Schwächung der elterlichen Autorität und damit des elterlichen Einflusses auf die Jugendlichen.

Stiefeltern haben dabei per se eine besondere Rolle: Obwohl sie häufig sehr viel Bedeutung im und Kenntnis vom Alltag eines Jugendlichen haben, sind sie nicht selten verunsichert, ob und inwieweit sie den Erziehungsprozess mitgestalten wollen, sollen oder dürfen. Dafür ist nicht nur relevant, welche Rolle der in der Familie lebende leibliche Elternteil dem Stiefvater bzw. der Stiefmutter an ihrer/seiner Seite zugesteht, sondern ebenfalls, welche Haltung der außerhalb der Familie lebende leibliche Elternteil gegenüber den Stiefeltern in der Familie haben: Wird von diesem die Person und/oder der (oft erhebliche finanzielle und pädagogische) Beitrag des Stiefelternteils geschätzt oder ignoriert oder gar abgelehnt? Bestehen ähnliche Auffassungen und Maßstäbe? Gibt es einen (konstruktiven) Austausch?

In der Regel haben die Jugendlichen bei einem ihrer Eltern ihren Lebensmittelpunkt, die Halb-Halb-Regelung ist eher selten und gelingt meist nur bei sehr gut und eng kooperierenden Eltern. Insofern ist bedeutsam, inwieweit der weniger beteiligte Elternteil in die Erziehung einbezogen wird bzw. die Jugendlichen überhaupt darin unterstützt werden, die Beziehung zu diesem Elternteil aufrechtzuerhalten und zu pflegen?

In diesem familiären Bereich existiert ein sehr hohes Konfliktpotenzial. Ein *übergeordnetes Ziel* von MDFT für die Stärkung der Eltern ist daher immer, die Zusammenarbeit zwischen den elterlichen Bezugspersonen zu verbessern, sofern sich hieraus Belastungen, das heißt Risikofaktoren für den Jugendlichen, ergeben haben. Selbst wenn die Jugendlichen darüber kaum klagen, weil sie es gar nicht mehr anders kennen, als ihre Eltern streitend zu erleben, wird es sehr positive Auswirkungen haben, wenn in dieser Hinsicht etwas mehr Entspannung und Kooperation zugunsten des gemeinsamen Kindes gelingt. Häufig hat es schon gravierend positive Auswirkungen auf den Jugendlichen, wenn lange getrennt lebende Eltern zu einem gemeinsamen Therapiegespräch kommen.

Auf gute Zusammenarbeit als Elternteam müssen die Eltern miteinander eingeschworen werden, gleichgültig, ob zusammen oder getrennt, denn auch bei Eltern, die ihre Kinder gemeinsam erziehen, mischen sich häufig Paarkonflikte mit der Elternfunktion bzw. beherrschen divergierende Erziehungsstile die familiäre Situation.

Häufig ist es hilfreich, den Eltern vorzuschlagen, zwei Arten von Beziehung zwischen ihnen zu unterscheiden:
1. die Paarbeziehung mit den dazu gehörigen Themen und Konflikten, die die Kinder nicht betreffen und mit denen die Kinder auch nicht belastet werden sollen;
2. die Elternbeziehung, die immer bestehen bleibt, solange sie leben, und die umso wichtiger ist, solange das Kind sie beide als Eltern noch braucht.

Die folgenden Fallskizzen verdeutlichen das praktische Vorgehen in der MDFT in je unterschiedlichen Familiensituationen.

»Wir wollen doch nur das Beste für Anna«

Fallskizze: Die Eltern von Anna, 15 Jahre

Die Eltern von Anna leben zusammen, haben aber immer wieder Spannungen und Konflikte untereinander, auch bezüglich der Erziehung Annas. Dazu kommt eine hohe berufliche Belastung, die beiden kaum Zeit füreinander lässt. Die mangelnde Zusammenarbeit hat die Elternfunktion geschwächt, Anna übertritt zunehmend Grenzen, ohne gestoppt zu werden. Dieser schleichende Prozess führte dazu, dass die Eltern kaum noch Einfluss auf die Tochter nehmen konnten und sie es mehr oder weniger aufgegeben hatten, Anna zu erziehen. So hatten sie am Beginn von Annas tagelangen Trebegängen noch regelmäßig bei der Polizei eine Vermisstenanzeige gemacht. Nach wiederholtem Wegbleiben ergriff jedoch keiner der beiden Elternteile mehr die Initiative, etwas zu unternehmen. Sie hatten resigniert und konnten nicht mehr gemeinsam handeln oder sich gegenseitig unterstützen. Die Therapeutin stärkte deshalb in Phase 1 die Elternbindung und Funktionen und ließ sie als Team wieder zusammenwachsen. Erst in Phase 2 wurden die Partnerkonflikte und die jeweilige Herkunftsfamilie der Partner thematisiert. Sie spielte eine wichtige Rolle bei der gemeinsamen Entwicklung einer veränderten Erziehungshaltung der Eltern. Diese mussten sich von der Idee verabschieden, ihre Tochter ohne Begrenzung der Freiheit erziehen zu wollen, nachdem sie selbst so enge und strenge Grenzen in ihren autoritären Herkunftsfamilien erlebt hatten. Um ihre Tochter zu retten, mussten die Eltern ihre alten Erziehungsideale und Wertvorstellungen aufgeben. Dies war ein sehr schmerzhafter Prozess für die Eltern, da nun auch die schwierige Entwicklung der größeren Kinder in einem anderen Licht erschien. Um aufkommenden Schuldgefühlen entgegenzuwirken, würdigte die Therapeutin die bisherigen Bemühungen und bestätigte jeden Veränderungsschritt. In diesem Zusammenhang ist es wichtig, dass die Therapeutin davon ausgeht, dass die Eltern nach bestem Wissen handelten, und ihnen unterstellt, ihr Kind zu lieben. MDFT geht davon aus, dass die überwiegende Mehrzahl der Eltern ihre Kinder lieben. Auch Annas Eltern wollten das Beste für ihr Kind, sie sollte eine bessere und freiere Jugend haben als sie selbst. Sie handelten auf dem Hintergrund ihrer eigenen Biographie. Die wohlwollende Haltung der Therapeutin und der respektvolle Umgang mit der eigenen Geschichte versetzte die Eltern in die Lage, wieder als Team zusammenzuarbeiten und ihrer Tochter Halt, Orientierung und Begrenzung zu geben (zu Anna siehe auch Kapitel 1.2, 2.4.2 und 3.2).

»Die geht mir so auf die Nerven mit ihrer Fragerei«

Fallskizze: Die Eltern von Marcus, 15 Jahre

In diesem Beispiel wird deutlich, wie die misslingende elterliche Kooperation infolge ungeklärten Grolls dazu führen kann, dass ein 15-jähriger Junge nicht nur in erhebliche Loyalitätskonflikte, sondern von den Eltern unbemerkt in eine psychische Krise gerät.

Kurz nach Therapiebeginn hatte sich während des Cannabisentzugs Marcus' depressive Symptomatik so sehr verschlechtert, dass die MDFT-Therapeutin eine vorübergehende stationäre Unterbringung veranlasste. Beide Eltern erschraken zutiefst, vor allem der Vater war schockiert, wie wenig er vom Drogenkonsum seines Sohnes, vom Aufhören und von der heftigen Entzugssymptomatik wahrgenommen hatte.

Die Eltern von Marcus waren bei Therapiebeginn schon seit mehr als zehn Jahren getrennt, der Junge lebte seitdem beim Vater. Die Eltern waren beide längst eine neue Partnerschaft eingegangen, wohnten jedoch in unmittelbarer Nachbarschaft und hielten in Bezug auf das gemeinsame Kind oberflächlich Kontakt miteinander. Der Vater hatte zwar seine früheren Alkoholprobleme weitgehend überwunden, fühlte sich jedoch von der Notwendigkeit, dem pubertierenden Jungen Grenzen zu setzen, stark überfordert und überließ ihm nahezu alle Entscheidungen. So erlaubte er ihm auch, tagelang allein zuhause zu bleiben, wenn er in das Wochenendhäuschen fuhr und der Junge nicht mitfahren mochte.

In Einzelgesprächen mit den Eltern klagte die Mutter über die aus ihrer Sicht vernachlässigende Erziehungshaltung des Vaters und darüber, dass sie kaum Gelegenheit hatte, an der Erziehung des Jungen mitzuwirken. Sie könne von außen wenig eingreifen, da Marcus sich ihr entziehe und sich von ihr nichts sagen lasse. Da sie immer noch unter Schuldgefühlen wegen der von ihr herbeigeführten Trennung litt, erduldete sie die Zurückweisung durch ihren Sohn sowie die ablehnende Haltung des Vaters.

In Gesprächen mit dem Vater wurde sehr deutlich, dass die lange zurückliegende Trennung bei ihm unterschwelligen Groll, Vorwürfe und eine latente Abwertung der Mutter hinterlassen hatte. Er klagte, dass die Mutter schon immer sehr neugierig gewesen sei, sich in alles einmische und viel zu viel wissen wolle. Diese Haltung hatte Marcus von seinem Vater übernommen, der seine Mutter ebenfalls als zu neugierig beschrieb und sich von ihr sehr genervt fühlte.

Es wurde deutlich, dass der Junge dringend intensiver beaufsichtigt werden musste und alle Versuche der Mutter, diese Aufgabe mit zu übernehmen, durch den alten Trennungskonflikt der Eltern entwertet wurde. Zielrichtung der Elternsitzungen war daher, die alten Konflikte auszuräumen und eine stärkere Kooperation der Eltern herzustellen, um gemeinsam den Einfluss auf den nahezu unbeaufsichtigten Jungen zu erhöhen. Dafür sprach die Therapeutin in gemeinsamen Elterngesprächen aktiv die von beiden Eltern seit langem gemiedenen Konfliktthemen an. Die Eltern wurden motiviert, offen über ihre Verletzungen und Gefühle zu sprechen mit dem Ziel, enger und besser miteinander zu kooperieren. Nach anfänglichem Zögern konnten viele »heikle Themen« benannt und ausgeräumt werden. Die Vereinbarung lautete »ergänzende Zusammenarbeit und enger Austausch« statt »Einmischung« und deren »Abwehr«. So wurde es auch in anschließenden Familiensitzungen dem Sohn von den Eltern gemeinsam mitgeteilt. Dieser war zunächst nicht begeistert von den nun strafferen Zügeln, konnte jedoch langfristig deutlich von dieser Entwicklung profitieren.

Um die Eltern zu dieser Veränderung zu motivieren, wurden sie während dieser schwierigen Sitzungen immer wieder für ihre Bereitschaft zu dieser Klärung gelobt und wiederholt daran erinnert, dass dies ein notwendiger Schritt zur Erreichung eines Therapieziels war, das beide bei Therapiebeginn unabhängig voneinander formuliert hatten: Ihrem Sohn Marcus soll es gut gehen ohne Drogen (zu Marcus siehe auch Kapitel 1.1, 2.6.1, 3.5.4).

3.6.4 Außerfamiliäre Erziehung: Kooperation von Eltern mit Betreuern des Jugendhilfesystems

Häufig leben Jugendliche, die eine MDFT beginnen, nicht mehr im Hause ihrer Eltern, sondern Teile der Erziehungsaufgaben werden von professionellen Betreuern der Jugendhilfe übernommen (Betreute WG, Betreutes Einzelwohnen etc.). Diese Art der Betreuung wurde meist deshalb initiiert, weil die Situation in der Familie für den Jugendlichen und/oder die Eltern unerträglich geworden war. Aus dieser oft schwierigen Vorgeschichte bleibt meist ein angespanntes Verhältnis zwischen Eltern und Jugendlichen bestehen, selbst wenn sich nach der Unterbringung des Jugendlichen oftmals an der Oberfläche die Wogen geglättet haben.

Häufig bestehen starke Schuldgefühle auf beiden Seiten, sei es, weil der Jugendliche »es den Eltern so schwer gemacht hat«, oder weil die Eltern das deutliche Gefühl haben, als Eltern versagt zu haben. Im Prozess der Hilfeplanung unter Federführung des Jugendamtes können diese Themen und Konflikte erfahrungsgemäß wenig berücksichtigt oder geklärt werden.

In der Betreuungsphase werden die Eltern in sehr unterschiedlicher Weise in den Erziehungsprozess einbezogen. Jugendhilfebetreuer sehen ihren Auftrag häufig primär in der sozialen Unterstützung des Jugendlichen im Sinne einer Verselbständigung. Meist kennen sie die Sichtweise der Eltern auf die Vorgeschichte der Unterbringung kaum und laufen Gefahr, die Erfahrungen und Schilderungen des

Jugendlichen »für das Ganze« zu nehmen, was den Kontakt zu den Eltern nicht erleichtert. Zugleich fühlen Eltern sich häufig außen vor und beobachten, dass vieles in der Betreuung nicht so läuft, wie sie es für ihr Kind wünschen würden, bzw. stellen fest, dass dort »ja alles noch viel schlimmer geworden ist«, weil es die »Profis« auch nicht besser als sie selbst schaffen, ihr Kind auf die rechte Spur zu bringen.

Vor diesem Hintergrund entsteht häufig eine Konkurrenzsituation zwischen Betreuern und Eltern, in der es um das zentrale Thema Bindung und Loslösung geht. Diese Situation ist für die Jugendlichen häufig sehr belastend, nicht selten geraten sie in ähnliche Loyalitätskonflikte wie zwischen getrennten und weiterhin zerstrittenen Eltern.

MDFT-Therapeuten gehen auch an solche Situationen mit einer systemischen Sichtweise heran, in der sämtliche relevanten Haltungen und Beziehungsaspekte einbezogen und gewürdigt werden unter der Maßgabe: Alle wollen etwas Gutes für den Jugendlichen. Ebenso wie bei getrennten Eltern muss es hier darum gehen, die Beteiligten behutsam dafür zu sensibilisieren, dass Konflikt und Konkurrenz unter den erwachsenen Bezugspersonen in erzieherischer Funktion sehr ungünstig für den Jugendlichen ist und dass sich für alle Beteiligten eine Entlastung und Verbesserung der Situation ergibt, wenn gute Kooperation und klare Absprachen bezüglich der Zuständigkeiten gelingt.

Dazu gehört, dass die Betreuer den Kontakt des Jugendlichen zu den Eltern ebenso unterstützen wie die Eltern das pädagogische Handeln der Betreuer im Alltag des Jugendlichen. Häufig ist es dann erforderlich, nicht nur Einzelgespräche mit den Beteiligten zu führen, sondern Eltern und Betreuer zu gemeinsamen Gesprächen einzuladen.

Jugendhilfebetreuer geraten manchmal in Verunsicherung darüber, wie viel der Belange des Jugendlichen sie den Eltern mitteilen oder dürfen. Hier muss geklärt werden, wie die Regelung der Schweigepflicht Anwendung und Beachtung findet und in welchen Bereichen nur größtmögliche Transparenz und Offenheit zu einer positiven Entwicklung beitragen können (siehe auch Kapitel 2.6.2 für eine Darstellung der typischen Fragen, die in diesen Situationen bei Therapiebeginn und bei der Erarbeitung der Fallkonzeption relevant sind).

»Er möchte ja vor allem Abstand von seiner Familie«

Fallskizze: Robbie, 17 Jahre

Robbie hatte sich deshalb bereit erklärt, an einem ersten Therapiegespräch teilzunehmen, weil ihm seine Jugendhilfebetreuer angekündigt hatten, ihn aus dem

Betreuten Einzelwohnen und damit aus seiner Wohnung zu entlassen, wenn er seinen Drogenkonsum nicht mit therapeutischer Hilfe in den Griff bekäme. Denn der Junge kam nur unzuverlässig zu den vereinbarten Terminen und besuchte das Schulprojekt unregelmäßig.

Bei Therapiebeginn lebte Robbie bereits seit etwa zehn Monaten allein in einer Wohnung. In der Familie hatte es erhebliche Spannungen zwischen Robbie und seinem Stiefvater gegeben. Der Stiefvater lebte schon seit Robbies früher Kindheit in der Familie. Zu dieser gehörten außer der Mutter noch der ältere Bruder und zwei deutlich jüngere Geschwister. In der Kindheit hatte es mit dem älteren Bruder wegen dessen ADHS mit starker Hyperaktivität immer viel Stress und Streit in der Familie gegeben. Während der Stiefvater sehr für die Einhaltung von Regeln war, hatte die Mutter häufig den Impuls, ihre Jungen vor der Strenge ihres Mannes beschützen zu müssen. Robbie war als Kind zwar unauffälliger als sein Bruder, das auch bei ihm diagnostizierte ADS schien weniger stark ausgeprägt. Doch ab dem Alter von zwölf Jahren hatte er damit begonnen, seinen Eltern gelegentlich Geld zu stehlen, zu lügen und die Schule nur noch unregelmäßig zu besuchen. Dies war für den Stiefvater unerträglich. Zu diesem hatte er bis dahin eine recht gute Verbindung gehabt, vor allem hatten sie sich zusammen im Sport engagiert. Ihr Kontakt reduzierte sich nun jedoch immer mehr darauf, zu streiten oder sich zu ignorieren. Die Mutter schlug ihren älteren Söhnen immer häufiger vor, alles mit ihr zu regeln und den Stiefvater eher aus ihren Angelegenheiten herauszuhalten. Wegen dieser Schwierigkeiten war das Verhältnis der Eltern seit Jahren sehr stark belastet, die Mutter war schon einmal mit ihren Kindern ausgezogen, war jedoch nach einiger Zeit zu ihrem Mann zurückgekehrt. Als sie wegen einer depressiven Krise für längere Zeit stationär behandelt werden musste, weigerte sich Robbie, beim Stiefvater zu bleiben, riss zuhause aus und wohnte bei einem Freund, bis die Mutter sich bereit erklärte, gegen ihre Überzeugung einer Unterbringung im Betreuten Einzelwohnen (BEW) zuzustimmen.

Zum ersten Therapiegespräch erschien Robbie zwar mit der Mutter und seiner Betreuerin zusammen, es wurde jedoch schnell deutlich, dass es zwischen Betreuerin und Mutter kaum Kontakt und Austausch gab.

Die Betreuerin empfand die Mutter als sehr schwierig und hatte aufgrund von Robbies Schilderungen der Vorgeschichte keinerlei Anlass gesehen, dessen Kontakt zur Familie zu fördern bzw. die Kooperation mit den Eltern zu suchen.

In Einzelgesprächen wurde deutlich, dass die Mutter stark belastet war: Sie klagte über Depressionen, hatte jedoch ihre medikamentöse Behandlung schon länger abgebrochen, litt unter der weiterhin starken Krise mit ihrem Partner und machte sich zugleich viel Sorgen um Robbie. Der wollte jedoch vor allem in Ruhe gelassen werden, kam sporadisch zum Essen nach Hause, war ansonsten für die Mutter kaum erreichbar und ging seinem Stiefvater aus dem Weg.

3 Phase 2: Arbeit an den zentralen Themen und an der Problemlösung

Er ließ sich zwar wegen des Drucks seiner Betreuer auf eine Entzugsbehandlung ein, konnte seine Abstinenz jedoch nur wenige Wochen halten und berichtete, dass ihm die ganzen »alten Geschichten« sehr auf der Seele lasteten. Vor allem an den Wochenenden ohne Betreuung ging es ihm oftmals sehr schlecht. Es wurde deutlich, dass Robbie entweder mehr und miteinander abgestimmte Unterstützung von seinen Betreuern und den Eltern brauchte oder eine stationäre Therapie erforderlich wäre, wozu der Junge nicht bereit war.

Der Stiefvater zeigte sich im Einzelgespräch zwar enttäuscht von Robbie, konnte aber auch klar benennen, dass er viele Probleme des Jungen vor allem als Folge der elterlichen Uneinigkeit ansah.

Die MDFT-Therapeutin setzte sich folgende Ziele im Hinblick auf die erwachsenen Bezugspersonen:
- Klärung der Konflikte zwischen den Eltern in Richtung Teambildung,
- Entlastung der Beziehungssituation zwischen Stiefvater und Robbie,
- Initiierung von Austausch und Kooperation zwischen Betreuerin und Eltern und
- stärkere Einbindung der Eltern in die Unterstützung von Robbie, zum Beispiel an den Wochenenden.

In einem von der MDFT-Therapeutin vorbereiteten Gespräch zwischen Robbie und seinem Stiefvater gelang nach Jahren des Kontaktabbruchs erstmals ein gutes Gespräch. Robbie war sehr überrascht, dass sein Stiefvater »zugab«, dass für einen Großteil der Probleme nicht der Junge, sondern die elterlichen Konflikte verantwortlich waren, ohne dabei die Mutter anzuklagen. Es berührte ihn zu hören, dass dieser sich herausgezogen habe, da er keine Einflussmöglichkeiten mehr gesehen habe, obwohl er den Jungen immer auch als seinen Sohn angesehen und mit großgezogen hatte.

Gemeinsame Gespräche mit beiden Eltern konnten nicht stattfinden, da der Stiefvater dazu nicht bereit war. So arbeitete die Therapeutin mit den Eltern in Einzelgesprächen daran, dem einen jeweils etwas mehr die Sichtweise des anderen Elternteils nahezubringen und dafür zu werben, gemeinsam etwas für den Jungen zu tun. Der Stiefvater konnte motiviert werden, den Kontakt zu Robbie wieder zu beleben. Sie vereinbarten, wieder gemeinsam im Sport aktiv zu werden.

Die Mutter erhielt wegen ihrer starken Belastung die Botschaft, ihrem Mann mehr Verantwortung zu überlassen und zwar durchaus Kontakt zur Betreuerin zu halten, aber ansonsten eher etwa für sich selbst zu tun: Sie wurde an eine nervenärztliche Praxis vermittelt, um sich erneut medikamentös einstellen und ergänzend psychotherapeutisch behandeln zu lassen. Dies entlastete auch den Jungen von Schuldgefühlen, weil er sich auch für die schlechte Verfassung der Mutter zumindest mitverantwortlich fühlte.

Parallel hielt die Therapeutin sehr engen Kontakt zur Betreuerin, auch um die Fragen rund um Schule, Drogenkonsum und Freizeitgestaltung von Robbie mit ihr zu besprechen. Sie konnte die Pädagogin davon überzeugen, dass Robbie nur dann im BEW bleiben könnte, wenn die Eltern wieder stärker in seine Betreuung einbezogen würden. Denn es war offensichtlich ungünstig, dass der 17-Jährige an den Wochenenden immer völlig sich selbst überlassen blieb.

Es fand ein gemeinsames Gespräch mit beiden Eltern, der Betreuerin und Robbie statt, in dem Robbie verdeutlicht wurde, dass jetzt alle miteinander dabei helfen würden, ihn zu unterstützen, Abstand zum Drogenkonsum zu gewinnen. Es wurde außerdem vereinbart, dass Eltern und Betreuerin regelmäßig 14-tägig telefonisch den Stand der Dinge austauschten, in Krisen auch öfter.

Robbie nahm das Kontaktangebot der Eltern zunächst nur zögerlich an. Als jedoch an einem Wochenende von einem Mitbewohner im Haus bedroht wurde, suchte er Unterstützung bei seinen Eltern und übernachtete erstmals nach Jahren wieder bei seiner Familie. Auch die Betreuerin fühlte sich erleichtert und entlastet, nicht länger »allein« für die Betreuung des Jungen zuständig zu sein.

Hier eine Übersicht über die Verteilung der therapeutischen Kontakte in diesem Therapieprozess, der über knapp fünf Monate ging (Tabelle 7).

Tabelle 7: Kontaktverteilung im Fall Robbie

	Familie	Mutter oder Stiefvater	Jugendlicher	außerfamiliär
Kontakte gesamt	5	18	22	38

4 Phase 3: Konsolidierung und Abschied

Der Zeitpunkt des Abschieds und des Therapieabschlusses ist nicht nur vom Stand der erreichten Veränderungen, sondern auch von den institutionellen Rahmenbedingungen der MDFT abhängig. So ist meist im Vorfeld zu klären, welche zeitliche Maximaldauer bzw. Stundenkapazität vom Kostenträger insgesamt für die MDFT zur Verfügung gestellt wird.

In diesem Zusammenhang stehen auch Erfordernisse des Berichtens an die überweisende oder finanzierende Stelle. In der Regel ist ein Abschlussbericht über den Therapieverlauf und dessen Ergebnisse erforderlich. Dieser sollte rechtzeitig und transparent mit der Familie besprochen werden, denn MDFT legt sehr viel Wert auf einen kooperierenden Stil mit der beteiligten Familie, was sich auch im »Berichtswesen« abbilden sollte. Es bietet sich somit die Möglichkeit, die Ziele des

Behandlungsplanes (und deren Modifizierungen im Therapieverlauf) als Grundlage für die Bewertung der Therapieergebnisse zu nutzen.

Die Familie wird dabei rechtzeitig an das bevorstehende Ende der Behandlung erinnert, um genügend Zeit zu haben, sich von der phasenweise sehr intensiven Unterstützung durch den Therapeuten zu lösen. In der Regel wird deshalb die Sitzungsfrequenz in der Abschiedsphase deutlich verringert.

4.1 Rückblick und Ausblick

Die Konsolidierungs- und Abschiedsphase beinhaltet vor allem folgende Schwerpunkte, die insbesondere im gemeinsamen Abschlussgespräch ausführlich miteinander besprochen werden sollten:

Zusammenfassung der erzielten Ergebnisse: Hier sollen der Jugendliche und die anderen Familienmitglieder konkret benennen, was sich im Denken, Erleben und Verhalten bei ihm selbst und bei den anderen Familienmitgliedern verändert hat. Dabei wird an die Ausgangssituation oder an mögliche Tiefpunkte während der Therapie erinnert, um die Unterschiede zu verdeutlichen.

Bedeutsam ist hier, die wahrgenommenen Veränderungen in unterschiedlichen Bereichen zu beleuchten (Drogenkonsum, Schule, Freizeitverhalten/Aktivitäten, familiäres Miteinander, psychische Belastungen) und diese möglichst konkret zu benennen. Der Therapeut fordert zu dieser Bewertung zunächst alle Beteiligten auf, bevor er selbst eigene Einschätzungen hinzufügt oder von den Klienten mitgeteilte Bewertungen ergänzt oder verstärkt.

Wertschätzung, Würdigung und Anerkennung des Erreichten: Der Therapeut achtet dabei auf eine wertschätzende und anerkennende Haltung in Bezug auf die Entwicklung aller Beteiligten. Dabei werden auch vermeintlich kleine Veränderungsschritte betont und positiv hervorgehoben. Dies bedeutet aber auch, Nichterreichtes oder Gewünschtes zu benennen, anzuerkennen und nichts »schönzureden«.

Die Vorwegnahme zukünftiger Herausforderungen: Jugendliche und Eltern sollen für die Zukunft erwartbare Schwierigkeiten und Stolpersteine benennen und Ideen für Lösungen bzw. Umgangsweisen entwickeln.

Dabei wird speziell das aktuelle Konsumverhalten (oder die Abstinenz) gewürdigt und im Sinne der Rückfallprophylaxe Strategien für den Umgang mit weiterem Konsum bzw. Rückfällen entwickelt. Neben dem noch gezeigten Problemverhalten Jugendlicher werden hier auch die zukünftigen Herausforderungen auf

Seiten der Eltern thematisiert, denn auch diese können in der Zukunft wieder verstärkt in »alte Verhaltens- und Beziehungsmuster« zurückfallen, die sich negativ auf die Entwicklung ihrer Kinder auswirken können. Hier geht es in der Regel auch um die Vermittlung von Akzeptanz und Anerkennung eigener Schwächen, die sich auch durch therapeutische Hilfe nicht einfach »in Luft auflösen«, sondern Bestandteil des Lebens sind.

Grundsätzlich wird beim Therapieabschluss die Aufmerksamkeit vor allem bei den Erfolgen und gelungenen Veränderungen der einzelnen Familienmitglieder, aber auch der gesamten Familie liegen. Dies erleichtert zum einen die Ablösung aus dem Therapieprozess, zum anderen wird die Familie so in ihrem Vertrauen in die Tragfähigkeit ihrer Bindungen und ihrer Problemlösungskompetenzen gestärkt.

4.2 Nachsorge und Weitervermittlung

Falls erforderlich, wird in der Abschlussphase eine weitere Nutzung des Hilfesystems vorbereitet oder initiiert, etwa wenn bei Jugendlichen oder Eltern weiterer Behandlungsbedarf aufgrund komorbider Störungen besteht oder das Suchtverhalten des Jugendlichen nicht ausreichend reduziert werden konnte. Dazu ist es notwendig, dass MDFT-Teams über gute Kontakte und Kooperationsbeziehungen im Netzwerk verschiedener Hilfen verfügen.

Ob und falls ja, welche Weitervermittlung von Klienten während oder nach einer MDFT-Behandlung erforderlich ist, ist natürlich abhängig von der Situation bei Beginn und dem Verlauf der Behandlung. Wenn hoch belasteten Jugendlichen aus ressourcenschwachen Familien angeboten wird, zunächst mit dem intensiven ambulanten MDFT-Angebot eine Stabilisierung zu versuchen, kann es durchaus vorkommen, dass die Vermittlung in eine intensivere, zum Beispiel stationäre Behandlung trotzdem erforderlich wird. Dies kann der Fall sein, wenn die Ressourcen der Familie nicht ausreichen: Manchmal ist der elterliche Einfluss bereits zu schwach und/oder ein Jugendlicher ist schon zu stark in eine drogenkonsumierende Clique integriert, um die Fehlentwicklung aufzuhalten. Die Erfahrung zeigt, dass eine gut vorbereitete, zwischen Eltern und Jugendhilfesystem abgestimmte Weitervermittlung auch ein gutes Therapieergebnis sein kann, vor allem dann, wenn im Vorfeld schon erfolglose Versuche stattfanden, den Jugendlichen aus seiner sozialen Umgebung heraus und in eine stationäre jugendsuchtspezifische Maßnahme zu bringen.

Anmerkungen zum Transfer von MDFT in Praxiseinrichtungen

In den Niederlanden wurde seit 2008 mit dem Transfer von MDFT in die Praxis begonnen. MDFT ist dort bereits eine von verschiedenen Kostenträgern (Jugendhilfe, Justiz, Krankenkassen) anerkannte Therapieform für die jugendliche Zielgruppe und es wurden bisher 36 Teams aus der Jugend- und Suchthilfe sowie der forensischen Hilfe ausgebildet und in MDFT zertifiziert (Rigter u. Moos, 2011).

Im Mai 2010 wurde von den Beteiligten der INCANT-Studie unter der Federführung von Professor Henk Rigter (»MDFT Academy«) der internationale Dachverband »MDFT Europe« gegründet. Ziel und Aufgabe dieses Verbundes ist die Weiterentwicklung und Verbreitung des MDFT-Ansatzes in europäischen Ländern und die Sicherstellung der Qualitätsstandards von MDFT in Anwendung und Ausbildung. Die Entwickler der MDFT haben quantitative und qualitative methodische Standards zur Qualitätssicherung und Evaluation von Therapieprozessen und der Anwendung der MDFT entwickelt. Neben dem spezifischen MDFT-Supervisionskonzept, in der die Sicherstellung der manualgetreuen Anwendung eine wichtige Rolle spielt, existiert mit dem »MDFT Intervention Inventory« (MII) ein zusätzliches Ratingsystem, mit dem durch externe geschulte Rater einzelne aufgezeichnete MDFT-Sitzungen hinsichtlich der gezeigten MDFT-Kompetenz des Therapeuten bzw. der Therapeutin evaluiert werden können.

Eine zentrale Voraussetzung für den Einsatz der MDFT ist das Arbeiten in einem Behandlungsteam mit den entsprechenden Ressourcen und Arbeitsbedingungen. Ein Team sollte aus mindestens drei Personen bestehen (zwei MDFT-Therapeuten und ein MDFT-Supervisor). Da die MDFT Elemente des Case Managements integriert und durch die aufsuchende Arbeit den Kanon üblicher therapeutischer Vorgehensweisen überschreitet, sind in den durchführenden Institutionen manchmal organisatorische Veränderungen hinsichtlich existierender Ressourcenplanung (Zeitbudgets, Kostenmodelle) erforderlich.

Organisationen, die MDFT anbieten, benötigen gute Kooperationsbeziehungen zu anderen, komplementären Hilfesystemen. Hierzu zählen unter anderem:
- Kinder- und Jugendpsychiatrie (ambulant/stationär),
- jugendspezifische stationäre Entzugstationen und Rehabilitationsangebote,
- Jugend- und Drogenberatungsstellen,
- öffentliche und freie Jugendhilfe,
- Jugendgerichts- und Bewährungshilfe,
- schulpsychologische Dienste.

Das Arbeiten in einem Netzwerk unterschiedlicher Hilfen ist bei Multiproblemfällen eher die Regel. Viele MDFT-Fälle haben bereits eine »Maßnahmekarriere«

hinter sich bzw. befinden sich im Kontakt mit mehreren professionellen Bezugspersonen. Die Zusammenarbeit im Rahmen der Arbeit im außerfamiliären Kontext verläuft in der Regel einfacher, wenn er auf bereits bestehende gute Kooperationsbeziehungen aufgebaut werden kann.

In Berlin wird MDFT seit Ablauf der INCANT-Studie in der Einrichtung Therapieladen e. V. auf der Basis einer bereits seit dem Jahr 2000 bestehenden Leistungsvereinbarung im Rahmen von therapeutischen Jugendhilfeleistungen nach SGB VIII angeboten. Ob sich die MDFT in Deutschland in Zukunft überwiegend als spezifisches therapeutisches Angebot im Kontext von Jugendhilfe verbreitet (pauschal- oder einzelfallfinanziert) oder sich angesichts der Evidenzbasierung auch eine Kostenerstattung durch die Rentenversicherung oder die Krankenkasse etablieren kann, ist derzeit noch nicht absehbar und bleibt eine zukünftige Herausforderung. Unabhängig von diesen noch offenen Entwicklungen ist die Implementierung von MDFT derzeit abhängig vom Interesse und der Bereitschaft von Institutionen bzw. Leistungsanbietern, neue Wege zu beschreiten, um die therapiebedürftige Zielgruppe effizient zu versorgen. Detaillierte Informationen zur Implementierung sowie zur Ausbildung und Qualifizierung in MDFT sind auf Anfrage von Andreas Gantner im Therapieladen e. V. erhältlich.

Dank

Wir, die deutschen Autor(inn)en dieses Buches, sind alle langjährig im Therapieladen e. V. in Berlin psychotherapeutisch tätig, wo seit 1985 Jugendliche und Erwachsene mit Cannabisabhängigkeit und komorbiden Störungen einzel-, gruppen- und familientherapeutisch behandelt werden. Für uns, die wir lange in der Jugend- und Suchthilfe psychotherapeutisch tätig sind, ergab sich aus der Arbeit mit MDFT eine deutliche Erweiterung unserer Behandlungskompetenz. Wir haben erfahren, dass die Behandlungen Jugendlicher kürzer und effektiver verliefen, wenn wir die Familie, vor allem die Eltern und wichtige Bezugspersonen aus dem sozialen Umfeld, in der für MDFT typischen Weise einbezogen. Dass wir inzwischen auch bei erwachsenen Suchtklienten intensiver als bisher Angehörige in die Therapie einbeziehen, ist ein zusätzlicher Gewinn für unsere Arbeit.

Unser herzlicher Dank gilt vor allem unseren Ausbildern Howard Liddle, Gayle Dakof und Cindy Rowe an der University of Miami aus den USA sowie Henk Rigter von der Erasmus-Universität Rotterdam, dem Gesamtleiter und Initiator der europäischen INCANT-Studie. Außerdem danken wir den INCANT-Kolleginnen und Kollegen aus Belgien, Frankreich, der Schweiz und den Niederlanden sowie dem Team des Therapieladen e. V. für den konstruktiven fachlichen Austausch. Nicht zuletzt danken wir unseren »MDFT-Familien«, mit denen wir gemeinsam viel gelernt haben.

Herrn Günter Presting und Frau Sandra Englisch vom Verlag Vandenhoeck & Ruprecht danken wir sehr für die wohlwollende und engagierte Unterstützung unseres Vorhabens, diesen Therapieansatz in Deutschland bekannt zu machen.

Kontakt zu den Autor(innen):

Therapieladen e. V.
Potsdamer Str. 131
10783 Berlin
E-Mail: mdft@therapieladen.de

Literatur

Bartholomew, K., Horowitz, L. M. (1991). Attachment styles among young adults: a test of a four-category model. Journal of Personality and Social Psychology, 61 (2), 226–244.

Baumrind, D. (1991). The influence of parenting style on adolescent competence and substance abuse. Journal of early adolescents, 11, 56–95.

Beck, U. (1986). Risikogesellschaft. Auf dem Weg in eine andere Moderne. Frankfurt a. M.: Suhrkamp.

Bergmann, W. (2008). Gute Autorität. Grundsätze einer zeitgemäßen Erziehung. Heidelberg: Beltz.

Bobbink, J., Spohr, B. (2002). Drogenkonsum und psychische Störungen – Erfahrungen aus der ambulanten Therapie mit Cannabis und Partydrogenmissbrauchern und -abhängigen. In T. Bader, K. Peter (Hrsg.), Psychiatrie und Drogensucht (S. 175–195). Lengerich: Pabst Science Publishers.

Bonnet, U., Harries-Hedder, K., Leweke, F. M., Schneider., U., Tossmann, P. (2004). AWMF-Leitlinie: Fortschritte der Neurologie – Psychiatrie, 72, 318–329.

Bonnet, U., Scherbaum, N. (2005). Evidenzbasierte Behandlung der Cannabisabhängigkeit. Deutsches Ärzteblatt, 102 (48), A 3334–3341.

Bronfenbrenner, U. (1979). The ecology of human development: Experiments by nature and design. Cambridge: Harvard University Press.

Brook, J. S., Brook, D. W., Pahl, K. (2006). The developmental context for adolescent substance abuse intervention. In H. Liddle, C. L. Rowe (Eds.), Adolescent substance abuse (pp. 25–51). Research and clinical advances. Cambridge: Cambridge University Press.

Bundesministerium für Gesundheit (BMG) (2009). Drogen- und Suchtbericht 2009. Berlin: Bundesministerium für Gesundheit. Zugriff unter http://www.bmg.bund.de/fileadmin/redaktion/pdf_misc/moderne-drogenpolitik-drogenbericht-2009.pdf.

Bundeszentrale für gesundheitliche Aufklärung (BZgA) (2007). Die Drogenaffinität Jugendlicher in der Bundesrepublik Deutschland. Köln: BZgA.

Cicchetti, D., Toth, S. L. (1992). The role of developmental theory in prevention and intervention. Development and Psychopathology, 4, 489–493.

Colla, M., Nitz, C., Heel, S. (2006). ADHS im Erwachsenenalter: 100 Fragen – 100 Antworten: Ein Ratgeber für Patienten. Hamburg: Akademos-Wissenschaftsverlag.

Deutsche Hauptstelle für Suchtfragen (2009). Fact Sheet: Alkohol und Jugendliche. Zugriff unter www.dhs.de.

Diamond, G. M., Liddle, H. A. (1996). Resolving a therapeutic impasse between parents and adolescents in multidimensional therapy. Journal of Consulting and Clinical Psychology, 64, 481–488.

Döpfner, M., Frölich, J., Wolff Metternich, T. (2008). Ratgeber ADHS. Ratgeber Kinder- und Jugendpsychotherapie, Bd. 1. Göttingen: Hogrefe.

Essau, C. A., Conradt, J. (2009). Komorbidität. In R. Thomasius, M. Schulte-Markwort, U. Küstner, P. Riedesser (Hrsg.), Suchtstörungen im Kindes- und Jugendalter. Das Handbuch: Grundlagen und Praxis (S. 69–74). Stuttgart: Schattauer.

Farke, W. (2009). Einflüsse von Gleichaltrigen. In R. Thomasius, M. Schulte-Markwort, U. Küstner, P. Riedesser (Hrsg.), Suchtstörungen im Kindes- und Jugendalter. Das Handbuch: Grundlagen und Praxis (S. 152–155). Stuttgart: Schattauer.

Fuhrer, U. (2007). Erziehungskompetenz. Was Eltern und Familien stark macht. Bern: Huber.

Gantner, A. (2003). Cannabis – vom jugendtypischen Konsum zum problematischen Gebrauch. In W. Farke, H. Graß, K. Hurrelmann (Hrsg.), Drogen bei Kindern und Jugendlichen (S. 86–93). Stuttgart: Thieme.

Gantner, A. (2006). Multidimensionale Familientherapie für cannabisabhängige Jugendliche. Praxis der Kinderpsychologie und Kinderpsychiatrie, 55, 520–532.

Gantner, A., Spohr, B. (2010). Multidimensionale Familientherapie (MDFT) in der Praxis: Therapeutische Erfahrungen mit jugendlichen Cannabisabhängigen und ihren Familien. Sucht. Zeitschrift für Wissenschaft und Praxis, 56 (1), 71–76.

Gantner, A., Spohr, B., Bobbink, J., Becker, H. (2009). Pendeldiplomatie im Quadrat. Multidimensionale Familientherapie (MDFT): ein systemischer Therapieansatz für Jugendliche mit Drogenproblemen und Verhaltensauffälligkeiten, deren Eltern und Bezugspersonen. Wiener Zeitschrift für Suchtforschung, 2007, 30 (4), 13–26.

Gavazzi, S. M. (1994). Perceived social support from family and friends in a clinical sample of adolescents. Journal of Personality Assessment, 62, 465–471.

Haley, J. (1985). Direktive Familientherapie. Strategien für die Lösung von Problemen. München: Pfeiffer (Original: Problem Solving Therapy. Washington, D.C.: Jossey-Bass Publishers, 1976).

Haley, J. (1996). Learning and Teaching Therapy. New York: Guilford Press.

Hofer, M. (2002). Familienbeziehungen in der Entwicklung. In M. Hofer, E. Wild, P. Noack, Lehrbuch Familienbeziehungen. Eltern und Kinder in der Entwicklung (S. 70–93). Göttingen: Hogrefe.

Hofer, M., Wild, E., Noack, P. (2002). Lehrbuch Familienbeziehungen. Eltern und Kinder in der Entwicklung. Göttingen: Hogrefe.

Hurrelmann, K. (1995). Lebensphase Jugend. Eine Einführung in die sozialwissenschaftliche Jugendforschung. Weinheim u. München: Juventa.

Hurrelmann, K., Rosewitz, B., Wolf, H. K. (1985). Lebensphase Jugend. Weinheim und München: Juventa.

Jordan, S., Sack, P. M. (2009). Schutz- und Risikofaktoren. In R. Thomasius, M. Schulte-Markwort, U. Küstner, P. Riedesser (Hrsg.), Suchtstörungen im Kindes- und Jugendalter. Das Handbuch: Grundlagen und Praxis (S. 127–138). Stuttgart: Schattauer.

Kandel, D. B., Johnson, J. G., Bird, H. G. et al. (1997). Psychiatric disorders associated with substance abuse among children and adolescents: findings form the methods for the epidemiology of child and adolescent mental disorders study. Journal of Abnormal Child Psychology, 25, 121–132.

Kracke, B. (1993). Pubertät und Problemverhalten bei Jungen. Weinheim. Psychologie Verlags Union.

Krause, J., Krause, K.-H. (2009). ADHS im Erwachsenenalter (3. Aufl.). Stuttgart. Schattauer.

Küstner, U., Beckmann-Többen, G. (2007). Bekifft und abgedreht. Wenn Cannabis zum Problem wird. Bonn: Balance buch und medien Verlag.

Laging, M. (2009). Früherkennung. In R. Thomasius, M. Schulte-Markwort, U. Küstner, P. Riedesser (Hrsg.), Suchtstörungen im Kindes-und Jugendalter. Das Handbuch: Grundlagen und Praxis (S. 375–382). Stuttgart: Schattauer.

Lehmkuhl, G. (2008). Suchtstörungen. In M. Klein (Hrsg.), Kinder und Suchtgefahren (S. 49–60). Stuttgart: Schattauer.

Liddle, H. A. (1994). The anatomy of emotions in family therapy with adolescents. Journal of Adolescent Research, 9, 120–157.

Liddle, H. A. (2002). Multidimensional Family Therapy for Adolescent Cannabis Users. Cannabis Youth Treatment Series. Vol. 5. Miami: Center of Substance Abuse Treatment. Zugriff unter http://www.chestnut.org/LI/cyt/products/MDFT_CYT_v5.pdf.

Liddle, H. A. (2010). Treating Adolescent Substance Abuse. Using Multidimensional Family Therapy. In J. Weisz, A. Kazdin (Eds.), Evidence-based psychotherapies for Children and Adolescents (pp. 416–432). New York: Guilford Press.

Liddle, H. A., Dakof, G. A., Turner, R. M., Henderson, C. E., Greenbaum, P. E. (2008). Treating adolescent drug abuse: a randomized trial comparing multidimensional family therapy and cognitive behavior therapy. Addiction, 103 (10), 1660–1670.

Liddle, H. A., Rowe, C. L. (Hrsg.) (2006). Adolescent substance abuse. Research and clinical advances. Cambridge: Cambridge University Press.

Liechti, J. (2009). Dann komm ich halt, sag aber nichts. Motivierung Jugendlicher in Therapie und Beratung. Heidelberg. Carl-Auer.

Meyer, G., Bachmann, M. (2005). Spielsucht: Ursachen und Therapie (2., vollst. überarb. und erw. Aufl.). Heidelberg: Springer Medizin Verlag.

Minuchin, S. (1984). Familie und Familientherapie. Freiburg: Lambertus (Original: Families and Family Therapy. Harvard: Harvard University Press, 1974).

Minuchin, S., Fishman, H. C. (1983). Praxis der strukturellen Familientherapie. Strategien und Techniken. Freiburg im Breisgau: Lambertus.

Miller, W. M., Rollnick, S. (1999). Motivierende Gesprächsführung. Freiburg: Lambertus.

Newcomb, M. D., Bentler, P. M. (1989). Substance Use and abuse among children and teenagers. American Psychologist, 44 (2), 242–248.

Noack, P. (2002). Familie und Peers. In M. Hofer, E. Wild, P. Noack, Lehrbuch Familienbeziehungen. Eltern und Kinder in der Entwicklung (S. 143–167). Göttingen: Hogrefe.

Oerter, R., Montada, L. (Hrsg.) (1998). Entwicklungspsychologie. Weinheim: Beltz.

Omer, H., von Schlippe, A. (2006). Autorität ohne Gewalt: Coaching für Eltern von Kindern mit Verhaltensproblemen. »Elterliche Präsenz« als systemisches Konzept. Göttingen: Vandenhoeck & Ruprecht.

o. N. (2004). Wegen Umbaus vorübergehend geschlossen – Gehirnentwicklung in der Pubertät. Zugriff unter http://www.learn-line.nrw.de/angebote/schulberatung/main/medio/banlass/lernen/pub_2.html (Original: Wallis, C., Dell, K., Park, A. (2004). What Makes Teens Tick? Time Magazin, 10 May 2004).

Perkonigg, A., Lieb, R., Höfler, M., Schuster, P., Sonntag, H., Wittchen, H. U. (1999). Patterns of cannabis use, abuse and dependence over time: incidence, progression and stabilityin a sample of 1228 adolescents. Addiction, 94, 1663–1678.

Petersen, K. U., Thomasius, R. (2007). Auswirkungen von Cannabiskonsum und -missbrauch. Eine Expertise zu gesundheitlichen und psychosozialen Folgen. Ein systematisches Review der international publizierten Studien von 1996–2006. Lengerich: Pabst Science Publishers.

Raschke, P., Kalke, J. (2005). Haben Eltern Einfluss auf das Rauchverhalten ihrer Kinder? Empirische Befunde aus einer Schüler-Befragung. Prävention. Zeitschrift für Gesundheitsförderung, 28 (1), 18–21.

Rehbein, F., Kleimann, M., Mößle, T. (2009). Computerspielabhängigkeit im Kindes- und Jugendalter. Empirische Befunde zu Ursachen, Diagnostik und Komorbiditäten unter besonderer Berücksichtigung spielimmanenter Abhängigkeitsmerkmale. Forschungsbericht Nr. 108. Hannover: Kriminologisches Forschungsinstitut Niedersachsen e. V.

Resch, F., Parzer, P., Brunner, R. M., Haffner, J., Koch, E., Oelkers-Ax, R., Schuch, B., Strehlow, U. (1999). Entwicklungspsychopathologie des Kindes und Jugendalters. Ein Lehrbuch (2. Aufl.). Weinheim: PVU Beltz.

Resch, F., du Bois, R. (2005). Die Entwicklungspsychopathologie der Jugendkrisen. In R. du Bois, F. Resch (Hrsg.), Klinische Psychotherapie des Jugendalters (S. 33–58). Stuttgart: Kohlhammer.

Retzlaff, R. (2008). Spiel-Räume. Lehrbuch der systemischen Therapie mit Kinder und Jugendlichen. Stuttgart: Klett-Cotta.
Rigter, H. (2005). Report on the INCANT Pilot Study. Rotterdam: Erasmus Medical Center.
Rigter, H., Moos, K. (2011). Die Einführung Multidimensionaler Familientherapie (MDFT) in Europa: Das Beispiel der Niederlande. In M. Müller, B. Bräutigam (Hrsg.), Hilfe, sie kommen! Systemische Arbeitsweisen im aufsuchenden Kontext (S. 300–312). Heidelberg: Carl-Auer.
Rigter, H., Pelc, I., Tossmann, P., Phan, O., Grichting, E., Hendriks, V., Rowe, C. (2010). INCANT: a transnational randomized trial of Multidimensional Family Therapy versus treatment as usual for adolescents with cannabis use disorder. BMC Psychiatry 10: 28. Zugriff unter http://www.biomedcentral.com/1471-244X/10/28.
Rogers, C. R. (1981). Die klientenzentrierte Gesprächspsychotherapie. München: Kindler.
Rotthaus, W. (2001). Systemische Kinder- und Jugendlichenpsychotherapie. Heidelberg: Carl-Auer.
Schindler, A., Thomasius, R., Sack, P. M., Gemeinhardt, B., Küstner, U. (2007). Insecure family bases and adolescent drug abuse: A new approach to family patterns of attachment. Attachment and Human Development, 9 (2), 111–126.
Schindler, A., Thomasius, R., Sack, P. M., Gemeinhardt, B., Küstner, U., Eckert, J. (2005). Attachment and substance use disorders: a review of the literature and a study in drug dependent adolescents. Attachment and Human Development, 7 (3), 207–228.
Schindler, A. (2009). Bindung und Sucht. In R. Thomasius, M. Schulte-Markwort, U. Küstner, P. Riedesser (Hrsg.), Suchtstörungen im Kindes- und Jugendalter. Das Handbuch: Grundlagen und Praxis (S. 165–169). Stuttgart: Schattauer.
Schneider, M. (2005). Cannabisbezogene Langzeitschäden im Aufmerksamkeits- und Motivationsbereich. Dokumentation der Fachtagung »Jugendkult Cannabis – Risiken und Hilfen« am 29. und 30. November 2004 im Bundesministerium für Gesundheit und Soziale Sicherung, Berlin.
Schneewind, K. A. (1999). Familienpsychologie. Stuttgart: Kohlhammer.
Schweitzer, J., von Schlippe, A. (2007). Lehrbuch der systemischen Therapie und Beratung II. Das störungsspezifische Wissen. Göttingen: Vandenhoeck & Ruprecht.
Silbereisen, R. K. (1998). Entwicklungspsychologische Aspekte von Alkohol- und Drogengebrauch. In R. Oerter, L. Montada (Hrsg.), Moderne Entwicklungspsychologie (S. 1057–1068). München: PVU.
Simon, R., Sonntag, D. (2004). Cannabisbezogene Störungen: Umfang, Behandlungsbedarf und Behandlungsangebot in Deutschland. Zugriff unter http://www.wesd.de/texte/cannabisbezogene-stoerungen.pdf.

Spohr, B., Gantner, A. (2010). Multidimensionale Familientherapie. Eine Verbindung von Familien- und Suchttherapie für Jugendliche mit Substanzstörungen und Verhaltensauffälligkeiten. Psychotherapie im Dialog, 3, 254–257.
Steinberg, L. (2005). Die 10 Gebote der Erziehung. Düsseldorf u. Zürich: Walter.
Steinberg, L., Morris, A. S. (2001). Adolescent development. Annual Review of Psychology, 52, 83–110.
Sydow, K. von, Beher, S., Retzlaff., R., Schweitzer-Rothers, J. (2006). Die Wirksamkeit der Systemischen Therapie/Familientherapie. Göttingen: Hogrefe.
Sydow, K. von, Schindler, A., Beher, S., Schweitzer-Rothers, J., Retzlaff, R. (2010). Die Wirksamkeit Systemischer Therapie bei Substanzstörungen des Jugend- und Erwachsenenalters. Sucht, 56 (1), 21–42.
Thomasius, R. (2005). Cannabisbezogene Störungen in der psychiatrischen Ambulanz. Dokumentation der Fachtagung »Jugendkult Cannabis – Risiken und Hilfen« am 29. und 30. November 2004 im Bundesministerium für Gesundheit und Soziale Sicherung, Berlin.
Thomasius, R., Stolle, M., Sack, P. M. (2009). Entwicklungspsychopathologisches Modell. In R. Thomasius, M. Schulte-Markwort, U. Küstner, P. Riedesser (Hrsg.), Suchtstörungen im Kindes- und Jugendalter. Das Handbuch: Grundlagen und Praxis (S. 139–146). Stuttgart: Schattauer.
Thomasius, R., Schulte-Markwort, M., Küstner, U., Riedesser, P. (Hrsg.) (2009). Suchtstörungen im Kindes- und Jugendalter. Das Handbuch: Grundlagen und Praxis. Stuttgart: Schattauer.
Tossmann, P., Jonas, B., Weil, P., Gantner, A. (2010). Ergebnisbericht der INCANT Behandlungsstudie. Berlin: Bundesministerium für Gesundheit.
Waldron, H. B., Turner, C. W. (2008). Evidence-based psychosocial treatments for adolescent substance abuse. Journal of Child and Clinical Psychology, 37, 238–261.
Weichold, K. (2009). Epidemiologie des Substanzkonsums im Jugendalter. In R. Thomasius, M. Schulte-Markwort, U. Küstner, P. Riedesser (Hrsg.), Suchtstörungen im Kindes- und Jugendalter. Das Handbuch: Grundlagen und Praxis (S. 21–33). Stuttgart: Schattauer.
Weichold, K., Bühler, A., Silbereisen, R. K. (2008). Konsum von Alkohol und illegale Drogen im Jugendalter. In R. K. Silbereisen, M. Hasselhorn (Hrsg.), Entwicklungspsychologie des Jugendalters. Enzyklopädie der Psychologie. Theorie und Forschung Bd. 5 (S. 537–586). Göttingen: Hogrefe.
Whitmore, E. A., Riggs, P. D. (2006). Developmentally informed diagnostic and treatment considerations in comorbid conditions. In H. A. Liddle, C. L. Rowe (Eds.), Adolescent substance abuse. Research and clinical advances (pp. 264–283). Cambridge: Cambridge University Press.

Wild, E., Hofer, M. (2002). Familie mit Schulkindern. In M. Hofer, E. Wild, P. Noack, Lehrbuch Familienbeziehungen (S. 216–242). Eltern und Kinder in der Entwicklung. Göttingen: Hogrefe.

Winters, K. C. (2008). Adolescent brain development and drug abuse. Loughborough: Mentor Foundation.

Winters, K. C., Latimer, W. W., Stinchfield, R. (2001). Assessing adolescent substance abuse interventions. New York: Pergamon.

Zum Weiterlesen empfohlen — V&R

Martin Baierl
Herausforderung Alltag
Praxishandbuch für die pädagogische Arbeit mit psychisch gestörten Jugendlichen
2. Auflage 2010. 448 Seiten mit 54 Tab., gebunden. ISBN 978-3-525-49134-8

»Martin Baierl ist ein schon lange ausstehender Brückenschlag zwischen Kinder- und Jugendpsychiatrie und Jugendhilfe, Psychiatrie und Pädagogik gelungen. Dem Buch sind viele Leser/-innen zu wünschen.« *Kontext*

Jürgen Hardt / Uta Cramer-Düncher / Matthias Ochs (Hg.)
Verloren in virtuellen Welten
Computerspielsucht im Spannungsfeld von Psychotherapie und Pädagogik
2009. 152 Seiten mit 11 Abb. und 8 Tab., kart. ISBN 978-3-525-40205-4

»Das Buch kann allen bedingungslos empfohlen werden, die professionell im Rahmen von psychotherapeutischen oder medienpädagogischen Angeboten mit computerspielenden Jugendlichen zu tun haben.« *www.socialnet.de*

Christoph Möller
JUGEND SUCHT
Ehemals Drogenabhängige berichten
Mit einem Vorwort von Rainer Thomasius und einem Grußwort von Doris Schröder-Köpf.
3., erweiterte Auflage 2009. 120 Seiten, kart. ISBN 978-3-525-49123-2

»Das Buch ist gleichermaßen für Kliniker, Beratungsstellen wie für Eltern und Jugendliche selbst zur Lektüre geeignet und empfohlen.« *Dr. med. Mabuse*

Christoph Möller (Hg.)
Drogenmissbrauch im Jugendalter
Ursachen und Auswirkungen
3., erweiterte Auflage 2009. 246 Seiten mit 10 Abb. und 10 Tab., kartoniert
ISBN 978-3-525-46228-7

»Dem Buch dürfte der Erfolg sicher sein, und es wird in keiner guten Klinik oder Praxisbibliothek fehlen.«
Kinder- und Jugendarzt

Christoph Möller (Hg.)
Sucht im Jugendalter
Verstehen, vorbeugen, heilen
2007. 217 Seiten mit 6 Abb. und 6 Tab., kart.
ISBN 978-3-525-49119-5

»Ein Buch, das zur Standardausrüstung jeder besseren Fachbibliothek gehören und für Fachleute, wie Sozialarbeiter, Sozialpädagogen, Polizisten, Sucht- und Psychotherapeuten, Kinderpsychiater und Kinderärzte, Richter und Staatsanwälte ›Pflichtlektüre‹ sein sollte.«
Sozialmagazin

Haim Omer / Arist von Schlippe
Stärke statt Macht
Neue Autorität in Familie, Schule und Gemeinde
2010. 360 Seiten, kartoniert
ISBN 978-3-525-40203-0

»Für mich ist es ein intensives, besonderes und noch dazu leicht verständliches Buch, welches die LeserIn in die Auseinandersetzung mit der eigenen Haltung in erzieherischen und gesellschaftlichen Zusammenhängen führt.«
ZS für systemische Therapie und Beratung

Vandenhoeck & Ruprecht